NEIKE

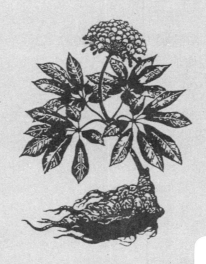

内科
常见病中医诊疗

NEI KE CHANG JIAN BING ZHONG YI ZHEN LIAO

杨军　宋双敬　税国保 主编

江西科学技术出版社

江西·南昌

图书在版编目（**CIP**）数据

内科常见病中医诊疗 / 杨军, 宋双敬, 税国保主编
. -- 南昌：江西科学技术出版社，2019.3（2023.7重印）
ISBN 978-7-5390-6735-3

Ⅰ. ①内… Ⅱ. ①杨… ②宋… ③税… Ⅲ. ①内科-
常见病-中医疗法 Ⅳ. ①R242

中国版本图书馆CIP数据核字（2019）第027522号
国际互联网（Internet）地址：
http://www.jxkjcbs.com
选题序号：ZK2018430
图书代码：**B19016-102**

内科常见病中医诊疗　　　　　　　　　　　杨军　　宋双敬　　税国保　　主编

出版发行	江西科学技术出版社
社址	南昌市蓼洲街2号附1号
	邮编：330009　电话：（0791）86623491　86639342（传真）
印刷	永清县晔盛亚胶印有限公司
经销	各地新华书店
开本	787 mm×1092 mm　1/16
字数	265千字
印张	15.75
版次	2019年3月第1版　2023年7月第2次印刷
书号	ISBN 978-7-5390-6735-3
定价	79.80元

赣版权登字-03-2019-028

前　言

中医内科古称"疾医""杂医""大方脉",即中医内科学研究的范围很广,传统将其研究的疾病分为外感病和内伤病两大类。一般说来,外感病主要指《伤寒论》及《温病学》所说的伤寒、温病等热性病,它们主要由外感风寒暑湿燥火六淫及疫疠之气所致,其辨证论治是以六经、卫气营血和三焦的生理、病理理论为指导。内伤病主要指《金匮要略》及后世内科专著所述的脏腑经络病、气血津液病等杂病,它们主要由七情、饮食、劳倦等内伤因素所致,其辨证论治是以脏腑、经络、气血津液的生理、病理理论为指导。

本书从传统中医的角度,结合中国古代医学著作详细介绍了内科常见疾病的症候以及相关理论知识,并结合临床治疗、中医养生等方面进行专项介绍。本书内容丰富,诊查思路清晰,防治措施具体,注重实际,实用性、指导性强,适合广大基层临床医生参考。

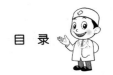

目　录

第一章　绪论　1

第一节　中医／1

第二节　中医药／100

第三节　中医养生／110

第四节　中药药理学／133

第二章　中医内科学　160

第一节　中医内科／160

第二节　内科／169

第三节　常见内科病病症／174

第四节　痔瘘／201

第三章　内科疾病中医护理　207

第一节　中医内科护理现状／208

第二节　中医护理的优势／209

第三节　中医内科护理发展趋势／210

第四节　中医护理思想／212

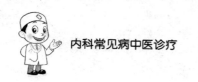
第四章　中医诊断　216

　　第一节　中医诊断学／216

　　第二节　中医诊断学发展史／219

　　第三节　中医诊断学发展特点／220

第五章　中医内科临床　225

　　第一节　肝脾相关中医理论／226

　　第二节　其他内科疾病／233

　　第三节　中医内科急诊／241

第一章　绪论

第一节　中医

一、中医基础概论

（一）中医的定义

中医（Traditional Chinese Medicine），一般指以中国汉族劳动人民创造的传统医学为主的医学，所以也称汉医。是研究人体生理、病理以及疾病的诊断和防治等的一门学科。

中医诞生于原始社会，春秋战国时期中医理论已基本形成，之后历代均有总结发展。除此之外对汉字文化圈国家影响深远，如日本汉方医学，韩国韩医学，朝鲜高丽医学、越南东医学等都是以中医为基础发展起来的。

中医承载着中国古代人民同疾病作斗争的经验和理论知识，是在古代朴素的唯物论和自发的辩证法思想指导下，通过长期医疗实践逐步形成并发展成的医学理论体系。

中医学以阴阳五行作为理论基础，将人体看成是气、形、神的统一体，通过"望闻问切"四诊合参的方法，探求病因、病性、病位、分析病机及人体内五脏六腑、经络关节、气血津液的变化、判断邪正消长，进而得出病名，归纳出证型，以辩证论治原则，制定"汗、吐、下、和、温、清、补、消"等治法，使用中药、针灸、推拿、按摩、拔罐、气功、食疗等多种治疗手段，使人体达到阴阳调和而康复。

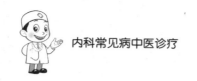

中医治疗的积极面在于希望可以协助恢复人体的阴阳平衡,而消极面则是希望当必须使用药物来减缓疾病的恶化时,还能兼顾生命与生活的品质。

(二)中医的发展历史

中医,即相对西医而言。在西方医学没有流入中国以前,中医基本不叫中医这个名字,而是有独特且内涵丰富的称谓。

中国历史上有"神农尝百草……一日而遇七十毒"的传说,反映了古代劳动人民在与自然和疾病作斗争的过程中发现药物、积累经验的艰苦过程,也是中药起源于生产劳动的真实写照。

早在夏商周时期(约公元前22世纪末—前256年),中国就已出现药酒及汤液。西周(约公元前11世纪—前771年)的《诗经》是中国现存文献中最早记载有药物的书籍。现存最早的中医理论典籍《内经》提出了"寒者热之,热者寒之","五味所入","五脏苦欲补泻"等学说,为中药基本理论奠定了基础。

现存最早的药学专著《神农本草经》是秦汉时期(公元前221—公元220年)众多医学家搜集、总结了先秦以来丰富药学资料而成书的。本书载药365种,至今尚为临床所习用。它的问世,标志着中药学的初步确立。

在3000多年前的殷商甲骨文中,中国已经有关于医疗卫生以及十多种疾病的记载。周代已经使用望、闻、问、切等诊病方法和药物、针灸、手术等治疗方法。秦汉时期,形成了《黄帝内经》这样具有系统理论的著作。此书是现存最早的一部中医理论性经典著作。张仲景所著的《伤寒杂病论》,专门论述了多种杂病的辩证诊断、治疗原则,为后世的临床医学奠定了发展的基础。汉代外科学已具有较高水平。据《三国志》记载,名医华佗已开始使用全身麻醉剂"麻沸散"进行各种外科手术。

从魏晋南北朝(公元220—589年)到隋唐五代(公元581—960年),脉诊取得了突出的成就。晋代名医王叔和所著的《脉经》归纳了24种脉象。该书不仅对中国医学有很大影响,而且还传到了国外。这一时期医学各科的专科化已趋成熟。针灸专著有《针灸甲乙经》;《抱朴子》和《肘后方》是炼丹的代表著作;制药方面有《雷公炮炙论》;外科有《刘涓子鬼遗方》;《诸病源候论》是病因专著,《颅囟经》是儿科专著;《新修本草》是世界上第一部药典;眼科专著有《银海精微》等等。另外,唐代还有孙思邈的《千金要方》和王焘的《外台秘要》等大型方书。

唐代(公元618—907年)经济繁荣,促进了中药学的发展。唐政府率先完成了世界第一部药典性本草—《唐本草》的编修工作。全书载药850种,还增加了药物图谱,进一步完善了中药学的规模格局。

在宋代(公元960—1279年)医学教育中,针灸教学有了重大改革。王惟一著有《铜人腧穴针灸图经》,后来,他又设计制造等身大针灸铜人两具,教学时供学生实习操作。这一创举,对后世针灸的发展影响很大。明代(公元1368—1644年)时,有一批医学家提出把伤寒、温病和瘟疫等病区分开。到了清代,温病学说达到成熟阶段,出现了《温热论》等专著。

从明代开始,西方医学传入中国,一批医学家们主张"中西医汇通",成为当代中西医结合的先声。

到了明代(公元1368—1644年),医药学家李时珍历时27年,完成了中药学巨著《本草纲目》,全书载药1892种,成为中国本草史上最伟大的集成之作。自清朝末年,中国受西方列强侵略,国运衰弱。同时现代医学(西医)大量涌入,严重冲击了中医发展。中国出现许多人士主张医学现代化,中医学受到巨大的挑战。人们开始使用西方医学体系的思维模式加以检视,中医学陷入存与废的争论之中。同属中国医学体系的日本汉方医学、韩国的韩医学亦是如此。2003年"非典"以来,经方中医开始有复苏迹象。

在1966—1967年期间,中医作为"古为今用"的医学实例得到中国共产党政策上的支持而得以发展。现代,中医在中国仍然是治疗疾病的常用手段之一。在国际上,针灸在引起医学界极大兴趣,世界卫生组织的观点认为,针灸已被证实在减轻手术后疼痛、怀孕期反胃、化疗所产生的反胃和呕吐、牙齿疼痛方面是有效的且其副作用非常低,然而,对慢性疼痛,背部疼痛以及头痛,数据显示出模棱两可或者争议性。WHO认为很多针灸和一些草药的有效性得到了科学双盲研究的较强支持,但是对于其他的传统疗法还需要进行进一步研究,而且不能忽视未经研究的传统疗法存在的安全性及危险性等问题。WHO在2002年5月26日发表"2002—2005年传统医药研究全球策略",邀请全球180余国将替代医学纳入该国的医疗政策。

中医产生于原始社会,春秋战国中医理论已经基本形成,出现了解剖和医学分科,已经采用"四诊",治疗法有砭石、针刺、汤药、艾灸、导引、布气、祝由等。自古以来就有"医道相通"的说法。这种影响最早可以追溯到黄老道家的典籍——《黄帝内经》,它是中国传统医学四大经典著作,也是我国医学宝库中成书最早的一部医学典籍。同时是研究人的生理学、病理学、诊断学、治疗原则和药物学的医学巨著。在理论上建立了中医学上的"阴阳五行学说""脉象学说""藏象学说""经络学说""病因学说""病机学说""病症""诊法"论治及"养生学""运气学"等学说,后来的中医学和养生学则在先秦道家思想的基础上,开始用阴阳五行解释人体生理,出现了"医工",金针,铜钥匙等。东汉出现了著名医学家张仲景,他已经对"八纲"(阴阳、表里、虚实、寒热)有所认识,总结了"八法"。华佗则以精通外科手术和麻醉名闻天下,还创立了健身体操"五禽戏"。唐代孙思邈总结前人的理论并总结经验,收集5000多个药方,并采用辩证治疗,因医德最高,被人尊为"药王"。唐朝以后,中国医学理论和著作大量外传到高丽、日本、中亚、西亚等地。两宋时期,宋政府设立翰林医学院,医学分科接近完备,并且统一了中国针灸由于传抄引起的穴位紊乱,出版《图经》。金元以降,中医开始没落。明清以后,出现了温病派时方派,逐步取代了经方派中医。在明朝后期成书的李时珍的《本草纲目》标志着中药药理学没落。同一时期,蒙医、藏医受到中医的影响。在朝鲜东医学也得到了很大的发展,例如许浚撰写了《东医宝鉴》自清朝末年,中国受西方列强侵略,国运衰弱。同时现代医学(西医)大量涌入,严重冲击了中医发展。中国出现许多人士主张医学现代化,中医学受到巨大的挑战。人们开始使

用西方医学体系的思维模式加以检视,中医学陷入存与废的争论之中。同属中国医学体系的日本汉方医学、韩国的韩医学亦是如此。2003年"非典"以来,经方中医开始有复苏迹象。

在国际上,针灸引起医学界极大兴趣。针灸已被证实在减轻手术后疼痛、怀孕期反胃、化疗所产生的反胃和呕吐、牙痛方面是有效的且其副作用极低,然而,对慢性疼痛,背部疼痛以及头痛,数据显示出模棱两可或者争议性。WHO认为很多针灸和一些草药的有效性得到了科学双盲研究的较强支持,但是对于其他的传统疗法还需要进行进一步研究,而且不能忽视未经研究的传统疗法存在的安全性及危险性等问题。WHO在2002年5月26日发表"2002—2005年传统医药研究全球策略",邀请全球180余国将替代医学纳入该国的医疗政策。

20世纪90年代发起的现代中医基础理论的原始创新、革命。中医新哲学观中医三个哲学观:整体观、辩证观,及新挖掘出的中医第三哲学观:相似观—分形论。

1996年,学界对中医气本质、经络实质、阴阳、五行、藏象和中医哲学观等都有了新的创造性的认识和解说。如邓宇等发现的:气是'信息—能量—物质'的统一体;分形分维的经络解剖结构;数理阴阳;中医分形集:分形阴阳集—阴阳集的分形分维数,五行分形集—五行集的分维数;分形藏象五系统—暨心系统、肝系统、脾系统、肺系统、肾系统;中医三个哲学观—新提出的第三哲学观:相似观—分形论等。还包括近代针灸经络的发展史,近代中医气的进展简史,中西医结合史,中医中药史等。

(三)医学理论

中医理论来源于对医疗经验的总结及中国古代的阴阳五行思想。其内容包括精

气学说、阴阳五行学说、气血津液、藏象、经络、体质、病因、发病、病机、治则、养生等。早在两千多年前,中医专著《黄帝内经》问世,奠定了中医学的基础。时至今日,中国传统医学相关的理论、诊断法、治疗方法等,均可在此书中找到根源。

中医学理论体系是经过长期的临床实践,在唯物论和辩证法思想指导下逐步形成的,它来源于实践,反过来又指导实践。通过对现象的分析,以探求其内在机理。因此,中医学这一独特的理论体系有两个基本特点,一是整体观念,二是辩证论治。中医的基础理论是对人体生命活动和疾病变化规律的理论概括,它主要包括阴阳、五行、气血津液、脏象、经络、运气等学说,以及病因、病机、诊法、辩证、治则治法、预防、养生等内容。

1.运气学说

运气学说又称五运六气,是研究、探索自然界天文、气象、气候变化对人体健康和疾病的影响的学说。五运包括木运、火运、土运、金运和水运,指自然界一年中春、夏、长夏、秋、冬的季候循环。六气则是一年四季中风、寒、暑、湿、燥、火六种气候因子。运气学说是根据天文历法参数用来推算、预测来年的天象、气候、疾病发生流行的规律,并提供预防、养生的方法。

2.精气学说

气是构成天地万物的原始物质。气的运动称为"气机",有"升降出入"四种形式。由运动而产生的各种变化,称为"气化",如动物的"生长壮老已",植物的"生长化收藏"。气是天地万物之间的中介,使之得以交感相应。如:"人与天地相参,与日月相应"。天地之精气化生为人。

3.阴阳学说

阴阳是宇宙中相互关联的事物或现象对立双方属性的概括。

最初是指日光的向背,向日光为阳,背日光为阴。阴阳的交互作用包括:阴阳交感、对立制约、互根互用、消长平衡、相互转化。

阴阳学说是中国古代哲学范畴。邓氏的现代阴阳是"对立统一"或"矛盾关系"的一种划分或细分,两者是种属关系。对立统一规律是"阴阳"的上位属概念,阴阳则是对立统一的两个下位种概念。

阴阳是互不相容又紧密联系的两个对立面的一对性态或属性。阴阳的内涵互相否定,一个概念"阴"肯定对象的阴的属性,另一个概念"阳"则以否定阴概念所肯定的属性,作为阳对象的属性;阴阳的外延互相排斥,又相互互补,其总和等于它们最邻近的属概念的外延,即两个种概念外延的和或并。

阴阳是对立统一或矛盾关系中两个不同性态,属性的一对哲学或逻辑范畴的概括,就是两事物或一事物即相互依赖,相互联系,又相互对立,相互排斥,相互否定,相反相承的一对并列的种概念(邓宇等的现代阴阳概念与定义)。

人们通过对矛盾现象的观察,逐步把矛盾概念上升为阴阳范畴,并用阴阳两气的消长来解释事物的运动变化。阴阳学说认为世界是物质的,物质由阴阳两部分组成,凡是剧烈运动的、外向的、上升的、温热的、明亮的、都属于阳。相对静止的、内守的、下降的、寒冷的、晦暗的都属阴。因而阴阳存在两个对立面,在阴阳消长和对立统一作用下,相互滋生、相互制约、相互变化中构成世界万物。中医运用阴阳对立统一的观念来阐述人体上下、内外各部分之间,以及人体生命同自然、社会这些外界环节之间的复杂联系。阴阳对立统一的相对平衡,是维持和保证人体正常活动的基础;阴阳对立统一关系的失调和破坏,则会导致人体疾病的发生,影响生命的正常活动。

4. 五行学说

五行学说是中国古代哲学的重要成就,五行学说 即是用木、火、土、金、水五个哲学范畴来概括客观世界中的不同事物属性,并用五行相生相克的动态模式来说明事物间的相互联系和转化规律。五行学说中以五脏配五行即:肝与木、心与火、脾与土、金与肺、水与肾。五脏与五行相生相克应保持相对平衡和稳定,和谐相处。如果五脏与五行发生失调,出现太过、不及或反侮,也会致疾病的发生,这对于推断疾病的好转和恶变,治疗方法,提供了充足依据。中医主要运用五行学说阐述五脏六腑间的功能联系以及脏腑失衡时疾病发生的机理,也用以指导脏腑疾病的治疗。

五行于中医则体现了具备这五种属性的人体五大系统的相互关系。木火土金水这五个符号分别代表肝心脾肺肾所统领的五大系统。中医不是研究微观的病毒细菌如何作用于人体的理论而是研究人体整体的各个系统之间的关系,并且通过中药,按摩,针灸,甚至心理作用去调节各个系统之间的平衡,以此保持身体健康。

五行的交互作用包括:相生、相克、制化、胜复、相侮、相乘、母子相及。

5. 气血津液

气血津液是构成人体的基本物质,是腑脏、经络等组织器官进行生理活动的物质基础。

气是构成人体和维护人体生命活动的最基本物质,在生理上具有推动、温煦、防御、固摄、气化等功能。气聚合在一起便形成了有机体,气散则形体灭亡。庄子说:"通天下一气耳",全天下就是一个气。有了这个气就运动,就生生不息,就变化不止,没有这口气就完了。

血是构成人体和维持人体生命活动的基本物质,具有很高的营养和滋润作用。血必须在脉中运行,才能发挥它的生理作用。血在脉中循环运行,内至腑脏,外达皮肉筋骨,不断对全身各腑脏组织器官起着充分的营养和滋润作用,维持人体正常的生理活动。

津液是指各腑脏组织器官的内在体液及正常分泌物,是机体一切正常水液的总称。津和液的性状功能及分布部位各有不同,津是指性质较清稀,流动性较大,分布于体表皮肤肌肉,并能渗注于血脉,起着滋润的作用。液是指性质较稠厚,流动性较小,流注于骨节、腑脏、脑髓等组织,起着濡养作用。

气血津液都是机体腑脏、经络等组织器官进行生理活动所需要的能量,而气血津液又依赖于腑脏、经络等组织器官正常的生理活动。如果气血津液代谢不正常或腑脏、经络等组织器官不能进行正常的生理活动,就会引起疾病的发生。

6. 脏腑学说

脏腑学说主要是研究五脏(心、肝、脾、肺、肾)、六腑(小肠、大肠、胃、膀胱、胆、三焦)和奇恒之腑(脑、髓、骨、脉、胆、女子胞)的生理功能和病理变化。

藏:指人体内的五脏六腑、奇恒之府,通称为脏腑。象:一指"形象",即脏腑的解剖形态;二指"征象",即脏腑表现于外的生理病理;三指"应像",即脏腑相应于四时阴阳之象。

透过外在"象"的变化,以测知内在"藏"的生理病理状态,称为"从象测藏"。即"视其外应,以知其内脏"。

"脏腑"不单是解剖形态的概念,而是包括解剖、生理、病理在内的综合概念。

五脏:指肝、心、脾、肺、肾,一般笼统功能为"化生和储藏精气"。

六腑:指胆、胃、大肠、小肠、膀胱、三焦,一般笼统功能为"腐熟水谷、分清泌浊、传化糟粕"。

奇恒之府:指"脑、髓、骨、脉、胆、女子胞"。

气血津液气、血、津液是构成和维持人体生命活动的基本物质

气的生成源自先天与后天。禀受于父母的精气,称为"先天之气"。肺吸入自然的清气,与脾胃运化水谷产生的水谷之气,合称为"后天之气"。

气有推动、温煦、防御、固摄、气化、营养等作用。

人体的气可分为元气、宗气、营气、卫气、脏腑之气、经络之气。

气的"升降出入"运动失常,称为"气机不调"。其表现形式有气滞、气郁、气逆、气陷、气脱、气闭等。

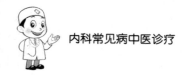

经络学说参见:针灸学及腧穴。

经络是人体运行气血、联络脏腑形体官窍、沟通上下内外的通道。

经络系统包括十二经脉、十二经别、奇经八脉、十五别络、浮络、孙络、十二经筋、十二皮部等。

经络在中医学的重要性正如《扁鹊心书》所说:"学医不知经络,开口动手便错。盖经络不明,无以识病症之根源,究阴阳之传变。"

7. 经脉学说

经络学说是研究人体经络的生理功能、病理变化与脏腑相互关系密切的学说。经络被定义为人体内运行气血的通道,起沟通内外,网络全身的作用。在病理情况下,经络系统功能发生变化,会呈现相应的症状和体征,通过这些表现,可以诊断体内脏腑疾病。

8. 病因学说

《黄帝内经》将病因分为阴阳两类:"生于阳者,得之风雨寒暑","生于阴者,得之饮食、居处、阴阳、喜怒"。

汉代张仲景在《金匮要略》中,把病因分为三类:"经络受邪入脏腑,为内所因","四肢九窍,血脉相传,壅塞不通,为外皮肤所中","房室、金刃、虫兽所伤"。

宋代陈无择提出"三因学说":外所因、内所因、不内外因。

近代则将病因分为五类:

外感病因:包括六淫(风寒暑湿燥火)和疠气。

内伤病因:包括七情(喜怒忧思悲恐惊)、饮食失宜、劳逸失度。

继发病因:包括痰饮、淤血、结石。

其他病因:包括外伤、寄生虫、胎传、诸毒、医过。

发病邪气与正气交战,决定发病及疾病的发展变化。又称为"正邪纷争"。

"邪气"泛指各种致病因素,"正气"指人体的自我修复调节能力、适应环境能力、抗病能力等。

"正气不足"是发病的内在依据,即"邪之所凑,其气必虚"、"正气存内,邪不可干"。

体质、情志、地域、气候等,与发病有密切关系。

病机病机是疾病发生、发展与传变的机理,又称"病理"。

基本病机包括:邪正盛衰、阴阳失调、气血失常、津液代谢失常。

内生五邪,包括:风气内动、寒从中生、湿浊内生、津伤化燥、火热内生。

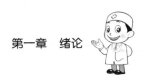

病位传变,包括:表里出入、六经传变、三焦传变、卫气营血传变、脏腑传变等。

病性转化,包括:寒热转化、虚实转化等。

9.元气学说

中医认为,元气为先天之精所化生,是人体最基本最重要的气,由先天之肾所藏,后天脾胃来濡养,借三焦和经络流行分布并弥散全身。

(四)中医历史典故

岐黄公元前26—22世纪时,黄帝是传说中原各族的共同领袖,姓姬号轩辕氏、有熊氏。岐伯,传说中的医家,黄帝的臣子。现存有中国最早的中医理论专著是《内经》,此书托黄帝与岐伯讨论医学,并以问答的形式而成,又称《黄帝内经》。后世称中医学的"岐黄""岐黄之术",即源于此。

医中圣手《孔子传》载:"于事无不通,谓之圣",即无所不通。手,指专司或专情其事的人。医中圣手即是对医生精湛医术的高度称赞。

扁鹊卢医《史记扁鹊仓公列传》载:扁鹊者,渤海郡郑人也,姓秦,名越人,其治赵简子、太子疾。《列子力命篇》载:医者卢氏被人称为"神医"。扁鹊卢氏即"正统神医"也。

悬壶《后汉书·费长房传》载,市中有一老翁卖药,悬一壶于市头。而他的药给人治病,每每药到病除,十分有效,引起人们的注意。结果发现这个神奇的老头,每到落市关门后,他就跳入葫芦里。古代医药不分家,就把"悬壶"作为行医的代称。一些开业医生也将葫芦作为招牌,表示开业应诊之意,后人称医生的功绩为"悬壶济世"。考证"药葫芦"的典故,应当出自《后汉书—方术列传—费长房》的记载:"费长房者,汝南(今河南省平舆县射桥镇古城村)人,曾为市掾。市中有老翁卖药,悬一壶于肆头,及市罢,辄跳入壶中,市人莫之见,唯长房于楼上睹之,异焉。因往再拜,奉酒脯。翁知长房之意其神也,谓之曰:子明日可更来,长房旦日复诣翁,翁乃与俱入壶中。唯见玉堂华丽,旨酒甘肴盈衍其中,其饮毕而出。翁约不听与人言之,复乃就楼上候长房曰:我神仙之人,以过见责,今事毕当去,子宁能相随乎?楼下有少酒,与卿为别……长房遂欲求道,随从入深山,翁抚之曰子可教也,遂可医疗众疾"。关于壶翁的记载,则有"壶公谢元,历阳人,卖药于市。不二价,治病皆愈。语人曰:服此药必吐某物,某日当愈,事无不效。日收钱数万,施市内贫乏饥冻者。"以此观之,壶翁乃身怀医技、乐善好施之隐士医者。因其诊病货药处常悬一壶为医帜,所以人称壶翁。

类似记载,还可见于晋代葛洪(公元261—341年)《神仙传》及一些古史杂说等。大概说的都是汉代的某年夏天,河南一带闹瘟疫,死了许多人,无法医治。有一天,一个神奇的老人来到这里，他在一条巷子里开了一个小小中药店，门前挂了一个药葫芦，里面盛了药丸，专治这种瘟疫。这位"壶翁"身怀绝技，乐善好施，凡是有人来求医，老人就从药葫芦里摸出一粒药丸，让患者用温开水冲服。就这样，喝了这位"壶翁"药的人，一个一个都好了起来。时有汝南（今河南省平舆县射桥镇古城村）人费长房，见此老翁在人散后便跳入壶中，他觉得非常奇怪，于是就带了酒菜前去拜访，老翁便邀他同入壶中。费长房从此随其学道，壶翁尽授其"悬壶济世"之术。看上面的典故，记载虽语涉传奇，但若揭其神诞外衣，不难知壶公、费长房乃东汉时名医，药葫芦只不过是一只盛药的"药壶"。或曰一种行医、卖药的"招幌"而已。不过，医家挂药葫芦还有深意：一是向世人表明其"悬壶济世"之宏愿；二是看重葫芦之实用价值：用葫芦保存药物确实比其他的容器如铁盒、陶罐、木箱等更好，因其有很强的密封性能，潮气不易进入，容易保持药物的干燥。从历代史籍中得知，古时候的行医者无论走到哪里身上都背着葫芦，如唐代药王孙思邈采药时就必挂一个药葫芦。而且，葫芦除了能盛药，本身也可为药，医治很多疾病。

虽然记载这个传说有些神话传奇色彩，但是他二人的精湛医术令人赞佩，也因为这个故事的流传，所以后人将行医爱称为悬壶，医生或诊所的贺词无一例外，都是悬壶济世，而悬挂的那个葫芦更成了中医的标志。

杏林三国时董奉，医术高明，医德高尚，为人治病，不受谢，不受礼，只要求治愈者在他房前栽杏树作为纪念。重症愈者种 5 株，轻者 1 株。数年后，蔚然成林，红杏累累。他建一"草仓"，告诉人们，要杏果的，不用付钱，只要拿一器谷子来换一器杏果。这样用杏果换来的谷子堆积满仓，他用这些谷子救济贫民。人们非常感谢他，送他匾额上写"杏林""医林""誉满杏林""杏林春暖"。这些赞誉之词成为医德高尚、医术高明的雅称。

虎守杏林传说，董奉一天回家途中遇茅草丛中卧着一只老虎。细看没有吃人的凶相，一动不动，抬头张嘴，大声喘气，流着泪，表情很痛苦样子，是求董奉治病。董仔细看了老虎说："明天此时你来此等候，我给你治病。"老虎点头走了。第二天董奉把两个铁环戴在胳膊上，叫老虎张口，铁环用来防虎咬。他用手掏出老虎喉咙里的骨头，治愈了老虎的病，后来老虎为了报恩，就为董垂守杏林。今人用"虎守杏林"，意在褒扬像董奉那样高超的医术。

当杏林的杏子成熟时，董奉在杏林旁边建了个谷仓，并告诉人们，但凡有买杏子的，不用交钱，也不用和他打招呼，只要带来一些谷子，将谷子倒入谷仓，就可以拿走同等重量的杏子。由于对董奉的敬重，来买杏子的人很多，也都很自觉，并不多拿杏子，也不少交谷米。一次,有个人多拿了杏子,杏林中的老虎就冲出来对着他大吼,他拼命逃跑,杏子撒了一地,回到家一看,剩下的杏子竟然刚刚好和送去的谷子一样多。用杏子换取来的谷子做什么用呢? 原来董奉用这些谷子救济周围的贫苦老百姓和接济断了盘缠的路人。看到这些神奇的事,人们认定董奉是下凡的神仙,于是董奉的故事渐渐被传诵下来,"虎守杏林春日暖"成了对高尚医德的最好赞扬。

再世华佗,华佗一次在途中,见有人出殡,他看见棺材缝里流出来的血,还像活人的血,于是上前救治,终于救活在棺材里假死的产妇,被人们誉为"神医"。他精通内、外、妇、儿、针灸各科。《三国演义》说他能为曹操开头颅治其头风病。后人用"再世华佗"来赞扬医生的医术高明。

青囊指古代医生盛医书的囊,后借指医术。《后汉书·华佗传》张冀《补注》:"吴押狱者每以酒食供奉,佗感其恩,告曰:'我死非命,有青囊未传,二子不能继业,修书与汝,可往取之'。吴至金城,取又藏之。佗知不免,大饮如醉而殂。吴弃役回家,向妻索书,妻曰:'纵学得神术,终毙于狱中,故我以囊烧毁也'"。因华佗精医术,生前行医各地,声名颇著,所以,"青囊"也成了医术的代称。

苍生大医,唐代药王孙思邈,医德高尚,堪称医学界的典范。他在《千金要方》中写道:"若有疾厄(灾难)来求救者,不得问其贵贱贫富,怨亲善友,华夷智愚,普同一等,皆如至亲之想。不得瞻前顾后,虑吉凶,护惜身命。深心凄怆,勿避昼夜、寒暑、饥渴、疲劳、一心赴救,无作功夫形迹之心,如此可成苍生大医。"后人对医德高尚的医生尊称"苍生大医"。

二、中医代表作

(一)黄帝内经

《黄帝内经》包括《素问》和《灵枢》两部分,各八十一篇,合起来共一百六十二篇,约二十万字。由于其名称均非同时出现,因此对其书名和含义历来说法不一。

1.《内经》的书名与含义

《内经》的书名,据历史记载最早是东汉班固所撰写的《汉书·艺文志·方技略》,认为"《黄帝内经》十八卷,《外经》三十七卷",《黄帝内经》是流行于西汉的医经七家之一。但也有专家认为最早提到此书名的是西汉末年刘向(公元前77年—前6年)、刘歆(? —公元23年)父子所著录的《七略》,因为据西晋皇甫谧(公元215—282年)言:"按《七略》、《艺文志》、《黄帝内经》十八卷"(《针灸甲乙经·序》)。据此推断刘向、刘歆所著《七略》中很可能提到了《黄帝内经》这一书名。更何况班固所撰写的《汉书·艺文志》与刘歆所著的《七略》是有借鉴和传承关系的。可惜的是《七略》一书早已佚失，给后人留下的只能是推测和遐想的空间。

《汉书·艺文志·方技略》指出："医经者，原人血脉、经络、骨髓、阴阳、表里，以起百病之本、死生之分，而用度箴石汤火所施、调百药剂和之所宜。至剂之得，犹磁石取铁，以物相使，拙者失理、以愈为剧，以生为死。"这就是说：医经是根据人身的血脉、经络、骨髓、阴阳、表里等情状，用以阐发百病的根源、死生的界线，而度用适当的针灸汤药等治疗方法以及如何调制各种适宜的药剂。最好的药剂之功能就像磁石取铁一样取得立竿见影的效果。不高明的医者违反医学理论，致使当愈者反剧，当生者反死。

简言之，医经就是阐发人体生理、病理、诊断、治疗和预防等医学理论之著作。所以称之为"经"，是因为它很重要。古人把具有一定法则、一般必须学习的重要书籍称之为"经"，如儒家的"六经"，老子的"道德经"以及浅显的"三字经"之类。所以称"内经"，并不是像吴昆《素问注》、王九达《内经合类》所称"五内阴阳之谓内"，也不像张介宾《类经》所说"内者，生命之道"，而仅仅是与"外"相对为言而已。

《内经》主要是讨论医学理论的著作，当然其中也有关于天文历法、地理气象等方面的见解，乏有帝王之学或治国理政之义，那么，一为什么冠以黄帝之名呢？

有人说，《内经》是黄帝与其臣子的问答，就是黄帝所作。这种观点所持论据均为无稽之考，也不符合史实。根据古今研究综合来看，目前学术界主要有三种观点，且都有一定的道理。

第一种观点认为：将书名冠以"黄帝"，有崇本溯源、弥久珍贵之寓意，按今天的话说就是一种民族文化、文明的情怀。因为黄帝是中华文化的符号和象征，"中国古代有关黄帝的传说，虽然不是有意识地按照系统分类在进行，但它们几乎无一例外地在从不同方面神化着黄帝，把黄帝塑造成了人文始祖、中医之祖和道教之神"。因此，借"黄帝"来命名，意在彰显此书的珍贵与价值之所在。

第二种观点乃如《淮南子》所说："世俗人多尊古而贱今，故为道者必托之神农、黄帝而后能入说"（《淮南子·修务训》）。也就是说，当时的人们崇尚远古，以为写上"神农""黄帝"的名字，自己的理论就更加具有说服力和权威性，更容易使人们相信而不敢妄加怀疑。或者说如果不如此，自己的理论就难以传播和被人们所接受。同时也反映出先秦至汉代为书著命名的一种时尚和习惯。

第三种观点认为：《内经》之所以冠以"黄帝"之名，是因为《内经》学术思想的哲学基础始终受到古代道家和阴阳家思想的影响，而道家和阴阳家都十分尊崇黄帝甚至奉为鼻祖，所以以"黄帝"命名，借以表明自己学说体系的思想渊源和理论源头。

　　我国古代"经"字的本义是布帛的织线，"经，织也"（《说文》），引申为"规范"和"常道""夫礼，天之经也""经者，道之常也"（《左传·昭公二十五年》）。唐代陆德明将其解释为"常也，法也，径也，由也"（《经典释义》）。古代典籍称为"经"者蔚为大观，诸如《诗经》《书经》《易经》《道德经》等，医书除《内经》之外，还有《神农本草经》《针灸甲乙经》《黄帝八十一难经》《脉经》《中藏经》等等。可以说"经"其实就是示人以规范的重要理论和典籍。

　　明代医家吴昆认为"五内阴阳谓之内，万世宗法谓之经"。因为《内经》是研究人体内部五脏六腑阴阳传变规律的，所以才称《内经》。张介宾则进一步解释说，"内者，性命之道"（《类经·序》）。因为涉及人的生死问当代著名目录学家、古文献学家余嘉锡先生（1883—1955）认为："刘向于《素问》之外，复得《黄帝医经》若干篇，于是别其纯驳，以其纯者合《素问》编之为《内经》十八卷，其余则为《外经》三十七卷，以存一家之言。不问其为黄帝所作与否。盖必尝著其说于《别录》，而今不可见矣"（《四库提要辩证·子部·医家类》）。亦即是说古人在编辑古书时，往往将其重要而纯正者定为《内经》，其驳杂者定为《外经》，所以才出现了《内经》存而《外经》亡的情况。

　　还有一种见解，认为"内"是相对于"外"而言的，只是一种说法而已，并没有特定的含义。日本著名汉医学家丹波元胤就持这种观点，认为"内外，犹《易》内外卦，及《春秋》内外传，《庄子》内外篇，《韩非子》内外储说，以次第名焉者，不必有深意"（《中国医籍考》）。其实说明了研究古代文献的一种态度，应该深入探寻其实实在在的义理，不要纠缠在一些字词之间。就此论断，在没有更多的文献证明的情况下，考虑到本论文研究的主要内容，我们对此暂时采取存而不论的态度。

　　2.《素问》的书名及含义

　　《素问》的书名最早见载于东汉末年医家张仲景（约公元150—219年）《伤寒杂病论》自序："感往昔之沦丧，伤横夭之莫救，乃勤求古训，博采众方，撰用《素问》《九卷》《八十一难》《阴阳大论》《胎护药录》，并平脉辩证，为《伤寒杂病论》，合十六卷"。自此《素问》这一书名流传至今。

　　关于《素问》书名的含义，认识比较统一，即"素问"就是探究人体生命规律本质、疾病本原和诊治原则的问答。

　　北宋高保衡、林亿等人在王冰次注《黄帝内经素问》"新校正"中说："所以名《素问》之义，全元起有说云：'素者，本也。问者，黄帝问岐伯也。方陈性情之源，五行之本，故曰《素问》'。元起虽有此解，义未甚明。按《乾凿度》云：'夫有形者生于无形，故有太易，有太初，有太始，有太素。太易者，未见气也。太初者，气之始也。太始者，形之始也。太素者，质之始也'。气形质具，而病擦由是萌生，故黄帝问此太素，质之始也。《素问》之名，义或由此"。

隋代医家杨上善撰著《黄帝内经太素》，因循了全元起的上述观点；明代医家马漪、吴昆、张介宾等将"素问"理解为"平素问答之书"，亦袭此理。

3.《灵枢》的书名及含义

从文献上来看，《灵枢》之名最早见于王冰的《黄帝内经素问》。但作为其前身的《九卷》则早在张仲景的《伤寒杂病论·自序》中就已提到。随后的皇甫谧在《针灸甲乙经》中时而将《九卷》称为《针经》。到了隋唐年间，又出现了《九灵》、《九墟》的名称。由此可见，一方面，《灵枢》一书存在着《九卷》、《针经》等诸多不同书名的传本；另一方面，可以看出其影响与传播之广泛。

《灵枢》的命名，或称《九卷》，是因为其内容包括九卷；或称《针经》，是因为书中的主要内容是研究针刺的，这两个名称都易于理解。至于命名为《灵枢》，则对其含义出现了歧义和争论。古代医家对《灵枢》书名含义的解释主要有四个，一是认为王冰将《针经》称《灵枢》，是因为其崇信道教之故。丹波胤元说："今考《道藏》中，有《玉枢》《神枢》《灵轴》等之经，而又收入是经，则《灵枢》之称，意出于羽流（指道士，此处指王冰）者钦"（《中国医籍考》）！二是明代医家马蔚认为《灵枢》乃医学之门户，所以"医无入门，术难精诣……谓之曰《灵枢》者，正以枢为门户，阖辟所系，而灵乃至圣至元之称，此书之切，何以异是"（《黄帝内经灵枢注证发微》）。三是张介宾的解释："神灵之枢要，是谓《灵枢》"（《类经》一卷"类经名义"）。是从医学效应的角度求解。四是明人王九达从治疗学的角度出发所作的解释："灵乃至神至玄之称，枢为门户阖辟所系。《生气通天论》'欲若运枢'，枢，天枢也。天运于上，枢机无一息之停，人身若天之运枢，所谓'守神守机'是也。其初意在于舍药而用针，故揭空中之机以示人，空者灵，枢者机也。既得其枢，则经度营卫，变化在我，何灵如之"（《黄帝内经素问灵枢合类》）。

今人研究认为：《灵枢》既名《针经》，其内容主要是阐述针灸理论的，主要研究了经脉、俞穴、营卫气运行以及各种刺法理论，之所以命名为《灵枢》，是因为"'灵'是指人体内的所谓'真灵之气'。古代医家认为，是它促成了整个机体的运转，使各器官组织相互联系，发挥功能。'枢'即气在体内运行的枢机规律。必须掌握了气之枢机，针刺方可见效。它们是针灸疗法的客观依据"。关于这一点，可以从《内经》所论针法的枢机和机要作为解释的依据和佐证。"小针之要，易陈而难入，粗守形，上守神，神乎神，客在门，未睹其疾，恶知其原。刺之微在速迟，粗守关，上守机，机之动，不离其空，空中之机,清静而微,其来不可逢,其往不可追。知机之道者,不可挂以发,不知机道,扣之不发,知其往来,要与之期,粗之暗乎,妙哉工独有之。往者为逆,来者为顺,明知逆顺,正行无问。逆而夺之,恶得无虚,追而济之,恶得无实,迎之随之,以意和之,针道毕矣"(《灵枢·九针十二原》)。言之成理。

4.《内经》的成书过程

《黄帝内经》卷帙浩繁,前后各篇中所运用的语言风格、讨论问题的深度都有不同,因此对于其成书的过程一直存在着争议。

关于《内经》的成书年代问题,古人主要有着四种不同的看法与观点。

一是认为在黄帝生活的年代就已经存在了。因为在《内经》这一鸿篇巨著中,主要采用了黄帝与岐伯、伯高、雷公、少师、少俞、鬼臾区等臣子以一问一答的形式探讨和阐述医学问题的书写形式。如晋代皇甫谧认为:"黄帝咨访岐伯、伯高、少俞之徒,内考五脏六腑,外综经络血气色候,参之天地,验之人物,本性命,穷神极变,而针道生焉。其论至妙,雷公受业传之"(《针灸甲乙经·序》)。以传说中黄帝生活年代的生产力发展水平和医学技术水平来看,是不可能产生如《内经》这样具有高深理论水平和丰富内容的巨著的,因此这一观点为大多数学者所不从。

二是认为成书于先秦、战国时期。宋代程颖和邵雍、明代桑悦和方以智、清代魏荔彤等均持此论。如邵雍认为:"《素问》……七国时书也"、"轩岐之书,类春秋,战国所为而托于上古"(《皇极·经世书》卷八);程颖认为:"观《素问》文字气象,只是战国时人作,谓之三坟书则非也"(《二程全书》);桑悦说:"《素问》乃先秦战国之书,非黄、岐手笔,其称上古、中古,亦一佐证"(《素问钞·序》);方以智说:"谓守其业浸广之,《灵枢》、《素问》也,皆周末笔"(《通雅》)。

三是认为成书于战国、秦汉之间。代表人物有宋代的司马光、明代的胡应麟等。如司马光所述:"谓《素问》为真黄帝之书,则恐未可。黄帝亦治天下,岂可终日坐明堂,但与岐伯论医药针灸邪? 此周、汉之间,医者依托以取重耳"(《传家集·与范累仁第四书》)。胡应麟也认为:"医方等灵,虽亦称述黄岐,然文字古奥,语致玄吵,盖周秦之际,上士哲人之作"(《少室山房笔丛》)。到了清代更进一步肯定了这一说法,认为《素问》"出上古,固未必然,然亦必周秦间人,传达旧闻,著之竹帛"(《四库全书简明目录》)。《四库全书》的学术地位使这一说法被众多学人所采信。

四是认为成书于西汉时期。持此种观点的以明代郎瑛为代表,认为"《素问》文非上古……以为淮南王之作","至于首篇曰上古、中古,而曰今世,则黄帝时果末世邪?又曰以酒为浆,以妄为常,侧仪狄是生其前而彼时人已皆伪邪?《脉要精微论》中罗裹雄黄，《禁服篇》中献血而受，则罗与献血皆当时事邪？予故以为岐黄问答，而淮南文成之者耳"（《七修类稿》）。郎瑛从相传夏禹时仪狄造酒和古代丝绸"罗"开始出现于汉代等证据分析推断，说明《素问》产生于公元前一百多年淮南王时期的西汉而不是产生于黄帝时期。

现代学者根据近代以来的相关考古发现，对《内经》成书年代又有了新的认识。

比如，1972 年甘肃武威汉墓发掘出了东汉初期的医药简牍，其中对某些针刺治法如"留针"等的记载比较详细而具体；1973 年长沙马王堆三号汉墓出土了医帛多种，这些帛书是汉文帝 12 年（公元前 168 年）下葬的，其字体有小篆、隶书和介于篆、隶之间的秦隶。将其中《足臂十一脉灸经》和《灵枢·经脉》篇相对照比较，可以看出后者是在前者的基础上发展而成；1977 年安徽阜阳双古堆西汉当阴侯墓出土了"六壬栻盘"和"太乙九宫占盘"，它们既是古代以阴阳五行占卜的用具，又是古代测天文定历法的用具。据《史记·龟策列传》载，春秋时的宋元公国召博士卫平扶栻盘定日月星辰的方位。"六壬栻盘"所记载的文字及其排列布局情况，同《灵枢·卫气行》篇所记述相似，而"太乙九宫占盘"的九宫名称和各宫节气日数，同《灵枢·九宫八风》篇内的图解相一致，以此判断前者是后者的实物模型。

基于以上考古资料的出土和发现，引起了自 1981 年以后《河南中医》《上海中医药大学学报》《中国中医基础医学杂志》《求索》等学术期刊关于《内经》成书时间的论争，形成了以下三种观点：

一是认为成书于战国时期。持此论者将《内经》的内容和文字特色以及所使用的称谓等与《周礼》、《史记·扁鹊仓公传》进行比对，印证其学术思想是一致的；对《素问》文学结构进行分析，结果表明其出于先秦而不可能迟于扁鹊；还通过对前人研究成果和诸篇大论内容的分析，认定其出自于战国至东汉之间，由很多医家汇集完成；对《灵枢》真伪进行分析，判定其与《针经》其实是一本书，所以基本上也是成书于战国时代。

二是认为成书于西汉时期或西汉中、晚期。持这种观点的学者认为秦的统一和汉的稳定促进了文化与学术的繁荣，由国家统一整理勘定了一批官定图书，其中就有《内经》。《汉书·艺文志》始载《黄帝内经》名，而它比《史记》晚一百四十多年。《史记》中有关医学资料甚多，但没有提及《内经》，这也可以作为《内经》成书于汉的佐证。也有学者认为，五行学说由战国齐人邹衍创立，后经吕不韦系统化，《吕氏春秋》中有"代火者必将水"之相克说，但尚未形成明确的生克制化。而《内经》中五行生克已成体系，所以应在《吕氏春秋》成书之后。还有人将《内经》与《史记》《大戴礼记》比较，发现都有关于黄帝的描述，认为对黄帝的评价应是文史哲方面的学者首先提出，后由《内经》采录以喻医理。《史记》作者司马迁和《大戴礼记》作者戴德皆为西汉时代人，那么《内经》成书于西汉由此似可推知。还有学者提出，《内经》受黄老学说影响极大，故只能在西汉孝文帝、孝景帝稳固统治及"黄老学派"鼎盛时期才可能成书。再从出土文物看，马王堆汉墓出土帛书《阴阳十一脉灸经》《足臂十一脉灸经》仅十一条经脉，而《内经》已形成十二经脉的循环及三阴三阳、脏腑、表里互相沟通的概念，显然《内经》成书于后。此外，甘肃武威汉墓发掘出土东汉早期医简，所述医法又较《内经》详尽，所以《内经》成书可能早于医简。结合两者见解，更可推断《内经》成书于西汉和东汉之间。不少医家学者也从各个不同侧面论证《内经》成书于汉。如有学者认为《内经》深受《吕氏春秋》"无为而治"思想的启迪。《吕氏春秋·圆道篇》云"天道园，地道方"，而《灵枢·邪客篇》有"天圆地方"之说。又如汉董仲舒所言："人有小骨节三百六十六，天有三百六十六日；人有大骨节十二，天有十二月；人有五脏，天有五行；人有四肢，天有四时；天有五音，人有五脏；天有六津，人有六腑"（《春秋繁露·人副天数篇》）等类似的医学内容，也与《内经》极其近似。董仲舒是西汉今文经学的创始人，他把经书原文阴阳五行化，用隶书抄写，称为汉字经。《内经》也以阴阳五行学说为其理论基础，由其《脉解篇》、《针解篇》、《解精微论》、《小针解》等篇名不难看出所受今文经学思潮的影响。

　　三是认为《内经》成书应是历代医家集体智慧的结晶，既非出自一时，亦非出自一人之手。如认为《内经》最早是西周或春秋战国时的遗文，历经春秋、战国、秦汉的漫长时期，西汉时成形，后又经六朝、唐、宋时期不少医家、学者整理、修订和补充，才以现存面貌传世，称得上是历代医家集大成之作。首先从版本变动看，《素问》的最早注本是全元起注本，与唐王冰的注本相比，其篇卷、次序皆不同。《灵枢》不同版本中的篇卷亦有不同。据《中兴馆阁书目》考，《灵枢》最早名《针经》，以《九针十二原》为首篇，改名《灵枢》时，又以《精气篇》为第一。现存《灵枢》则以《九针十二原》为首，却无《精气篇》，可见从开始成书到目前现存形式已经过了相当长的时期。其次，不同时代的人名称谓和官衔共存于书中，亦说明本书成书经历了相当长的时期。如《内经》中有"黔首""方士"之称，系战国末期的称谓；《灵枢》中有"宦寺"的称呼，据考《吕氏春秋》和《秦律》中皆有"奄宦"的记载；《素问·灵兰秘典论》中有"中正之官""相傅之官""州都之官"等官衔，这是南北朝以后才有的。第三，《内经》中有夜半、平旦、日出、日昃等时间概念，而不言子、丑、寅、卯等时辰，显然系先秦遗文。但又有小部分章节以地支计时，应为汉人补入。《素问》七篇大论之纪年、纪月方法，更是汉武帝颁布太初历、东汉汉章帝颁布四分历后补入的内容。近代学者龙伯坚研究认为，《素问》的著作年代应分三个部分。第一部分，现存《素问》，除《六节藏象论》第一段及《天元纪大论》后七篇大论外的全部篇章，成书年代"上不能早于扁鹊，下不能晚于仓公"，属于战国时代。第二部分，《六节藏象论》第一段及七篇大论，受到汉时兴盛的谶纬及其著作《易纬通卦验》的影响，亦受到了《本草》影响，并已提出了方剂君臣佐使的组方规则；又采用了干支纪年；其中论述五藏与五行的配合，仍采用董仲舒所倡今文说，可见其著作时代不会晚于东汉，约在公元前二世纪。第三部分，指《素问》个别篇章，系后人所搀入。如《灵兰秘典论》述及之"中正之官"、"州都之官"，皆是曹魏后设置的官名，可见是公元前二世纪后的作品。

《内经》所包含的篇章，并不是由一个作者同时完成于一个短时间内，而是由许多医家和学者前后相继，写成于不同时期，至少历经从先秦到西汉的漫长时期。关于这一点，元朝吕复早就说得很清楚："《内经素问》，世称黄帝岐伯问答之书。及观其旨意，殆非一时之言，其所撰述，亦非一人之手……而其大略正如《礼记》之萃于汉儒，而与孔子、子思之言并传也"（元人戴良《九灵山房集·沧州翁传》）。这一观点无疑是客观的，也已被多数人予以肯定。至于要确定具体的成书年代、作者和成书地点，就目前的文献、考古发现来看远非易事。

5. 理论体系

（1）理论精神

《黄帝内经》基本理论精神包括：整体观念、阴阳五行、藏象经络、病因病机、诊法治则、预防养生和运气学说等等：

"整体观念"强调人体本身与自然界是一个整体，同时人体结构和各个部分都是彼此联系的。

"阴阳五行"是用来说明事物之间对立统一关系的理论。

"藏象经络"是以研究人体五脏六腑、十二经脉、奇经八脉等生理功能、病理变化及相互关系为主要内容的。

"病因病机"阐述了各种致病因素作用于人体后是否发病以及疾病发生和变化的内在机理。

"诊法治则"是中医认识和治疗疾病的基本原则。

"预防养生"系统地阐述了中医的养生学说，是养生防病经验的重要总结。

"运气学说"研究自然界气候对人体生理、病理的影响，并以此为依据，指导人们趋利避害。

历代医家用分类法对《黄帝内经》进行研究。其中分类最繁的是杨上善,分做18类;最简的是沈又彭,分做4卷。各家的认识较为一致的是脏象(包括经络)、病机、诊法和治则四大学说。这四大学说是《黄帝内经》理论体系的主要内容。

(2)脏象学说

脏象学说是研究人体脏腑组织和经络系统的生理功能、相互之间的联系以及在外的表象乃至与外环境的联系等等之学说。

脏象学说是以五脏六腑十二经脉为物质基础的。当然有关解剖学之内容还远不止此,但更重要的还是通过大量的医疗实践不断认识、反复论证而使此学说逐渐丰富起来的,最终达到了指导临床的高度。

《黄帝内经》充分认识到"有诸内必形诸外"的辩证法则,使脏象学说系统而完善。脏象学说主要包括脏腑、经络和精气神三部分。脏腑又由五脏、六腑和奇恒之腑组成。

五脏,即肝、心、脾、肺、肾。

六腑,即胆、胃、大肠、小肠、膀胱和三焦。

奇恒之腑也属于腑,但又异于常。系指脑、髓、骨、脉、胆和女子胞。这里边胆即是大腑之一,又属于奇恒之腑。

脏腑虽因形态功能之不同而有所分,但它们之间却不是孤立的,而是相互合作、相互为用的。

经络系统可以分经脉、络脉和腧穴三部分。经脉有正经十二:手太阴肺经、手阳明大肠经、足阳明胃经、足太阴脾经、手少阴心经、手太阳小肠经、足太阳膀胱经、足少阴肾经、手厥阴心包经、手少阳三焦经、足少阳胆经、足厥阴肝经。十二经脉首尾相连如环无端,经气流行其中周而复始。另有别于正经的奇经八脉:督脉、任脉、冲脉、带脉、阴跷脉、阳跷脉、阴维脉、阳维脉。(注:"奇经八脉"一名始于《难经·二十七难》)

经脉之间相交通联络的称络脉。其小者为孙络不计其数;其大者有十五,称十五络脉。《灵枢·经脉》叙述得非常详细。

腧穴为经气游行出入之所,有如运输,是以名之。《黄帝内经》言腧穴者,首见《素问·气穴论》,再见于《素问·气府论》,两论皆言三百六十五穴。实际《气穴论》载穴三百四十二,《气府论》载穴三百八十六。

精气神为人身三宝。精,包括精、血、津、液;气,指宗气、荣气、卫气;神,指神、魂、魄、意、志。精和气是构成人体的基本物质,气和神又是人体的复杂的功能,也可以认为气为精之御,精为神之宅,神为精气之用。

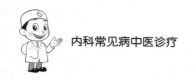

（3）病机学说

研究疾病发生、发展、转归及变化等等之内在机理的学说称病机学说。

《素问·至真要大论》所说"审察病机，无失气宜"、"谨守病机，各司其属"都是此学说的内容。

病因：引起人发病的原因很多，《黄帝内经》将其归纳为二类。风雨寒暑实为"六淫"的概括；阴阳喜怒乃"七情"的概括；饮食居处即"饮食劳倦"。可以认为这就是后世三因说之滥觞。

发病：正邪双方力量的对比，决定着疾病的发生与发展，这就是"正气存内，邪不可干"之意。《素问·上古天真论》所说"精神内守，病安从来"，《素问·评热病论》所说"邪之所凑，其气必虚"等，都论证了这一点。

病变：疾病的变化是复杂的，《黄帝内经》概括病变也是多方面的，有从阴阳来概括的，用表里中外归纳的，用寒热归纳的，从虚实而论者，实指邪气盛，虚指正气衰。概括说来，有正虚而邪实者，有邪实而正不虚者，有正虚而无实邪者，有正不虚而邪不实者。

（4）诊法学说

望闻问切四诊源于《黄帝内经》。

望诊：包括观神色、察形态、辨舌苔。

观神色者，如《灵枢·五色》《灵枢·五阅五使》和《灵枢·五色》所载，这些在临床上都很有意义。

察形态者，是察看人的骨肉皮肤而推断病情，在临床上虚实是错综复杂的，只有知其常，才能达其变。

辨舌苔者，如《素问·热论》《素问·刺热论》和《灵枢》所载等等。

闻诊：包括闻声和嗅气味。

闻声音者，是听患者的声音而诊断病情。

其次是嗅气味，如《素问·金匮真言论》所说，肝病其臭臊，心病其臭焦，脾病其臭香，肺病其臭腥，肾病其臭腐。

问诊：问讯患者的自觉症状，以诊断病情。

切诊：包括切脉与切肤。《黄帝内经》言切脉最详，主要为：

三部九候法：即分头手足三部，每部分天地人三候。

人迎寸口脉法：即兼诊人迎和寸口两处之脉，互相比较。

调息法：即调医者之呼吸，诊病人之脉候。

谓胃气脉:脉象之中有无胃气,至关重要,有胃气则生,无胃气则死。

六纲脉:《黄帝内经》所载脉象很多,如浮、沉、迟、数、虚、实、滑、涩、长、短、弦、细、微、濡、软、弱、散、缓、牢、动、洪、伏、芤、革、促、结、代、大、小、急、坚、盛、躁、疾、搏、钩、毛、石、营、喘等等。但常以六脉为纲加以概括。

其次是切肤:肤泛指全身肌肤,按肌肤而协助诊断的内容很多,如"按而循之"、"按而弹之"等等。但论之最详细的是切尺肤。因为脉象与尺肤有必然的联系,故诊病时亦可互相配合。

(5)治则学说

研究治疗法则的学说称治则学说。

防微杜渐:包括未病先防和已病防变。如"春夏养阳、秋冬养阴"等皆言预防疾病,有病早治防其传变。

因时、因地、因人制宜:

因时制宜者,是告诫医者用药勿犯四时寒热温凉之气。

因地制宜者,在治疗时不可一概而论,必须加以区别。而《素问·异法方宜论》论述东南西北中"一病而治各不同"的因地制宜甚详,如东方之域,其治宜砭石;西方之域,治宜毒药;北方之域,治宜灸焫;南方之域,治宜微针;中央之域,治宜导引按偁。

因人制宜者,如《素问·五常政大论》和《素问·征四失论》所载。

标本先后:即因病之主次而先后施治。有关标本先后施治的大法在《素问·标本病传论》中叙述最详。

治病求本:这是《黄帝内经》治则中最根本的一条。《素问·阴阳应象大论》说:"治病必求于本。"

因势利导:在治病求本的基础上巧妙地加以权变。

协调阴阳:此为治疗之大法要义。

正治反治:正治亦称逆治,是与病情相逆的直折的治疗方法。比如"热者寒之,寒者热之,虚者补之,实者泻之"之类;反治也称从治,如"寒因寒用,热因热用,通因通用,塞因塞用"之类。

适事为度:无论扶正还是祛邪都应适度,对于虚实兼杂之症,尤其应当审慎。切记"无盛盛,无虚虚",即使用补,也不能过。

病为本,工为标:《素问·汤液醪醴论》指出:"病为本,工为标。"这是说病是客观存在的,是本;医生认识治疗疾病,是标。医生必须以病人为根据,这样才能标本相得,治愈疾病。

辩证施治:《黄帝内经》虽未提出"辩证施治"一词,却有辩证施治之实。上述几点均含此意,而书中已有脏腑辩证、经络辩证、八纲辩证、六经辩证的内涵。

制方遣药:《黄帝内经》虽载方药无多,但其方药之理已具。

针刺灸祔:《黄帝内经》言经络、腧穴、针刺、灸祔者非常多,仅仅补泻手法就有呼吸补泻、方员补泻、深浅补泻、徐疾补泻和轻重补泻等,这些手法一直被后世所沿用。

6. 学术思想

《黄帝内经》接受了中国古代唯物的气一元论的哲学思想,将人看作整个物质世界的一部分,宇宙万物皆是由其原初物质"气"形成的。在"人与天地相参"、"与日月相应"的观念指导下,将人与自然紧密地联系在一起。

(1)"气"是宇宙万物的本原

老子在《道德经》云:"有物混成,先天地生。寂兮寥兮,独立而不改,周行而不殆,可以为天下母。"认为构成世界的原初物质是形而上者的"道"。宋钘、尹文将这种原初物质称之为"气"。《黄帝内经》受这些学说的影响,也认为"气"是宇宙万物的本原,"太虚寥廓,肇基化元,万物资始,五运终天"。在天地未形成之先便有了气,充满太虚而运行不止,然后才生成宇宙万物 [97]。这其实是揭示天体演化及生物发生等自然法则。在宇宙形成之先,就是太虚。太虚之中充满着本元之气,这些气便是天地万物化生的开始。由于气的运动,从此便有了星河、七曜,有了阴阳寒暑,有了万物。阴阳五行的运动,总统着大地的运动变化和万物的发生与发展。

(2)人与自然的关系

《黄帝内经》认为人与自然息息相关,是相参相应的,自然界的运动变化无时无刻不对人体发生影响。《素问·宝命全形论》说:"人以天地之气生,四时之法成"。是说人和宇宙万物一样,是禀受天地之气而生、按照四时的法则而生长 。人生天地之间,必须要依赖天地阴阳二气的运动和滋养才能生存。

人体的内环境必须与自然界这个外环境相协调、相一致,这就要求人对自然要有很强的适应性。《灵枢·五癃津液别》说:"天暑衣厚则腠理开,故汗出……天寒则腠理闭,气湿不行,水下留于膀胱,则为溺与气。"这显然是水液代谢方面对外环境的适应。人的脉象表现为春弦、夏洪、秋毛、冬石,同样是由于人体气血对春夏秋冬不同气候变化所做出的适应性反应,以此达到与外环境的协调统一。如果人们违背了春生夏长秋收冬藏的养生之道,就有可能产生病变。就是一日之内、日夜之间,人体也会随天阳之气的盛衰而相应变化。如果违反了客观规律,也会受到损害。

人与自然这种相参相应的关系在《黄帝内经》中是随处可见的。无论是生理还是病理,无论是养生预防还是诊断与治疗,都离不开这种理论的指导。

(3)人是阴阳对立的统一体

人是阴阳对立的统一体,这在生命开始时已经决定了。具有生命力的父母之精相媾,也就是阴阳二气相媾,形成了生命体。生命体形成之后,阴阳二气存在于其中,互为存在的条件。相互联系、相互滋生、相互转化,又相互斗争。

从人体的组织结构上看,《黄帝内经》把人体看成是各个层次的阴阳对立统一体,还把每一脏、每一腑再分出阴阳,从而使每一层次,无论整体与局部、组织结构与生理功能都形成阴阳的对立统一。

(4)人体是肝心脾肺肾五大系统的协调统一体

《黄帝内经》所说的五脏,实际上是指以肝心脾肺肾为核心的五大系统。

以心为例:心居胸中,为阳中之太阳,通于夏气,主神明,主血脉,心合小肠,生血、荣色,其华在面、藏脉、舍神、开窍于舌、在志为喜。在谈心的生理、病理时,至少要从以上诸方面系统地加以考虑才不至于失之片面。因此可以每一脏都是一大系统,五大系统通过经络气血联系在一起,构成一个统一体。这五大系统又按五行生克制化规律相互协调、资生和抑制,在相对稳态的情况下,各系统按其固有的规律从事各种生命活动。

(5)生命观

《黄帝内经》否定超自然、超物质的神的存在,认识到生命现象来源于生命体自身的矛盾运动。认为阴阳二气是万物的胎始。对整个生物界,则认为天地万物和人都是天地阴阳二气交合的产物。阴阳二气是永恒运动的,其基本方式就是升降出入。《黄帝内经》把精看成是构成生命体的基本物质,也是生命的原动力。在《灵枢·经脉》还描绘了胚胎生命的发展过程:"人始生,先成精,精成而脑髓生。骨为干,脉为营,筋为刚,肉为墙,皮肤坚而毛发长"。这种对生命物质属性和胚胎发育的认识是基本正确的。

(6)形神统一观

《黄帝内经》对于形体与精神的辩证统一关系做出了的说明,指出精神统一于形体,精神是由形体产生出来的生命运动。

在先秦诸子中对神以及形神关系的认识,没有哪一家比《黄帝内经》的认识更清楚、更接近科学。关于形神必须统一、必须相得的论述颇多,如《灵枢·天年》和《素问·上古天真论》。如果形神不统一、不相得,人就得死。如《素问·汤液醪醴》和《素问·逆调论》。《黄帝内经》这种形神统一观点对中国古代哲学有非常大的贡献。

7. 价值影响

《汉书·艺文志·方技略》载有医经、经方、神仙和房中四种中医典籍。除《黄帝内经》外，其他医经均已亡佚。因此，《黄帝内经》便成了现存最早的中医经典。

《黄帝内经》作为中国传统文化的经典之作，不仅仅是一部经典的中医名著，更是一部博大精深的文化巨著，以生命为中心，从宏观角度论述了天、地、人之间的相互联系，讨论和分析了医学科学最基本的命题——生命规律，并创建了相应的理论体系和防治疾病的原则和技术，包含着哲学、政治、天文等多个方面学科的丰富知识，是一部围绕生命问题而展开的百科全书。

（1）中医渊薮

《黄帝内经》全面总结了秦汉以前的医学成就，它的著成标志标志着中国医学由经验医学上升为理论医学的新阶段。在整体观、矛盾观、经络学、脏象学、病因病机学、养生和预防医学以及诊断治疗原则等各方面总结了战国以前的医学成就，并为战国以后的中国医学发展提供了理论指导，奠定了坚实的基础，具有深远影响。历代著名医家在理论和实践方面的创新和建树，大多与《黄帝内经》有着密切的渊源关系。

《黄帝内经》在中国医学有很高地位，后世历代有所成就医家，无不重视此书。曾被译成日、英、德、法等文字，对世界医学的发展也产生了不可忽视的影响。《黄帝内经》以朴素的唯物主义观点和辩证思想，阐述人与自然以及生理，解剖，病理，诊断和养生防病治病方面的原则问题。成为中国医学的基石，中医理论体系的源泉，临床各科诊治的依据，后世奉为"经典医籍"，为学中医者必读之书。是研究中医学的重要文献，也是中华民族宝贵的文化遗产。作为中国传统医学的理论思想基础及精髓，在汉民族近两千年繁衍生息的漫漫历史长河中，它的医学主导作用及贡献功不可没。

《黄帝内经》是中医学理论体系的渊薮，是一部综合论述中医理论的经典著作。它的集结成书是以古代的解剖知识为基础，古代的哲学思想为指导，通过对生命现象的长期观察，以及医疗实践的反复验证，由感性到理性，由片断到综合，逐渐发展而成，提出了许多重要的理论原则和学术观点。不仅奠定了中医学理论体系的基本框架，同时，也为后世中医学的不断完善与向前发展提供了可能。《内经》一书不仅是当时医学发展水平的最佳见证，同时，也是现代中医学研究发展的可靠基石。

首先，《内经》一书奠定了人体生理、病理、诊断以及治疗的认识基础。其基本素材来源于中国古人对生命现象的长期观察、大量的临床实践以及简单的解剖学知识。如"饮入于胃，游溢精气，上输于脾，脾气散精，上归于肺，通调水道，下输膀胱。"（《素问·经脉别论》）以及"膀胱者，州都之官，津液藏焉，气化则能出矣"（《素问·灵兰秘典论》）的记载,是对人体水液代谢过程的形象描述,成为后世治疗水肿病从肺、脾、肾三脏入手的理论基础。现代治疗肾源性水肿、心源性水肿多从调治肺、脾、肾入手,其理论来源显然出自《内经》。再如,"高粱之变,足生大丁,受如持虚"（《素问·生气通天论》）,是指过食粱厚味容易使人罹患疔疮类疾病。从现代临床来看,糖尿病足的发生、痛风病的关节肿痛,其发病无一不与过食肥甘厚味有着密切的关系。再如,《素问·五脏别论》中"气口何以独为五脏主"的观点,即为后世"诊脉独取寸口"的滥觞;《素问·五常政大论》中"大毒治病,十去其六;常毒治病,十去其七;小毒治病,十去其八;无毒治病,十去其九;谷肉果菜,食养尽之,无使过之,伤其正也"的劝诫,成为中医临床遣药用方、养生防病一贯墨守的至理名言。

　　除此而外,《内经》一书中还有许多与人体健康有关的其他内容,涉及养生、预防、针灸、调摄等诸多方面,至今都有效地指导着人们的防病治病。特别是其中的"治未病"思想,在当前生物—心理—社会医学模式下,更为世人关注和瞩目。

　　《内经》的理论对于现代中医临床仍然具有非常重要的指导意义。《内经》成书距现在虽然已有 2000 多年,但人类个体自身的生理功能及病理变化并未发生多大的改变。按照《内经》的理论,如果肺主气、司呼吸,心藏神、主血脉,脾升清、主运化,肝藏血、主疏泄,肾藏精、主气化的功能完全正常,一身气血周流畅通、运行无阻,人体就不会生病。《内经》所确立的独特养生防病视角,决定了它不仅为保障人民健康,繁衍中华民族做出了巨大贡献,而且,还将一如既往地继续为人类的健康事业保驾护航。

　　（2）生命科学

　　《黄帝内经》是第一部中医理论经典。中医学作为一个学术体系的形成,是从《黄帝内经》开始的,所以《黄帝内经》被公认为中医学的奠基之作。

　　《黄帝内经》是第一部养生宝典。《黄帝内经》中讲到了怎样治病,但更重要的讲的是怎样不得病,怎样使在不吃药的情况下就能够健康、能够长寿。《黄帝内经》有一个非常重要的思想:"治未病"。《黄帝内经》中说:"不治已病治未病,不治已乱治未乱。"

　　《黄帝内经》是第一部关于生命的百科全书。《黄帝内经》以生命为中心,里面讲了医学、天文学、地理学、心理学、社会学,还有哲学、历史等,是一部围绕生命问题而展开的百科全书。国学的核心实际上就是生命哲学,《黄帝内经》就是以黄帝的名字命名的、影响巨大的国学经典。

　　（3）哲理科学

　　《黄帝内经》还蕴藏了很多哲理科学,譬如对人才管理的启示,《黄帝内经》主张以

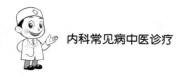

医道医德尽显人道品德。

德,作为中国古代自然观的重要范畴,其外延,最终已转化为形成天地万物及自然天象运行的客观规律,而人才以内在之"厚德"外化为才学之"载物",也是一种顺应自然和谐的内外统一。《黄帝内经》的问世,使中医的医德有了最早的文字表述和阐释。《内经》概括和总结了当时医家对医德的认识,形成了较为完善的医德思想,宣告了中医医德理论的诞生。

《内经》中的医德思想内涵丰富、外延广泛,可以分为医学养生道德、医学预防道德、医学治疗道德和医学护理道德四个方面。人的身、心、行共同构成了生命,三者整合才能使人和谐发展。"德"管的就是心,身心不合,无以"扶正祛邪",人才的选拔任用,也是应该遵循德才兼备,以德为先,与时俱进,和谐发展,这也是现代社会人才选拔任用的标准。

（4）文献价值

《黄帝内经》的成书是对中国上古医学的第一次总结,是仅存的战国以前医学的集大成之作。所引用的古文献大约有 50 余种,其中既有书名而内容又基本保留者有 29 种,以"经言""经论""论言"或"故曰……""所谓……"等方式引用古文献而无法知其书名者也很多。这些古文献对了解先秦时期中医发展的状况具有非常重要的历史意义。

8. 历史评价

北宋时,高丽国进献《黄帝内经·灵枢》,要求以此交换中国历代史等书,苏轼五次奏本反对,皇帝仍坚持以《册府元龟》等书换回《黄帝内经》。

2011 年 5 月,《黄帝内经》成功入选《世界记忆名录》。

南怀瑾:《黄帝内经》,它不只是一部医书,它是包括"医世、医人、医国、医社会",所有的医的书。

《黄帝内经》仅代表当时医学理论水平,它是以自然哲学的思维来解释自然科学问题的理论假说,虽然发现了许多客观的规律与结论,也有不少错误的猜测。《黄帝内经》中概念多,但定义少,需要辩证体会;书中有些概念的含义与现代不同,要区别对待。

（1）《内经》是中医学理论奠基之作,是医学理论著作

《内经》分为《素问》《灵枢》两大部分。《素问》偏重人体生理、病理、疾病治疗原则,养生防病以及人与自然的关系等基本理论;《灵枢》偏重于人体解剖、脏腑经络、腧穴针灸等。书中包含了大量的哲学、人文、天文、地理等方面的知识,但它显然以医学

内容为主,其他学科的内容也是为其医学理论服务,所以应归属于医学理论著作,是当时医学成就的总结,也是中医的理论源泉,是医学从哲学及其他学科中开始分离的标志。

（2）《内经》是医家的集体智慧,但不代表中医最高理论水平

《内经》成书于西汉中后期,是集当时众多医学家、哲学家的集体智慧而成,在当时无疑是先进的,在历史上也是有重要价值的。它融合了那个时代其他学科的成就,如阴阳五行的哲学思想,恬淡虚无的道家养生观等,无不代表了当时人们对健康、疾病认识的最高水平。即使从现在的角度来看,书中仍有很多正确的结论。值得注意的是,虽然《内经》代表了当时医学最高的理论水平,但并不能代表目前中医的最高水平。任何学科,学术水平整体都是不断前进的,中医自然也不例外。把《内经》当成圣经,把它的每一句话都当成真理或证据使用,并不符合科学精神。

（3）《内经》是中医学理论假说,不代表理论准绳

《内经》虽然是中医理论的源泉,书中总结与发现了许多符合客观实际的规律与结论,对中医的发展有巨大的贡献,但不可否认,书中也有不少错误的猜测和牵强的解释,很多理论仅是一种假说,需要后世来证实或证伪。成书于两千多年前的《内经》,受制于当时的科技水平,不可能对人体进行深入、细微的本质研究,只能从宏观角度,以取象类比的方法来认识客观世界,也即用自然哲学的理论解释自然科学的问题,这样做的时候,虽然可以发现很多客观规律和正确的猜测,但必然也有不少错误的猜测与歪曲的解释。今天不必也不能把《内经》当成宝典,而产生尊古贱今的思想,必须取其精华,弃其糟粕。

9. 哲学思想

《内经》的哲学思想既是自发的、直观的,又是丰富的。它既借鉴了同时代人们对于自然、社会和人的哲学认识,也在自己的体系内对于当时的哲学认识有一定的发挥。

首先,任何学科的创立与发展都是有其理论来源的。《内经》是阐明人体生命规律的医学著作,为着说理的需要,或者说,为了给其所由提出的医学概念、理论和别具一格的疾病发生、诊断、治疗方法寻找理性认识的来源和依据,它就必须借助于当时人类的社会文化背景和思维方式。爱因斯坦在 1953 年致友人 J·E·斯威策的信中,将西方科学发展的基础概括为两个伟大成就,即"希腊哲学家发明形式逻辑体系（在欧几里得几何学中）,以及通过系统的实验发现,有可能找出因果关系（在文艺复兴时期）",并认为"人们不必对中国圣贤没能做出这些进步感到惊讶。这些发现（在中国）全部被做出来了才是令人惊讶的"。如前所述,在战国至秦汉时期,伴随着生产力的

高度发展,人们的哲学观念达到了相当的高度,精气说、阴阳五行理论基本成形,同时,由于战争频仍,在医学领域为了救死扶伤的需要,人体解剖学有了一定的发展,对于人体组织器官有了进一步的了解和认识。尽管医疗实践还更多地停留在感性直观、生命体验和医疗验证的层面,但人们已经开始借助自然哲学的指导来探索生命规律和疾病治疗的方法。从《内经》的大部分篇章看,其医学概念、理论表达方式均贯穿着中国哲学精气说和阴阳五行说,这充分说明,一方面,当时的哲学与人文、自然科学还没有完成学科分化;另一方面,《内经》受到当时哲学观念的理论引导已经成为不争的事实。当然,其中的医学术语和概念的理论指向及其内涵和纯哲学概念已经大不相同,已经具备了医学科学的本质。

其次,《内经》的哲学思想是丰富的,主要表现在其整体观、辩证观和变易观等方面。一是《内经》认为:"其在天为玄,在人为道,在地为化。化生五味,道生智,玄生神"(《素问·阴阳应象大论》),即自然万物是一个有机结合的整体,人作为构成这一整体的部分要素也是一个有机的整体,人体的生理、病理现象和自然界的天时气候、社会人事是密切相关、密不可分的,因此对人体生命规律的阐释与说明就必须是整体的,这种整体思维特征在《内经》中的体现是明显的,也是合理的。二是《内经》的立论基础之一是阴阳,以"阴阳为本"的辩证法则是其最为突出和系统的思维方式。"夫自古通天者,生之本,本于阴阳。天地之间,六合之内,其气九州、九窍、五脏、十二节,皆通乎天气。其生五,其气三,数犯此者,则邪气伤人,此寿命之本也"(《素问·生气通天论》)。意思是说无论是地上的九州还是身体的九窍、五脏、十二节都与自然阴阳之气密切相通,阴阳平衡则健康,阴阳失调则致病,阴阳离决则生命终止。由此出发来解释人体的一切生命现象和疾病的本质。三是《内经》哲学深受《周易》的影响,强调事物变化发展的变易思维。如《周易》有言:"知变化之道者,其知神之所为乎"《周易·系辞上》,强调吉凶祸福应时而变,而《内经》也认为人的生命运动是生生不息、不断变化的,"吾得脉之大要,天下至数,五色脉变,睽度奇恒,道在于一,神转不回,回则不转,乃失其机,至数之要,迫近以微,著之玉版,藏之藏府,每旦读之,名曰《玉机》"(《素问·玉机真脏论》)。这一强调通过运动变化来把握人的生命活动规律的理论可以说是《内经》全书立论的总纲领。

第三,《内经》的哲学思想对于中国古代哲学有一定的继承与发挥。它汲取和引入中国古代哲学的一系列概念用以解说医学道理,在阐发医学理论时,站在朴素唯物主义和朴素辩证法的立场上,丰富和发展了中国古代哲学思想。这一点已经被很多学者所认可和接受。"《内经》对中国哲学史上的道、气范畴,形神学说,天人关系学说以及阴阳、五行理论都有具体的运用和独到的论述,在认识论和逻辑学上也做出了一定的贡献"。《内经》的哲学不仅具有医学哲学的鲜明特征,而且在中国古代哲学史上具有不可替代的重要作用,其中包含的关于哲学的宝贵资料,应当成为中国哲学史研究的重要项目。

10. 人文思想

众所周知,人是同时具有自然属性和社会属性的生命体,在其生命存在与发展的过程中,不仅表现出生理活动,而且表现出精神活动。正由于此,《内经》在追寻生命规律时,不仅运用了大量的自然科学的知识与方法,而且也涉及了大量的人文社会科学的知识与方法。对于社会学、教育学、语言学、心理学、人类学、民俗学乃至军事学的广泛应用和涉猎,不仅丰沛了其医学理论基础,而且使得其理论建构和言说变得深刻而生动。

就社会学而言,它本来是研究人类社会结构、形态及社会问题的形成、变化、发展的学问,但《内经》在建构其医学理论的过程中,发现人类不论是个体还是群体,其健康、发病、预防与治疗等既与自然因素相关,而且与社会因素也有着千丝万缕的联系。《内经》的一些篇章中,描述了医学起源与发展和古代社会发展变化的关系。如在远古时期,生产力不发达,私有观念尚未萌生,人类处于穴居野外的"恬淡之世",疾病多为外感外伤,当时医药学初建,所谓缺医少药,因此治疗以移精、祝由为主。"往古人居禽兽之间,动作以避寒,阴居以避暑,内无眷慕之累,外无伸宦之形,此恬澹之世,邪不能深入也。故毒药不能治其内,针石不能治其外,故可移精祝由而已"(《素问·移精变气论》)。也就是说,当人类生存的社会环境良好,生活简朴而安定,人们懂得顺应自然而养生,那么比较严重的疾病就会很少流行,即使得病,病邪侵犯的部位也比较轻浅而容易治疗。随着生产力的发展,人们的交往日益频繁,疾病也呈现出复杂的状况,必然要求治疗也要向更加复杂的方法进展。

因此,《内经》将社会生存环境的失调作为人致病的重要因素,记载了大量关于社会经济状况、风土习俗、人情心理、社会地位变化与疾病的关系,并将其贯穿于病因、发病、诊断、治疗、预后、养生等学说之中,不仅丰富了中医病因理论,而且使得纠正社会性致病因素成为疾病防治的基本原则,由此奠定了中医学独特的社会心理医学模式的理论基础,也彰显了中医学重视人文精神的医学内涵和本质。这种社会医学思想对于今天的疾病预防和治疗来说也是具有深刻意义的。

(二) 难经

《难经》原名《黄帝八十一难经》,古代汉族医学著作之一,传说为战国时期秦越人

（扁鹊）所作。本书以问答解释疑难的形式编撰而成，共讨论了 81 个问题，故又称《八十一难》，全书所述以基础理论为主，还分析了一些病证。其中一至二十二难为脉学，二十三至二十九难为经络，三十至四十七难为脏腑，四十八至六十一难为疾病，六十二至六十八为腧穴，六十九至八十一难为针法。

《难经》是中医理论著作，3 卷。原题秦越人撰。"难"是"问难"之义，或作"疑难"解。"经"乃指《内经》，即问难《内经》。作者把自己认为难点和疑点提出，然后逐一解释阐发，部分问题做出了发挥性阐解。全书共分八十一难，对人体腑脏功能形态、诊法脉象、经脉针法等诸多问题逐一论述。但据考证，该书是一部托名之作。约成书于东汉以前（一说在秦汉之际）。该书以问难的形式，亦即假设问答，解释疑难的体例予以编纂，故名为《难经》。内容包括脉诊、经络、脏腑、阴阳、病因、病理、营卫、俞穴，针刺等基础理论，同时也列述了一些病证。该书以基础理论为主，结合部分临床医学，在基础理论中更以脉诊、脏腑、经脉、俞穴为重点。其中 1～22 难论脉；23～29 难论经络；30～47 难论脏腑；48～61 难论病；62～68 难论俞穴；69～81 难论针法。书中对命门和三焦的学术见解以及所论七冲门（消化道的 7 个冲要部位）和八会（脏、腑、筋、髓、血、骨、脉、气等精气会合处）等名目，丰富和发展了中医学的理论体系。该书还明确提出"伤寒有五"（包括中风、伤寒、湿温、热病、温病），并对五脏之积，泻痢等病多有阐发，为后世医家所重视。全书内容简扼，辨析精微，在中医学典籍中常与《内经》并提，被认为是最重要的古典医籍之一。有多种刊本和注释本。

对于本书名曰"难"的诊解，有以下几种不同意见：

其一，洁问、责难，读 nan。引申为探求、探讨，即对《黄帝内经》及上古医论中论而未详、未明之理进行探求。故有人直释为"问难《内经》之义"（《山西中医》1986,（1）：47）晋代皇甫谧在《帝王世纪》中说："黄帝命雷公、岐伯论经脉、旁通问难八十一，为《难经》。"日本人丹波元胤《难经疏正》曰："难，问难之谓。"丹波元胤的《难经解题》也说："难，是问难之义。"而且他还据隋·肖吉《五行大义》及唐·李善的《文选·七发》注文，都引用《难经》的文字，以证"难"为"问"的互词。故"八十一难"即"八十一问"。

其二，困难、困惑、不容易。《玉篇·寒韵》："难，不易之称。"《广韵·寒韵》："难，艰也，不易称也。"读如 nan，即今之难易之难。唐·杨玄操《黄帝八十一难经注》曰："名为《八十一难》，以其理趣探远，非卒易了，故也，"宋·黎泰辰，《难经汇考》曰："世传《八十一难经》，谓之难者，得非以人之五脏六腑隐于内，为邪所干，不可测知，唯以脉理究其仿佛邪，若有重十二寂者，又有按车盖而若循鸡羽者，复考内外之病以参校之，不其难乎！"

其三,论说、论述。《吕氏春秋·乐成》:"令将军视之,书尽难攻中山之事也。"高诱注:"难,说。"又《史记·五帝本纪》:"死生之说,存亡之难。"司马贞索隐:"难,犹说也。凡事是非未尽,假以往来之词,则曰难。"认为本书是解释、论述《内经》及其他古医籍中疑难问题,故名。如全纪锡《难经集注表》说:"秦越人将《黄帝素问》疑难之义八十一篇,重而明之,故曰《八十一难经》。旧本人名古屋玄医《难经流注》认为,难或为问难《内经》,或为难易之难者,俱未稳。"因而认为是论说之义。以上三说各有道理,亦各有据,似乎三义兼而有之较妥。

1.《难经》成书

《难经》为何时何人所著,"至今没有确切统一的结论"(《难经校注》)。现将几种主要看法介绍于此:

①成书于上古,为黄帝所作说。

晋·皇甫谧《帝王世纪》说:"黄帝有熊氏,命雷公、岐伯论经脉,旁通问难八十一,为《难经》。"梁·阮孝绪《七录》有《黄帝众难经》之目,亦载《黄帝八十一难经》。隋以前,多将《难经》附于黄帝名下。

②成书于战国,出秦越人之手说。

此说始自唐代,如唐·杨玄操《集注难经·序》说:"《黄帝八十一难经》者,斯乃渤海秦越人之所作也。"《旧唐书·经籍志》也有"《黄帝八十一难经》二卷,秦越人撰"的记载。自此以后,历代众医家均持此论。

③成书于西汉,为淳于意所撰说。

赵浚谷提出:"传记言《内经》乃黄帝书,《难经》乃越人书。《难经》非越人书,真仓公书耳。以为仓公之书故必寄之于越人;越人之书,故必寄之于黄帝。"今人何爱华则以《难经》的学术特点为据,认为"其独专取两手寸口动脉,分为寸、关、尺三部,以候五脏六腑之病变为其主流,这是我们探求《难经》著作时代之首要标志。"并以仓公诊籍 25 例病案中有 20 例诊脉独取寸口为据并断言:"《难经》不是战国时代","而是西汉时代的著作。""当为淳于意一派医家的著作"(陕西中医,1986,(3):140)。后世宗此说者众。迟华基氏认为"《难经》的成书,当不晚于西汉,是东汉以前医学家辑录秦越人佚文而成。"(《难经讲义》,山东中医药大学,1996:3)。并将《难经》与《脉经》众文进行比较,其说较有说服力。

④成书于东汉,是东汉名师所作说。

日本丹波元胤在《难经疏证·,难经题解》中认定,《难经》是出自东汉名师之手。他的依据有四:一是语气较《素问》、《灵枢》薄弱,类似于东汉时代的语气;二是其中的有些内容不见于《素问》、《灵枢》；三是独取寸口诊脉法与《内经》所载有别；四是诊脉之法别于仓公的"诊籍"，很可能是东汉名师将流传的诊脉方法与《素问·三部九候论》的内容相参演绎而成。今人李今庸亦赞成此说："根据一些古代文献的记载，似乎可以认为《难经》成书的时间，大约在后汉"（河南中医学院学院学报，1979，(4)：4），并进一步确定，《难经》成书年代下限很大可能就在公元106年，即后汉荡帝延平左右"（《读古医书随笔·<难经>书年代考》，北京：人民卫生出版社，1984：83）。贾得道在《中国医学史略·难经》中也说："近人考定本书为东汉人所作是可信的。"

东汉成书说的理由有五：一是《史记》未提及《难经》，而且所载仓公医案25例中，有20例采用寸口诊脉方法，内中仅5条见之于今本《难经》的第7难和第14难。二是张仲景曾批评当时的医生"按寸不及尺，握手不及足，人迎跌阳三部不参。"可见，首创于《难经》的独取寸口诊脉法，还有一些医生尚不适应。三是率先注解《难经》者是三国时代孙昊的太医吕广。四是魏晋时代的医书，诸如《脉经》《帝王世纪》《针灸甲乙经》等，均有关于《难经》的记载。五是《难经》中有不少内容见之于汉代诸书。所以认为成书于东汉的《难经》援引了西汉的有关著作之内容。

⑤成书于六朝，为六朝后期著作说。

首倡此说者系清代姚际恒《古今伪书考》。挥铁樵、廖平也从其说，日本人山田宗俊认为："古医籍之《八十一难》已夫传，今本《难经》为后人所撰"（《伤寒论集成》）。万方认为：吕博望所注《众难经》和皇甫谧《帝王世纪》所提到的《难经》，均非现行本《难经》（湘潭师专：《自然科学学报》，1984），并进行了深刻地探讨后说："《难经》出于六朝期说，基本是符合史实的"。

认为《难经》成书于六朝说的理由有七：一是认为《难经》书名在《史记》《汉书·艺文志》中无载，直到《隋书·经籍志》始有著录；二是认为吕广不是三国的孙吴人，而是六世纪隋代的吴地人；三是认为吕博望不是吕广，因为吕博望注《众难经》在梁时已经亡佚，不必避场帝之名书；四是疑《伤寒杂病论·自序》非仲景所作；五是《脉经》与《难经》相似之处，是《难经》援引了《脉经》的内容；六是认为《脉经》与《难经》关于三部九候的概念有别，而且《脉经》的寸、关、尺、浮、中、沉三部九候的思想未见于王叔和《脉经》，说明王氏并未见到《难经》，《难经》当成书于《脉经》之后；七是《针灸甲乙经》的序文中未涉及《难经》，至于卷八中有"《难经》曰""《八十一难》曰"字样，系隋唐之后补人，非皇甫谧征引（迟华基：《难经讲义·绪论》，济南：山东中医药大学，1996：3）。

⑥唐后成书说。

此说见于黄云眉《古今伪书考补正》。但宗此说者寡。综上六说，《难经》的成书当以孰者为是？迟华基氏所举之内证和佐证较有说服力，认为成书不晚于西汉，理由有八：一是寸口的寸、关、尺、浮、中、沉三部九候诊脉法创于《难经》，这一方法在《洗寒杂病论》中得到广泛的运用，其中《伤寒论》的第 244,363 条，《金匮要略》的第 1、12、15、16 章中皆有条文可证；三是《伤寒杂病论》以关脉之前后分阴阳、分尺寸均承受于《难经·三难》；如《金匮要略》第 1 章《伤寒论》第 12 条；三是《难经》关于伤寒病的分类方法，在仲景的辩证论治中得到具体体现；四是《金匮要略》关于上工、中工、下工的划分及治未病理论源于《难经》的第 56、58 难；五是关于内、外证理论，《金匮要略》第 1,12 章关于脏腑疾病的预后，积聚病的鉴别诊断等内容，受《难经》的第 52、54、55 难训示，其观点一致，尚未见于《内经》；七是《脉经》选录了《难经》的内容。《难经》与《脉经》两书相同内容达 2700 字。分别占《难经》全书的 1/5 强，占《脉经》内容进 1/2，而且二者编写体例如出一辙，证实《脉经·序》关俐'今撰集岐伯以来逮于华佗经论要诀，合为十五卷……其王、阮、傅、戴、吴、葛、吕、张，所传异同，其中所提的"吕"，当是首注《难经》的吕广；八是经文中的避讳字作为佐证，如《十五难》之，"益实而滑"，"益数"，此在《素问·平人气象论》中分别作"盈实而滑"，"盈数"。《难经》不避东汉疡帝之讳而用"庭"，而《金匮要略》则避"雇"为"淋"。因此，迟氏所得的结论是《难经》成书不晚于西汉，是辑录秦越人佚文而成。这一结论是可信的。

湖南张瑞麟氏认为，《难经》的成书在《内经》之后，仲景之前。因为：一是《难经》问对题材，多半出于《灵枢》和《素问》，《八十一难》之名，已见于《伤寒杂病论·自序》；二是仲景称《难经》为"古训"，说明是书至东汉末年已有一段时间；三是仓公拜出生于战国时代的公乘阳庆为师，公乘阳庆传给仓公之保留下来战国时代的医书中就有《扁鹊脉书》，出此很可能就是今本《难经》；三是《汉书,艺文志》有《扁鹊内经》九卷，《外经》十二卷的记载，证明扁鹊有大量医籍留传；四是《史记》、《汉书》均提到扁鹊"特以诊脉为名耳"。"至今天下言脉者，由扁鹊也。"而《难经》中有 1/4 以上的内容是讨论独取寸口切脉法；五是从仓公"诊籍"25 例病案看，已将独取寸口切脉方法广泛地用于临床。因此张氏认为秦越人作《难经》的可靠性。

综上所述，《难经》的成书讨从内容和成编两方面论之。就其内容而言，显然与《黄帝内经》一脉相承，多是针对《内经》而论，因此《难经》学术的形成较《黄帝内经》学术内容形成晚，或者说《难经》在成编时撷取了与《黄帝内经》成编时所汇聚的相同的古医著，所以有关论脉的内容出于《扁鹊脉书》之说可信。就其书名的出现，也即其成编,恐在西汉末期刘歆所撰《七略》之后,在张仲景撰《伤寒杂病论》之前。因为东汉班固所修的《汉书·艺文志》中引用《七略》的内容时未提到《难经》,而仲景的自序中首次提到该书名称,而且,《伤寒论》、《金匮要略》中所涉及脉学的内容,均与《难经》所论脉学的内容一致。

2. 学术思想

《难经》有其独特的学术观点,自成体系,贯穿于本书的始终,体现于生理、病理、诊断、治疗诸方面。

整体生命观:整体观是中医学的基本学术思想和学术特点,对于《难经》的整体生命观,凌耀星(上海中医药杂志,1990,(5):37)和迟华基(《难经讲义》山东中医药大学,1996:10),将其归纳为命门—元(原)气—三焦轴心体现,命门元气是根本,三焦为别使的生理病理季,是《难经》独特的理论思想,这一学术思想贯穿于生理、病理、诊断和治疗各方面,反映了《难经》对生命的基本观点。

(1)元气是生命的根本

元气以人身的天真本原之气,能推动人身的生长发育,激发各脏腑组织器官的活动。其来源于先天,系于命门,藏于两肾之间脐下,故又称"肾间动气",是生命的动力所在,故《六十六难》说:"脐下肾间动气者,人之生命也"元气也是维持人体脏腑经络活动的动力,有抗御外邪的功能,故《八难》说:"所谓生气之原者,谓十二经脉的根本也,谓肾间动气也,此五脏六腑之本,十二经脉之根,呼吸之门,三焦之原,一名守邪之神。"元气也是脉之根本,故《十四难》说:"脉有根本,人有元气。"

(2)命门为元气之所系

《三十六难》说:"命门者,诸精神之所舍,元气之所系也。"就指出命门具有舍精、藏神、系元气的作用,精、气、神三者均与命门相关。

(3)三焦为元气之别使

元气根源于肾中所藏的先天之精,又不断地依赖后天水谷精气的补充和营养,并经三焦而布达全身,可见,元气从产生、补充、运行并发挥作用的全过程均不离乎三焦,皆在三焦的气化作用下完成,所以《三十一难》说:"三焦者,水谷之道路,气之所终始也。",《三十八难》说:三焦"元气之别焉,主持诸气。"《六十六难》又说:"三焦者,元气之别使也,主通行三气,经历于五脏六腑。"

(4)元气之所止,为十二经之原穴

十二原经穴是元气在沿经脉运行过程中留驻之处,元气系于命门与肾,经三焦而行于脏腑经络,布达于周身。其中原穴是元气运行过程中所留驻处,故《六十六难》

说:"五脏脑者,三焦之所行,气之所留止也……故所止辄为原。五脏六腑之有病者,皆取其原也。"

(5)元气盛衰,可反映于尺脉

《难经》认为,元气的盛衰变化可反映于两手尺脉,正如《十四难》说:"人之有尺,譬如树之有根,枝叶虽枯槁,根本将自生。脉之有根本,人有元气,故知不死。"故后世乃至今日,仍将两手尺脉作为判断脉之有根无根的关键,

正如凌氏总结所云:"《难经》中以肾(命门)——元气(元气)——三焦为轴心的生命观,贯穿于各方面,自成系统,这一理论开命门学说的先河,对历代医家产生了极为深远的影响"。

3.独取寸口,脉症相参的辩证观

(1)独取寸口切脉法

独取寸口的切脉方法,虽然是《内经》首先提出的,但实为《难经》首创。其一,《难经》从十二经脉的动脉中筛选出手太阴肺经的动脉—寸口为切脉部位,确定寸口切脉的理由是因为寸口脉为脉之大要会,是"五脏六腑之所终始"。其二,首创了寸口的寸、关、尺三部定位、定位名称、定位方法及寸、关、尺三部脉位之长短(《二难》);其三,创三部各有浮、中、沉三种指力及候诊方法(《五难》);其四,提出"脉有三部,都有四经"(《十八难》),首次确定了十二经及人体不同部位疾病在寸口三部的候诊定位(《十八难》)。由于寸口脉反应灵敏,简便易行,所以得到了广泛和普遍运用。

(2)脉症合参

《难经》在突出切脉诊法的基础上,从整体观出发,强调要诸诊合参,如在《十三难》中说:"色与脉当相参应","五脏各有声、色、臭、味,当与寸口尺内相应",又说:"脉不应病,病不应脉,是为死病也"(《十八难》)。在强调切脉重要性的基础上,要求医生在临床上还必须结合其他一些内证、外证,在辩证时,或从脉、或从证,综合考察疾病,这就为局世提出脉症相参、脉症从舍提供了依据。这些思想,集中体现于13、16、17、18 五行生克制化观,如《十九难》就运用五行相生理论,解释了男女两性不同的胎生学。《四十难》可以说明鼻的嗅觉功能的发生与心、肺的关系;听觉与肺肾关系。

运用五行学说指导诊断:在《十八难》中就运用五行学说理论,阐明寸口三部脉的脏腑定位及候诊原理,并明确地说:"此皆五行子母更相生养者也。"在《二十四难》中运用五行相胜理论,述经气绝、甚至死亡时日的判断。

说明病理:在病理上,《难经》运用五行生克理论,阐明疾病的发生和规律,认为五脏疾病的发生,可以是本脏本经直接受邪而发病,也可以是他经他脏病邪转变而生成,

既有按五行相克规律而传,如《五十三难》所论者是;也有按五行相生之序而成,如《十难》所述者是。

指导疾病的治疗:《七十五难》运用五行相生理论,阐述了肝实肺虚的病症发生及其治疗。秦越人不直接用泻肝补肺,而是根据"子能令母实,母能令子虚"的原理,取泻火补水之法,达到泻肝实、补肺虚之目的。在《六十九难》、《七十七难》、《七十九难》中就运用五行相生相克理论提出了种种补泻法则。

4. 人与自然相应观

人与自然相应的思想,是中医学的基本观点。早在《内经》中便有"人与天地相参,与日月相应也"(《灵枢·岁露论》)。"人以天地之气生,四时之法成"的整体思想,在《难经》全书得以体现和贯彻。

在生理上,《难经》认为脉与季节相应,天时有春夏秋冬季节气候的不同,人之脉象也会有各季节之旺脉,如《十五难》就论述了四时旺脉,《七难》论述了六气旺脉等。

在病理方面,人的疾病与季节密切相关,五脏应五时,在五脏的各自所旺之时,其脏气旺盛而不受邪,故不发病;在其相胜的时日,由于相关内脏受到制的抗病能力下降,故易为邪气所犯而生病。这一观点,主要反映于《五十六难》《七十五难》中。

在诊断方面,《难经》记述了四时五脏的平脉、病脉和死脉,体现了人与四时的密切关系,如《十五难》的内容就集中凸现了这一思想。

在治疗上,《难经》提出施针应考虑到经气的盛衰与时令季节的关系,所以进针的浅深应据时令气候而定(《七十难》),还应根据节气变化选择五输穴中的不同腧穴刺治,才能收到相应的针刺效果(《六十难》《七十四难》)。

5. 整体防治观

《难经》的治疗学内容,是以五行学说为理论依据的。特别是在针刺治疗上。内容丰富,方法详备。凌氏和迟氏对此作了全面的总结。这一学术思想主要体现在以下几方面:

(1)经脉与脸穴的五行属性及生克关系

《难经》对十二经脉、十二脏腑,各经脉的五输穴等进行五行属性的规定,这一规定是确立治疗方法及刺治选穴的依据(详见《十八难》《六十四难》)。

(2)用五行理论阐释疾病的发生和传变规律

人是一个有机的整体,疾病的发生,有本经本脏自病,也有他脏他经传变而生。在传变过程中,有按五行相生规律而生者,也有按相克规律而传,正因为疾病的发生和传变与五行生克规律有关,因此就可据五行理论指导治疗(详见《十难》、《五十三

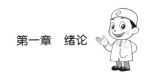

难》)。

（3）用五行理论确定治则治法

就治疗方法而言,《难经》所确定的治疗方法有：

① 补母生子法,如 69 难、19 难所论。

② 泻南补北法,如 25 难内容即是。

③ 肝病实脾(即扶土抑木)法,如 77 难者是。

《难经》中虽然所列治法不多,但却体现了《难经》的整体治疗思想。

6. 扁鹊

扁鹊,是战国时渤海郡郑地的人,原名秦越人。"扁鹊"一词原本为古代传说中能为人解除病痛的一种鸟,秦越人医术高超,百姓敬他为神医,便说他是"扁鹊",渐渐地,就把这个名字用在秦越人的身上了。

扁鹊云游各国,为君侯看病,也为百姓除疾,名扬天下。他的技术十分全面,无所不通。在邯郸听说当地尊重妇女,便做了带下医(妇科医生)。在洛阳,因为那里很尊重老人,他就做了专治老年病的医生。秦国人最爱儿童,他又在那里做了儿科大夫,不论在哪里,都是声名大振。

一天,晋国的大夫赵简子病了。五日五夜不省人事,大家十分害怕,扁鹊看了以后说,他血脉正常,没什么可怕的,不超过三天一定会醒。后来过了两天半,他果然苏醒了。

有一次,扁鹊路过虢国,见到那里的百姓都在进行祈福消灾的仪式,就问是谁病了,宫中术士说,太子死了已有半日了。扁鹊问明了详细情况,认为太子患的只是一种突然昏倒不省人事的"尸厥"症,鼻息微弱,像死去一样,便亲去察看诊治。他让弟子磨研针石,刺百会穴,又做了药力能入体五分的熨药,用八减方的药混合使用之后,太子竟然坐了起来,和常人无异。继续调补阴阳,两天以后,太子完全恢复了健康。从此,天下人传言扁鹊能"起死回生",但扁鹊却否认说,他并不能救活死人,只不过能把应当活的人的病治愈罢了。

还有一次,扁鹊来到了蔡国,蔡桓公知道他声望很大,便宴请扁鹊,他见到蔡桓公以后说："君王有病,就在肌肤之间,不治会加重的。"蔡桓公不相信,还很不高兴。5 天后,扁鹊再去见他,说道："大王的病已到了血脉,不治会加深的。"蔡桓公仍不信,而且更加不悦了。又过了 5 天,扁鹊又见到蔡桓公时说,"病已到肠胃,不治会更重",蔡桓公十分生气,他并不喜欢别人说他有病。5 天又过去了,这次,扁鹊一见到蔡桓公,就赶快避开了,蔡桓公十分纳闷,就派人去问,扁鹊说："病在肌肤之间时,可用熨药治愈;在血脉,可用针刺、砭石的方法达到治疗效果;在肠胃里时,借助酒的力量也能达到;可病到了骨髓,就无法治疗了,现在大王的病已在骨髓,我无能为力了。"果然,5 天后,蔡桓侯身患重病,忙派人去找扁鹊,而他已经走了。不久,蔡桓公就这样死了。

可见,扁鹊的望诊技术出神入化,真是"望而知之谓之神"的神医了。在中医的诊断方法里,望诊在四诊当中居于首位,十分重要,也十分深奥,要达到一望即知的神奇能力更是非同寻常。这三个例子都是非常有名的医学故事,"起死回生"、"讳疾忌医"的成语也出于此。相传扁鹊名声过大,因为受到秦国太医李醯嫉妒而被其害死了。

中医学的一部经典之作《难经》相传为秦越人所作,但从内容上看应该是《黄帝内经》成书以后问世的作品,成书于汉代。其内容深奥,是中医学不可多得的理论著作之一。因此,古人将该书托名秦越人所著,也表示扁鹊在人们心目中占有很高的地位,借其名以示书的重要性,也表达了人们对他的尊敬与怀念。

《难经》不但在理论方面丰富了祖国医药学的内容,而且在临床方面颇多论述。除针灸之外,还提出了"伤寒有五"的理论,对后世伤寒学说与温病学说的发展产生了一定的影响。《难经》对诊断学、针灸学的论述也一直被医家所遵循。对历代医学家理论思维和医理研究有着广泛而深远的影响。

(三)伤寒杂病论

《伤寒杂病论》是中国传统医学著作之一,作者是张仲景,至今是中国中医院校开设的主要基础课程之一。2003 年非典期间,该书和张仲景便再次成为人们关注的焦点。伤寒杂病论系统地分析了伤寒的原因、症状、发展阶段和处理方法,创造性地确立了对伤寒病的"六经分类"的辩证施治原则,奠定了理、法、方、药的理论基础。

1. 成书过程

公元 3 世纪初,张仲景博览群书,广采众方,凝聚毕生心血,写就《伤寒杂病论》一书。中医所说的伤寒实际上是一切外感病的总称,它包括瘟疫这种传染病。该书成书约在公元 200—210 年左右。在纸张尚未大量使用,印刷术还没有发明的年代,这本书很可能写在竹简上。

公元 3 世纪初,张仲景博览群书,广采众方,凝聚毕生心血,写就《伤寒杂病论》一书。中医所说的伤寒实际上是一切外感病的总称,它包括瘟疫这种传染病。该书成书约在公元 200—210 年左右。在纸张尚未大量使用,印刷术还没有发明的年代,这本书很可能写在竹简上。

219 年,张仲景去世。失去了作者的庇护,《伤寒杂病论》开始了它在人世间的旅行。在那个年代,书籍的传播只能靠一份份手抄,流传开来十分艰难。

时光到了晋朝,《伤寒杂病论》命运中的第一个关键人物出现了。这位名叫王叔和的太医令在偶然的机会中见到了这本书。书已是断简残章,王叔和读着这本断断续续的奇书,兴奋难耐。利用太医令的身份,他全力搜集《伤寒杂病论》的各种抄本,并最终找全了关于伤寒的部分,并加以整理,命名为《伤寒论》。《伤寒论》著论 22 篇,记述了 397 条治法,载方 113 首,总计 5 万余字,但《伤寒杂病论》中杂病部分没了踪迹。王叔和的功劳,用清代名医徐大椿的话说,就是"苟无叔和,焉有此书"。

王叔和与张仲景的渊源颇深,不但为他整理了医书,还为我们留下了最早的关于张仲景的文字记载。王叔和在《脉经》序里说:"夫医药为用,性命所系。和鹊之妙,犹或加思;仲景明审,亦候形证,一毫有疑,则考校以求验。"

之后,该书逐渐在民间流传,并受到医家推崇。南北朝名医陶弘景曾说:"惟张仲景一部,最为众方之祖。"可以想象,这部奠基性、高峰性的著作让人认识了他的著作者,并把著作者推向医圣的崇高地位。

张仲景去世 800 年后的宋代,是《伤寒杂病论》焕发青春的一个朝代。宋仁宗时,一个名叫王洙的翰林学士在翰林院的书库里发现了一本"蠹简",被虫蛀了的竹简,书名《金匮玉函要略方论》。这本书一部分内容与《伤寒论》相似,另一部分,是论述杂病的。后来,名医林亿、孙奇等人奉朝廷之命校订《伤寒论》时,将之与《金匮玉函要略方论》对照,知为仲景所著,乃更名为《金匮要略》刊行于世,《金匮要略》共计 25 篇,载方262 首。至此,《伤寒杂病论》命运中的几个关键人物全部出场了。

《伤寒论》和《金匮要略》在宋代都得到了校订和发行,我们今天看到的就是宋代校订本。除重复的药方外,两本书共载药方 269 个,使用药物 214 味,基本概括了临床各科的常用方剂。

2. 历史影响

《伤寒杂病论》是集秦汉以来医药理论之大成,并广泛应用于医疗实践的专书,是我国医学史上影响最大的古典医著之一,也是我国第一部临床治疗学方面的巨著。

《伤寒杂病论》的贡献,首先在于发展并确立了中医辩证论治的基本法则。张仲景把疾病发生、发展过程中所出现的各种症状,根据病邪入侵经络、脏腑的深浅程度,患者体质的强弱,正气的盛衰,以及病势的进退缓急和有无宿疾(其他旧病)等情况,加以综合分析,寻找发病的规律,以便确定不同情况下的治疗原则。他创造性地把外感热性病的所有症状,归纳为六个症候群(即六个层次)和八个辩证纲领,以六经(太阳、少阳、阳明、太阴、少阴、厥阴)来分析归纳疾病在发展过程中的、演变和转归,以八纲(阴阳、表里、寒热、虚实)来辨别疾病的属性、病位、邪正消长和病态表现。由于确立了分析病情、认识症候及临床治疗的法度,因此辩证论治不仅为诊疗一切外感热病提出了纲领性的法则,同时也给中医临床各科找出了诊疗的规律,成为指导后世医家临床实践的基本准绳。

《伤寒杂病论》的体例是以六经统病证,周详而实用。除介绍各经病症的典型特点外,还叙及一些非典型的症情。例如发热、恶寒、头项强痛,脉浮,属表证,为太阳病。但同是太阳病,又分有汗无汗,脉缓脉急之别。其中有汗、脉浮缓者属太阳病中风的桂枝汤证;无汗、脉浮紧者,属太阳病伤寒的麻黄汤证;无汗、脉紧而增烦操者,又属大青龙汤证。这样精细的辩证及选方用药法则,使医家可执简驭繁,应付各类复杂的症候都能稳操胜券。除了辩证论治的原性之外,张仲景还提出了辩证的灵活性,以应付一些较为特殊的情况。如"舍脉从证"和舍证从脉"的诊断方法。即辩证必须有望、闻、问、切四诊合参的前提,如果出现脉、证不符的情况,就应该根据病情实际,认真分析,摒除假象或次要矛盾,以抓住证情本质,或舍脉从证,或舍证从脉。阳证见阴脉、表证见沉脉。和证实脉虚,其实质都是证有余而脉不足,即当舍证从脉而救里;而阴证见阳脉,提示病邪有向表趋势,里证见浮脉,多提示表证未尽解;证虚脉实,则宜舍脉从证。脉、证取舍的要点是从"虚"字着眼,即实脉虚从脉,证虚脉实从证。这无疑为医者理清临床上乱麻一般的复杂症情,提供了可供遵循的纲要性条例。

对于治则和方药,《伤寒杂病论》的贡献也十分突出。书中提出的治则以整体观念为指导,调整阴阳,扶正祛邪,还有汗、吐、下、和、温、清、消、补诸法。并在此基础上创立了一系列卓有成效的方剂。据统计,《伤寒论》载方113个,《金匮要略》载方262个,除去重复,两书实收方剂269个。这些方剂均有严密而精妙的配伍,例如桂枝与芍药配伍,若用量相同(各三两),即为桂枝汤;若加桂枝三两,则可治奔豚气上冲,若倍芍药,即成治疗腹中急痛的小建中汤。若桂枝汤加附子、葛根、人参、大黄、茯苓等则可衍化出几十个方剂。其变化之妙,疗效之佳,令人叹服。尤其是该书对于后世方剂学的发展,诸如药物配伍及加减变化的原则等都有着深远影响,而且一直为后世医家所遵循。其中许多著名方剂在现代人民卫生保健中仍然发挥着巨大作用,例如:治疗乙型脑炎的白虎汤,治疗肺炎的麻黄杏仁石膏甘草汤,治疗急、慢性阑尾炎的大黄牡丹皮汤,治疗胆道蛔虫的乌梅丸,治疗痢疾的白头翁汤,治疗急性黄疸型肝炎的茵陈蒿汤,治疗心律不齐的炙甘草汤,治疗冠心病心绞痛的括蒌薤白白酒汤等,都是临床中常用的良方。另在剂型上此书也勇于创新,其种类之多,已大大超过了汉代以前的各种方书。计有汤剂、丸剂、散剂、膏剂、酒剂、洗剂、浴剂、熏剂、滴耳剂、灌鼻剂、吹鼻剂、灌肠剂、阴道栓剂、肛门栓剂等。此外,对各种剂型的制法记载甚详,对汤剂的煎法、服法也交代颇细。所以后世称张仲景的《伤寒杂病论》为"方书之祖",称该书所列方剂为"经方"。

《伤寒杂病论》对针刺、灸烙、温熨、药摩、吹耳等治疗方法也有许多阐述。另对许多急救方法也有收集,如对自缢、食物中毒等的救治就颇有特色。其中对自缢的解救,很近似现代的人工呼吸法。这些都是祖国医学中的宝贵资料。

《伤寒杂病论》奠定了张仲景在中医史上的重要地位,并且随着时间的推移,这部专著的科学价值越来越显露出来,成为后世从医者人人必读的重要医籍……张仲景也因对医学的杰出贡献被后人称为"医圣"。清代医家张志聪说过:"不明四书者不可以为儒,不明本论(《伤寒论》)者不可以为医。"后该书流传海外,亦颇受国外医学界推崇,成为研读的重要典籍。据不完全统计,由晋代至今,整理、注释、研究《伤寒杂病论》的中外学者记逾千家。邻国日本自康平年间(相当于我国宋朝)以来,研究《伤寒论》的学者也有近二百家。此外,朝鲜、越南、印尼、新加坡、蒙古等国的医学发展也都不同程度地受到其影响及推动。目前,《伤寒论》和《金匮要略》仍是我国中医院校开设的主要基础课程之一。

据史书记载,张仲景的著述除《伤寒杂病论》外,还有《辨伤寒》十卷,《评病药方》一卷,《疗妇人方》二卷,《五藏论》一卷,《口齿论》一卷,可惜都早已散失不存。然而仅此一部《伤寒杂病论》的杰出贡献,也足以使张仲景成为海内外景仰的世界医学伟人。梁兴扬道长参考《伤寒杂病论》《辨伤寒》。

(四)神农本草经

《神农本草经》又称《本草经》或《本经》,中医四大经典著作之一,作为现存最早的中药学著作约起源于神农氏,代代口耳相传,于东汉时期集结整理成书,成书非一时,作者亦非一人,秦汉时期众多医学家搜集、总结、整理当时药物学经验成果的专著,是对中国中医药的第一次系统总结。其中规定的大部分中药学理论和配伍规则以及提出的"七情和合"原则在几千年的用药实践中发挥了巨大作用,是中医药药物学理论发展的源头。在李时珍出版《本草纲目》之前,该书一直是被看作是最权威的医书。

1. 内容简介

神农本草经全书分三卷,载药 365 种,以三品分类法,分上、中、下三品,文字简练古朴,成为中药理论精髓。

神农,古传说中"三皇"之一,传称神农尝百草始有医药,书名冠以神农为尊古之风的假托。现行本为清孙星衍、孙冯翼辑。孙星衍(1753—1818 年),字伯渊,又字渊如,清代江苏阳湖(今武进)县人。乾隆五十二年(1787)第进士,历官翰林院编修、刑部主事等,一生博览群书,贯通经史、训诂、诸子、医药,除辑本书外,尚有《素女方》《秘授清宁丸方》《服盐药法》等著,于古代医籍整理多有贡献。

书凡 3 卷,载药 365 种,其中植物药 252 种,动物药 67 种,矿物药 46 种。根据药物的效能和使用目的不同,分为上、中、下三品,立为 3 卷分别论述。卷 1 为"上经",论"上药 120 种,为君,主养命以应天,无毒,多服、久服不伤人。欲轻身益气、不老延年者,本上经"。卷 2 为"中经",论"中药 120 种,为臣,主养性以应人,无毒、有毒,斟酌其宜。欲遏病补羸者,本中经"。卷 3 为"下经",论"下药 125 种,为佐使,主治病以应地,多毒,不可久服。欲除寒热邪气、破积聚、愈疾者,本下经"。

本书系统地总结了我国秦汉以前的药学知识和用药经验,为中药学和方剂学的发展奠定了基础,至今仍是研究中药和方剂的最重要的经典文献之一。首先,在药学方面,所论 365 种药物的疗效真实可靠,至今仍是临床常用药;创立了药有"四气"、"五味"的理论,和药分上、中、下"三品"的分类方法,并反映了部分化学知识。其次,在方剂学方法,指出药可单用亦可组方配用,创立了药物之间"七情合和"理论和组方配伍的"君臣佐使"原则,总结了丸、散、汤、酒、膏等基本剂型。再次,在用药方面,提出了辩证用药的思想,所论药物适应病症达 170 多种,对用药剂量,时间等都有具体规定。

《神农本草经》系统地总结了古代医家等各方面的用药经验,对已经掌握的药物知识进行了一次全面而系统的整理。全书共计收录了 365 种药物,正好与一年 365 日相合,这倒并非巧合,而是作者有意为之的结果。事实上,当时掌握的药物数量已经远超此数,但由于受到术数思想的影响,所以从中选取了 365 种药物,"法三百六十五度,一度应一日,以成一岁"。

《神农本草经》不止进行了药物的搜集工作,还有意识地对所收药物进行了分门别类工作,将 365 种药物按照上、中、下分为三类,这被称为"三品分类法"。分类的依据主要是药物的性能功效。

《本经·序录》中即言:"上药一百二十种为君,主养命以应天,无毒,久服不伤人,"如人参、甘草、地黄、大枣等;"中药一百二十种为臣,主养性以应人,无毒有毒,斟酌其宜。"需判别药性来使用,如百合、当归、龙眼、黄连、麻黄、白芷、黄芩等;"下药一百二十五种为佐使,主治病以应地,多毒,不可久服。"如大黄、乌头、甘遂、巴豆等。

《神农本草经》中也蕴含着丰富而深刻的药物理论,由此奠定了药物学的理论构架。此部分内容主要见于序录部分,相当于全书总论,虽然文字并不长,只有十三条,但已经涵盖了药物学的各个方面。

以药物配伍为例,《神农本草经》中提出了君臣佐使的组方原则。所谓君臣佐使,本为社会中的不同阶层成员,有不同的职能与等级,药物学将其借用来说明药物在配伍中的不同角色,如上品药为君药,中品药为臣药,而下品药为佐使药。在组方时,应该充分考虑药物的特性,方中既要有君药、臣药,还要有起协助作用的佐使之药。其比例可按照一君、二臣、三佐、五使或一君、三臣、九佐使的原则来处理。

在药物配伍中,两味或两味以上的药物用在一个方剂中,相互之间会产生不同的反应:有的药物共同使用能发挥更大的功效,有的两药相遇一方会减小另一方的药性;有的药可以制约另一种药物的毒性;有的两种药品本身均无毒,但如果两药相遇则会产生很大的毒性,不能同用等。《神农本草经》中共总结了七种关系,包括单行、相须、相使、相畏、相恶、相反、相杀等,认为对此"七情"要"合和视之",这便是"七情合和"的配伍原则。

《神农本草经》中对于所收录的各种药物的功效和主治疾病都进行了简要的记载与描述,这无疑是早期临床药学宝贵经验的总结。长期临床实践和现代研究都证明《神农本草经》中对于所载药物的功效认识大部分是正确的,其中许多药物至今仍然在临床广泛应用,比如人参补益、黄连止痢、麻黄定喘、常山截疟、大黄泻下等。而且各种药物主治疾病的种类也非常广泛,约有170余种,包括了内、外、妇、儿、五官等科疾病。此外,《神农本草经》中对于药物的性味、产地与采制、炮制方法,乃至用药原则和服药方法等都有涉及,极大地丰富了药物学的知识体系。

《神农本草经》全书分三卷,载药365种,以三品分类法,分上、中、下三品,文字简练古朴,成为中药理论精髓。其集结成书年代自古就有不同考论,或谓成于秦汉时期,或谓成于战国时期。原书早佚,现行本为后世从历代本草书中集辑的。

该书最早著录于《隋书·经籍志》,载"神农本草,四卷,雷公集注";《旧唐书·经籍志》《唐书·艺文志》均录:"神农本草,三卷";宋《通志·艺文略》:录"神农本草,八卷,陶隐居集注。";明《国史·经籍志》录:"神农本草经,三卷";《清史稿·艺文志》录:"神农本草,三卷"。历代有多种传本和注本,现存最早的辑本为明卢复辑《神农本经》(1616年),流传较广的是清孙星衍、孙冯翼辑《神农本草经》(1799年),以及清顾观光辑《神农本草经》(1844年)、日本森立之辑《神农本草经》(1854年)。

书中药味365种,当中植物药252种,动物药67种,矿物药46种。根据药物的性能和使用目的的不同分为上、中、下三品。称为"三品分类法",以应"天地人"三才。上品一百二十种,无毒。大多属于滋补强壮之品,如人参、甘草、地黄、大枣等,可以久服。中品一百二十种,无毒或有毒,其中有的能补虚扶弱,如百合、当归、龙眼、鹿茸等;有的能祛邪抗病,如黄连、麻黄、白芷、黄芩等。下品一百二十五种,有毒者多,能祛邪破积,如大黄、乌头、甘遂、巴豆等,不可久服。这是我国药物学最早分类法,为历代沿用。当中药物经过长期临床实践和现代科学研究,证明所载药物药效绝大部分是正确的。

2. 学术价值

《神农本草经》的历史地位不可低估,它将东汉以前零散的药学知识进行了系统总结,其中包含了许多具有科学价值的内容,被历代医家所珍视。而且其作为药物学著作的编撰体例也被长期沿用,作为中国第一部药物学专著,影响是极为深远的。《本经》首次提出了"君臣佐使"的方剂理论,一直被后世方剂学所沿用,有序例(或序录)自成一卷,是全书的总论,归纳了 13 条药学理论。

《本经》的问世,对中国药学的发展影响很大。历史上具有代表性的几部《本草》,如《本草经集注》《新修本草》《证类本草》《本草纲目》等,都渊源于《本经》而发展起来的。药物之间的相互关系也是药学一大关键,《本经》提出的"七情和合"原则在几千年的用药实践中发挥了巨大作用。

药物之间,有的共同使用就能相互辅佐,发挥更大的功效,有的甚至比各自单独使用的效果强上数倍;有的两药相遇则一方会减小另一方的药性,使其难以发挥作用;有的药可以减去另一种药物的毒性,常在炮制毒性药时或者在方中制约一种药的毒性时使用;有的两种药品本身均无毒,但两药相遇则会产生很大的毒性,损害身体等等。这些都是业医者或从事药物学研究的人员必备的基本专业知识,十分重要,甚至操纵着生死之关隘,不可轻忽一分半毫。

很长一段历史时期内,《本经》都是医生和药师学习中药学的教科书,或者是作为必读书,被放在了非常重要的位置上。书中对于药物性质的定位和对其功能主治的描述十分准确,其中规定的大部分药物学理论和配伍规则,到今天,也仍是中医药学的重要理论支柱。对于现代的中医临床,《本经》的论述仍旧具有十分稳固的权威性,同时,它也成了医学工作者案头必备的工具书之一。

(1)规定了药物的剂型

《本经·序录》认为:"药性有宜丸者,宜散者,宜水煮者,宜酒渍者,宜膏煎者,亦有一物兼主者,亦有不可入汤、酒者,并随药性,不得违越。"此处一方面体现了在 2000 年前中药剂型已有的成就,另一方面也体现了药物剂型工艺以及对哪些药宜用哪种剂型的研究经验,如消石"炼之如膏",术"作煎饵",芜蔚子"可作浴汤"(外用洗剂),葡萄"可作酒",白芷"可作面脂",牛角、牛胆"可入丸药",猬皮"酒煮杀之",露蜂房"火熬之良",当归治"金创煮饮之",雷丸"作膏摩,除小儿百病",蛇蜕"火熬之良",贝子

"烧用之良"等等。此处既讲了药物炮制加工方法,同时也说明了不同药物在具体应用时要采用不同的剂型,才能更有效地发挥其治疗效果。对现今中医业医者只采用汤药成药的现象具有很大的批判性的价值。

（2）对药物治病取效的客观评价

《神农本草经·序录》认为"凡欲治病,先察其源,先候病机,五脏未虚,六府未竭,血脉未乱,精神未散,服药必治。若病已成,可得半愈。病势已过,命将难全。"此处首先告诫人们,有病必须早治;其次强调了疾病的痊愈与否,不能完全依赖药物的作用,主要是机体的防御机能和在药物干预下机体驱邪愈病的内在能力。

（3）强调辩证施药

《神农本草经·序录》提出"疗寒以热药,疗热以寒药,饮食不消,以吐下药,鬼疰蛊毒以毒药,痈肿疮疡以疮药,风湿以风湿药,各随其所宜。"此语不但突出了辩证施治用药的主旨,还提示在辩证施治用药的前提下,务必要辨别疾病的性质（寒、热）用药,辨别病因而审因论治（如"饮食不消""风湿"）,辨别病情轻重并根据病情轻重而施以用药（如"鬼疰蛊毒"均为重危病证）,还要辨别躯体病（如"痈肿疮疡""风湿症"）与内脏病（如"鬼疰蛊毒"）的差异而用药。前者用"疮药""风湿药",后者用"毒药"。若通览书中 365 味药物的功效和主治,还可以发现,书中根据内科疾病、妇科疾病、外科疾病、五官科疾病、皮肤病等等不同病种而施以不同药物予以治疗,这些内容都充分体现了辩证施治的用药思想。

（4）重视服药时间与疗效的关系

《神农本草经·序录》认为:"病在胸膈以上者,先食后服药;病在腹以下者,先服药而后食;病在四肢血脉者,宜空腹而在旦;病在骨髓者,宜饱满而在夜。"这说明本书作者在认真总结前人用药经验的基础上,认识到服药时间与药物疗效之间的密切关系。

（5）践行"药有阴阳"理论的价值

《内经》首先提出了"药有阴阳"理论,《本经》对这一理论予以践行。所谓"药有阴阳",其含义甚广。若仅从植物药与矿物药分阴阳,矿物药质地沉重而主降,属性为阴,植物药质地轻清而属阳。若就植物药而言,凡药用其花、其叶、其枝者多属阳,若用其根、其干者多为阴。如若对药物深层的内涵以阴阳分,则"阳为气,阴为味……阴味出下窍,阳气出上窍。味厚者为阴,薄为阴之阳。气厚者为阳,薄为阳之阴。味厚则泄,薄则通。气薄则发泄,厚则发热。""气味辛甘发散为阳,酸苦涌泄为阴",具体内容可详见于《素问·阴阳应象大论》。

（6）药有酸、咸、甘、苦、辛五味

《本经·序例》所谓"药有酸、咸、甘、苦、辛五味"，其本义是指人们可以品尝到的药物真实滋味以及其对人体气血阴阳的作用。药物真实滋味不止五种，由于受事物五行属性归类理论的影响，于是自古至今，将药物之滋味统统纳之于五味之中，并将涩味附之于酸，淡味附之于甘，以合药物五味的五行属性归类。

（7）药物"有寒热温凉四气"

《本经》所言药物有"寒、热、温、凉四气"。四气，即四性，是药物或食物的寒热温凉四种性质，与人们味觉可感知的五味相对而言，四气属阳，五味属阴，也就是《素问·阴阳应象大论》"阳为气，阴为味"之意。事物之阴阳属性是可分的，"阳中有阴，阴中有阳"，故药物寒热温凉之性还可再分阴阳。温性、热性为阳，凉性、寒性属阴。热甚于温，寒甚于凉，其中只是程度的差异。温热药有微温、温、热、大热的不同量级；寒凉药有凉、微寒、寒、大寒的不同量级，如果在性质上没有寒热温凉明显的性质差异，于是就用"平"标定其性质。

（8）认为药"有毒无毒，斟酌其宜"

《本经·序录》中"有毒无毒，斟酌其宜"指的是在临证用药时，务必要熟悉哪些药物有毒，哪些药物无毒。有毒之药，其毒性之大小及程度如何等等，然后再根据临证实际情况，斟酌用药。

（9）认为药有"七情和合"

《本经·序录》认为：药"有单行者，有相须者，有相使者，有相畏者，有相恶者，有相反者，有相杀者。凡此七情，合和视之。"这就是药物配伍理论中"七情和合"的源头，指药物配伍中的特殊关系。

3. 药物成就

《神农本草经》，简称《本经》，是我国现存第一部本草专著，其书名最早见于梁代阮孝绪的《七录》，之后《隋书经籍志》也称"梁有《神农本草经》五卷"。从该书的具体内容看，它和《黄帝内经》一样，并非出于一时一人之手笔，大抵是秦汉以来许多医药学家不断搜集各种药学资料，而于东汉时最终整理加工成书的。

炎帝神农以姜水成，生而异德，故以姜为姓。始作来招，教民耕种，号神农，自西祖东。作储鞭、钩车制，从六阴阳，与太乙巡五岳四读，土地所生草石，骨肉心灰、皮、毛羽，万千类，皆鞭问之，得其所能治主，当其五味，一日七十毒。遂有神农本草三卷。这就是古代文献记载《神农本草经》的来历注脚。其实史学家认为：药性始于神农，上古之时，刀圭火齐，书契未作，文字未传，并非开天明道之始祖"述而不作"，而是后人"信而好古",著书立说必高远其所从来。"故为道者,必托于神农黄帝而后能入学。"《神农本草经》约成书于公元200年,历经战国、秦、汉时人增益而成。总结了公元2世纪以前我国治疗用药的经验,但原书已佚亡,最早见于梁《一匕录》,辗转保存于历代本草著作中。晋唐时期,医家奉之为"用药之圭臬川,证之津梁。"翕然宗之。笔者根据清·孙星衍辑的《神农本草经》,就本书的药学成就作一探析,不妥之处,就正于同道。

(1)三品定位,肇具药物分类之端倪

科学理论的确立,无不是通过反复的生活、生产和科学实践,再从反复认识中得出正确的理性结论。刘恕《通鉴外记》云:"民有疾病,未知药石,炎帝始尝草木之滋味,水泉之甘苦,尝一日而遇七十毒,神而化之……以疗民疾。"在漫长的历史长河中,先民们为生存而采食和狩猎,接触并逐渐了解了这些植物和动物、矿石及其对人体的影响,在辨识和使用过程中,有意识地尝试、观察,逐步积累了零星、分散、肤浅的药物知识,并为此付出过沉重的代价。直至战国时期,各诸侯国的变法风起云涌,社会改革促进了社会生产力的提高。秦、汉王朝的先后建立,使封建制度进一步巩固,社会经济也得到了新的发展。科学技术和文化在这样深厚的社会土壤上得以蓬勃发展,医药学也出现了历史上第一个发展高潮。然而,大千世界,物竞天择,物各有性,性各有用,其可供药者,俯拾皆是。举凡土石草木,鸟兽虫鱼,宏微巨细,无所不包,千姿百态,琳琅满目。该书已初见前人总结的用药经验,构建药物分类体系。《神农本草经》序录云:"上药一百二十种为君,主养命以应天,无毒,多服久服不伤人。欲轻身益气,不老延年者本上经。中药一百二十种为臣,主养性以应人,无毒有毒,斟酌其宜。欲遏病补虚羸者本中经。下药一百二十五种为佐使,主治病以应地,多毒,不可久服。欲除寒热邪气,破积聚疾者本下经。"书凡三卷,载药365种,法365度,一度一日,以成一岁。其中收集植物药252种,动物药67种,矿物药46种。采用有毒无毒,区岭物类的方法。以上品"主养命以应天"中品"主养性以应人",下品"主治病以应地"的三品定位为纲,依次介绍药物正名、性味、主治功用。逐一条陈,口随纲举,较好地解决了药物汇集的编写体例,井井有条地展示了中药的性能归类。这种上中下三品之分虽然比较原始,但已肇具药物分类之端倪。延续千年,积习成规,罕能厘正。后世许多综合性本草著作仍未逾三品之案臼。如梁代陶弘景《神农本草经集注》、唐代《新修本草》、宋代《证类本草》都是在它的基础上增补而成。药分性味,探究药性理论之渊羲。《神农本草经》以四气五味,君臣佐使,有毒无毒总括药物的性能,均建立台"格物穷理"的实践精神上,通过"仰观天之六气,俯察地之五行,论草木、金石、禽兽之行,而合于人之五脏、六腑、十二经脉"侧。受宇宙整体观和朴素的阴阳五行学说支配,提出了中药的基本性能,并指出"不得违越"四气五味定药性《神农本草经》序例云:"药有酸、咸、甘、苦、辛五味,又有寒热温凉四气"。书中标明药性寒热时,但不言气,独以味字冠之,而寒热、温凉四气之中,药物记载并无凉性之品,主要涉及寒、微寒、温、微温和平 5 种药性,其中记载温性的药有 95 种、热性药 1 种、寒性药 125 种、平性的药 123 种;五味中酸味的药有 15 种、苦味的药有 128 种、辛味的药 98 种、甘味的药 79 种、咸味的药 35 种。这些都是先民们长期的口感揣摩感知和按五行标味,将赤、黄、青、白、黑取象比类而定的,后世医家精其气味,识其阴阳,用药之要矢在此基础上不断完善。

君臣佐使明配伍在《神农本草经》中,借鉴封建帝王的官爵俸位以指导药物的配伍使用,提纲挈领,独具首创。书中上品药为君,有许多是久服可以健身延年的营养滋补药,如人参、大枣、甘草、构祀、山药等;中品药为臣药,有许多是可以提高抗病能力或抑制某些疾病的药物,如黄芪、百合、沙参、括蒌、五味子、黄连等。下品药为佐使药,是用来除寒热邪气,破积愈疾的药物,其性味较猛烈。如大戟、莞花、乌头、附子、狼毒等。并且概之以"主养命丫'主养性丫'主治病",以警示人们对药物配伍规律的界定,后世医学依此用来作为方剂的组方配伍规律。此外,书中还提出了"当用相须相使者良、勿用相恶、相反"的原则以指导药物配伍使用。有毒无毒归药类在《神农本草经》中,药物的有毒无毒作为归类的标准。书中认为:上品"无毒,多服久服不伤人";中品无毒有毒,用时"斟酌其宜";下品"多毒,不可久服"。其中中下品明示干漆、白头翁两味无毒,其余均属有毒之范畴,聚毒可供医事 243 味。书中强调指出"药物有大毒,不可入口鼻耳口者,即杀人。一曰钩吻,二曰鸦,三曰阴命,四曰内童,五曰鸡羽,六曰"并且详细记载了服药后中毒的解救方法:"一曰狼毒,古斯解之;二曰巴头,蕾汁解之:三曰黎,芦汤解之:四曰天雄、乌头,大豆解之;五曰斑蝥,戊盐解之。毒菜害小儿,乳汁解,先食饮二升。"这些用来减轻或消除其毒性的措施至今仍有借鉴之作用。

(2)药证对应,确立诊疗病名之雏形

《神农本草经》不仅"序药性之源本",而且也"论病名之形诊",该书除如实记载药物应用外,已开始注意对一些药物应用进行归纳,并提炼出功效以指导临床。如石苇"利小便、水道"、"大费推陈致新",莞蔚子"明口"、桑寄生"安胎"等。全书记载药物主治病证 170 多种,包括现在的内、外、妇、儿等各科疾病。其中痈疽、鼠疹、头痛、疹证、痹证、痉证、积聚、肠瓣、下痢、奔豚、黄疸、腰痛等沿用至今。《神农本草经》叙述药物的功用时,药证对应、主治互参,使人一口了然。其药证对应的形式有:

一味药对应多个病证如黄芪条:"主痈疽、久败疮,排脓止痛,大风癫疾,五痔鼠矮。"肉苁蓉条:"主五劳七伤、补中、除痉中寒热痛,并养五脏、强阴益精气、多子、妇人

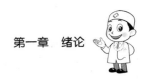

微瘤。"。

多味药对应一个病症《神农本草经》中:如麻黄、干姜、五味子、紫苑、款冬花等药物均载录主"咳逆上气";黄连与赤石脂载其均育罗主肠了辟。

这种看似简单的记载,闪烁着古代医学家"同病异治、异病同治"的朴素辩证观。书中记载的许多药物大多朴实有验、历用不衰,如麻黄治喘、黄连治痢、阿胶止血、人参补虚、乌头止痛、猪苓利水、半夏止咳、茵陈退黄、海藻疗瘦、常山截疟等仍为当今医家所推崇。

(3)品种与分类

《本经》所载药品,包括"根茎华实,草石骨肉"等动物、植物、矿物三大类。其中动物药 65 种,植物药 251 种,矿物药 41 种(此据日人森立之辑本统计之数,其他各本互有出入)。按所占比例来看,植物药居首位,约占 70,31%,从动植物分类看,包括高低等动植物。高等植物如人参、当归,低等植物如获苓、灵芝;而牡蛎、水蛭、自僵蚕等属于低等动物,鹿茸、犀角等为高等动物药材。矿物药包括金属(如代储石、磁石)和非金属盐(如朴硝、滑石)等。从其使用部位来看,植物药有根、茎、花、叶、果实、种子、全草的不同;动物药则有皮毛、骨角、肉、胆、卵、脂、分泌物之异。由此可见其品种来源极为丰富。

《本经》药物分为三类:上品主养命以应天,无毒,大多属滋补之品;中品主养性以应人,无毒或有毒,其中有补虚者,有祛邪者;下品主治病以应地,多毒,可除寒热邪气、破积聚愈疾。三品分类法以三品定位为纲,依次介绍药物正名、性味、主治功用。逐一条陈,目随纲举,较好地解决了药物汇集的编写体例,井井有条地展示了中药的性能归类。这种上中下三品之分虽然比较原始,但已初现药物分类之端倪。后世许多综合性本草著作,如梁代陶弘景《本草经集注》、唐代《新修本草》、宋代《证类本草》都是在它的基础上增补而成,尽管后来为其他方法所取代,然其首创之功是不容忽视的。

(4)产地与采制

有关药物产地,《本经存例》谓"土地所出,真伪陈新","并各有法",其分布很广,包括全国各地。除茵陈、冬葵子、白胶、贝母、竹叶、棠耳、鹿茸、大戟、五加、豚卵、腐婢等 11 种药物未列产地外,其余药物均标明产于平土、山谷、川谷、平谷、谷中、平泽、池泽、川泽 8 种不同的生态环境。并揭示产地不同,药材质量及疗效也不同,为后世中药"道地药材"理论的发展奠定了基础。

药物采集方面,《本经汀例》认为必须注意药物的"采治时月",指出药物采摘的时间与疗效密切相关。且《本经》还指出了某些动物的生活习性,如"蚱蝉生杨柳上"等,

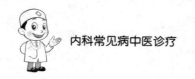

这对采集药物具有指导意义。

制药方面，《本经》指出药有"阴干曝干"，"生熟"之异，强调"若有毒宜制"。并在某些药物项下指出了炮制方法，如蛸皮"酒煮杀之"，以去其腥臭之气；贝子"烧用之良"；桑螵蛸"采蒸之"以杀死其虫卵，便于储藏。根据条文中简练的文字描述，可以断定《本经》时代药物炮制已形成了一些法规。

（5）药性理论

从现存的文献来看，早于《本经》的《五十二病方》作为方书形式出现，未论及药性理论；《黄帝内经》中讨论了气味理论，并记载了当时对药物毒性的认识。《本经》集前人之大成，奠定了药性理论的基础。它明确提出"药有酸咸甘苦辛五味，又有寒热温凉四气及有毒无毒。"尤其重视药物的四气五味，在具体的药物项下明确记载药物的气味属性。其中记载温性药有 95 种，热性药 1 种，寒性药 125 种，平性药 123 种；五味中酸味药有 15 种，苦味药有 128 种，辛味药 98 种，甘味药 79 种，咸味药 35 种。同时指出"治寒以热药，治热以寒药"，成为后世临床用药的总则。

关于配伍方面，它认为"药有阴阳配合，子母兄弟"，"有单行者，有相须者，有相使者，有相畏者，有相恶者，有相反者，有相杀者。凡此七情，合和视之。当用相须相使者，勿用相恶相反者。若有毒宜制，可用相畏相杀者，不尔，勿合用也。"创立了药物七情合和配伍原则，为后世遵循而沿用至今。

有关有毒无毒药物归类方面，《本经》中将药物的有毒无毒作为归类的标准。书中认为：上品"无毒，多服久服不伤人"；中品无毒有毒，用时"斟酌其宜"；下品"多毒，不可久服"。其中，中下品明示干漆、白头翁两味无毒，其余均属有毒之范，并且记载了一些服药后中毒的解救方法，如钩吻毒以桂心葱叶沸解之等。

有关妊娠用药禁忌方面，《本经》虽未见有理论阐述，但却记载了某些药具有堕胎及破胎堕子之弊。如水银、牛膝、瞿麦等药，指出临床应用时须加注意。

（6）剂型剂量及服用时间

剂型应用方面，《本经·序例》总结前人经验，指出"药有宜丸者，宜散者，宜水煮者，宜酒渍者，宜膏煎者，亦有一物兼宜者，亦有不可入汤酒者，并随药性，不得违越"。并在某些药中具体说明了使用剂型。宜丸者，如牛黄"胆可丸药"；宜水煮者，如当归"煮饮水"；丹剂如雄黄、雌黄"炼食之"；外用者包括煎汤外洗和生敷，前者如爵床、芜蔚子"可作浴汤"，后者如生大豆外涂治痈肿。

关于剂量问题，《本经》论述甚少，仅提及"若用毒药疗病，先起如黍粟，病去即止，不去倍之，不去十之，取去为度"。说明药物皆有偏性，临床应用尤应掌握好剂量，强调以却病为度,不可过剂,以防伤正。

有关药物服用时间,《本经》总结前人经验制定了"病在胸膈以上者,先食后服药;病在心腹以下者,先服药而后食;病在四肢血脉者,宜空腹而在旦;病在骨髓者,宜饱满而在夜"的原则。指出应根据疾病的部位不同而选择不同的时门服用药物,以达最佳服药效果。现代实验研究也证明,同一药物给药时间不同,其疗效也异。可见古人的认识是符合科学道理的。

(7)临床应用

《本经》系统总结了东汉以前医药学家和民间的用药经验,其涉及疾病种类广泛,包括内、外、妇、儿、伤、五官等科疾病。对于所治疾病,它指出"夫大病之主,有中风、伤寒、寒热温疟、中恶霍乱、大腹水肿、肠澼下利、大小便不通、贲豚上气、咳逆呕吐、黄疸消渴、留饮、癖食、坚积瘕瘕、惊邪癫疾、鬼注……虫蛇蛊毒所伤,此大略宗兆。其间变动枝叶,各宜依端绪以取之。"并提出"治寒以热药,治热以寒热,饮食不消以吐下药,鬼注蛊毒以毒药,痈肿疮瘤以疮药,风湿以风湿药,各随其所宜",奠定了后世本草"诸病通用药"的基础。

本书所载药物及其功效,经过长期临床实践的检验和现代科学的研究,已经证明其中的绝大部分都疗效可靠,是目前临床常用的药物。如《神农本草经》书中载有治黄疸药物共8种,其中茵陈、黄芩、黄柏等至今仍为治疗湿热发黄的要药。又如书中载麻黄平喘,已为近代科学实验研究所证实,1887年日本长井长义博士发现麻黄碱,1924年我国药学家陈克恢博士在大量临床病例中验证了其平喘作用。再如书中有黄连治痢的记载,现代黄连(或小檗碱)被广泛用于治疗菌痢、肠伤寒、肺结核、流行性脑脊髓膜炎、溃疡性结肠炎等。此外,如常山截疟、甘草解毒、柴胡治寒热邪气、雷丸杀虫、人参补虚等等,都是祖国医药学的宝贵经验。也正是这些大量从实践中总结出来的宝贵经验,反映了《神农本草经》一书的科学价值。

《本经》认为同一物质的不同部位其功用不同,临床应用须加以区别。如竹叶"治咳逆上气、溢筋恶疮,杀小虫;根作汤,益气止渴,补虚下气;汁治风痉痹;实通神明,轻身益气。"对同一植物的干鲜品不同其作用不尽相同也有一定的认识。如干地黄"治折跌绝筋伤中,逐血痹,填骨髓,长肌肉。

作汤除寒热积聚,除痹,生者尤良。"此外还注意到形态类似的药物,功效却有所不同。如海蛤"治咳逆上气,喘息烦满,胸痛寒热,文蛤治恶疮五痔。"蓼实"明目温中,耐风寒,下水气面目水肿,痈疡;马蓼去肠中蛭虫。"对于药物的代用品问题,《本经》也已有所涉及,如蔓荆实条下记有"小荆实亦等",意即二者功用相似可互代。

《本经》作为我国现存最早的珍贵药学专著,对战国至东汉时期的用药经验和药物学知识作了系统而全面的总结,从本草学的基本知识和理论到编撰体例和内容安排,都具有一定的科学性、系统性和开创性,因而一直被奉为本草学的经典著作,堪称集东汉以前本草学之大成,甚至直到今天仍是学习中医中药的重要参考书。书中所载大部分药物仍是现代中药学讨论和研究的重点药物。

由于历史的局限性,该书也不可避免地存在着一些不足之处。如本草专著载述药物功效理应实事求是、恰如其分,然《本经》间有夸大之述,如女贞、藕实茎能"除百疾"的记载;又如受"天人合一"思想的局限,以"三百六十五"的定数收载药物,而使不少本该收集的药物未能入录。另外称朴硝"炼饵服之、轻身神仙"、泽泻"久服能行水上",水银"久服神仙不死"等论断,对后世本草学的发展不无消极影响。

三、中医理论体系概述

中医学是在中国古代的唯物论和辩证法思想的影响和指导下,通过长期的医疗实践,不断积累,反复总结而逐渐形成的具有独特风格的传统医学科学,是中国人民长期同疾病作斗争的极为丰富的经验总结,具有数千年的悠久历史,是中国传统文化的重要组成部分。它历史地凝结和反映了中华民族在特定发展阶段的观念形态,蕴含着中华传统文化的丰富内涵,为中华民族的繁衍昌盛和保健事业作出了巨大贡献,是中国和世界科学史上一颗罕见的明珠。

中医基础理论旨在研究阐发中医学的基本观念、基本概念、基本理论和基本原则,它在整个中医学科中占有极其重要的地位,是中医学各分支学科的理论基础。

（一）中医学理论体系的形成

1. 中医学与中医学理论体系

（1）中医学

医学是研究人类生命过程以及同疾病作斗争的一门科学体系,属于自然科学范畴;中医学是研究人体生理、病理、疾病的诊断与防治,以及摄生康复的一门传统医学科学,它有独具特色的理论体系。

（2）中医学理论体系

体系是由有关事物互相联系、互相制约而构成的一个整体。科学理论体系是由基本概念、基本原理或定律和具体的科学规律三个基本知识要素组成的完整体系。如爱因斯坦所说,"理论物理学的完整体系是由概念、被认为对这些概念最有效的基本定律,以及用逻辑推理得到的结论这三者所构成的"（《爱因斯坦文集》）。中医学理论体系是由中医学的基本概念、基本原理,以及按照中医学逻辑演绎程序从基本原理推导出来的科学结论,即科学规律而构成的,是以中国古代的唯物论和辩证法思想,即气一元论和阴阳五行学说为哲学基础,以整体观念为指导思想,以脏腑经络的生理和病理为核心,以辩证论治为诊疗特点的独特的医学理论体系。

2.中医学理论体系形成的条件

科学是一种社会现象,它不能游离于社会之外而孤立地存在与发展。科学体系是社会的一个子系统,它要与社会的其他子系统之间发生物质、能量和信息交换。社会为科学的形成与发展提供充分的必要的条件。

中医学发源于先秦,其理论体系形成于战国到秦汉时期。中医学理论体系是在中国古代哲学思想的影响和指导下,在中华民族传统文化的基础上,通过长期的医疗保健的经验积累和理论总结而形成的。

(1)古代哲学思想的影响

自然科学是关于物质运动规律的理论知识体系。哲学是关于世界观的学说,是人们对整个世界(自然、社会和思维)根本观点的体系。任何一门自然科学的形成和发展都离不开哲学.必然受着哲学思想的支配和制约:特别是古代社会,哲学与自然科学尚未彻底分开之时,显得尤为密切:中医学属于古代自然科学范畴,其理论体系始终没有脱离古代自然哲学。中医学以中国古代朴素的唯物论和自发的辩证法思想,即气一元论、阴阳五行学说构建其理论体系。哲学既是世界观,又是方法论:气一元论和阴阳五行学说不仅为中医学提供了朴素的唯物辩证的自然观和生命观,皋确立了中医学的整体的研究方法,使中医学以联系的、发展的、全面的观点去认识自然、认识生命,借以阐明人与自然、生命本质、健康与疾病等。中医学运用哲学的概念和范畴,去观察事物,借以阐明中医学中的一系列问题,并贯穿于中医学理论体系的各个方面,使之成为中医理论体系的重要组成部分:这些哲学概念和范畴通过中医学的诊疗实践,得到了探索、验证和深化,从而又丰富和发展了中国古代哲学理论。中医学虽然来自长期的经验积累,但并没有像其他经验科学而被科学实验方法所淘汰,其根本原因在于中医学理论充满了朴素的唯物论和自发的辩证法思想。具有深刻的哲学渊源。

(2)社会自然科学的渗透

中华民族从春秋战国到秦汉这一历史时期,各种文化学术流振.如儒家、道家、墨家、法家、名家、阴阳家、农家、兵家、纵横家等学派展开了学术争鸣与交流,学术上呈现出"诸子百家"的繁荣景象;通过诸子百家的学术争鸣、交流与交融,出现了"车同轨。书同文"的大一统局面,从而奠定子中华民族文化的深厚基础,也为中医学理论体系

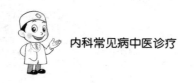

的形成奠定了坚实的文化、科学、社会历史基础,中医学是中华民族文化的一部分,在这一时期,它广泛地吸收、移植、渗透和交融了当时的自然科学和社会科学的各种学说、各个学派的先进成就,诸如哲学、数学、化学、天文学、历法学、气象学、地理学、声学、物候学、生理学、解剖学、心理学等多学科的知识,为中医学理论体系的形成奠定了文化技术基础。

（3）长期医疗经验的积累

科学理论是科学抽象的结果。科学抽象是正确反映客观事物或现象的本质,形成科学概念和范畴,去揭示其规律性的一种研究方法,是人们运用理性思维方法,对所获得到的感性经验材料加工、整理,从而概括或抽象出事物的性质和规律的一种科学认识方法。实践是中华民族思维的起点,也是思维逻辑结构的起点。古代中国。人在长期的生活生产和医疗实践中,通过观察积累了丰富的感性材料,经过思维而形成概念、判断,逐步上升为医学理论。重视实践经验的积累是中华民族传统思维第一个重要的本质精神。

中国从公元前 21 世纪进入奴隶社会以后,人们对疾病的认识,随着医疗实践经验的积累而不断发展:如早在西周,医学家就提出了发病和药物治病等理论。在春秋时代,秦国医和又提出了六气致病的学说,开创了中医理论体系的先河。中华民族的祖先在长期的生产斗争和医疗实践中,逐步积累了原始的医药知识,为中医学理论体系的形成奠定了丰富的实践基础。

科学理论的确立,无不通过长期反复的生活、生产和科学实践,再从反复的认识中得出正确的理论,中医学也是通过长期反复的医疗实践,逐步形成了自己的理论体系。

中医学基础理论是对人体生命活动和疾病变化规律的理论概括。例如脏象学说就是通过长期的生活观察、反复的医疗实践和解剖实验而形成的,他如诊断、症候、治则、方药功效的确立等无不皆然。由此可见,中医学理论体系在形成和发展过程中,始终以实践作为坚实的基础。

3. 中医学理论体系形成的标志

中医学理论体系形成的标志是《黄帝内经》的问世。《黄帝内经》吸收了秦汉以前的天文、历法、气象、数学、生物、地理等多种学科的重要成果,在气一元论、阴阳五行学说指导下,总结了春秋战国以前的医疗成就和治疗经验,确定了中医学的理论原则,系统地阐述了生理、病理、经络、解剖、诊断、治疗、预防等问题,建立了独特的理论体系,成为中医学发展的基础和理论源泉。

4.中医学独特理论体系的确立

《黄帝内经》的成书,实际上标志着中医学基本理论的确立,它与张仲景的《伤寒杂病论》分别是中医学基本理论和辩证论治的奠基之作。二者与《神农本草经》《难经》一起,被历代医家奉为经典,由此而确立了中医学独特的理论体系,给后世医学的发展以深远的影响。

5.中医学理论体系的发展

科学的发展除受到社会、政治、经济等外部环境因素影响外,其自身内部还存在着相对立的矛盾运动。这种矛盾是科学发展的内在根据,是科学发展的内在动力。科学理论和科学实验的矛盾是科学发展的内在动力:中医学理论体系在其发展过程中,随着社会实践特别是医疗实践的发展,《黄帝内经》所构建的理论体系有的已无法解释新的事实,出现了原有的科学理论与新的科学事实的矛盾?在社会需要的推动下,中医学理论体系内部不断地发生分化与综合,于是新的理论学派和新的分支学科应运而生。中医学理论体系就是在理论与实践、分化与综合、传统与创新的对立统一运动中,不断地向前发展着。

中医理论体系的发展,是随着中国社会文化科学技术的发展,通过历代医家和人民群众在长期与疾病斗争的实践中,运用相应历史时期的先进文化科学技术成就,不断地完善、提高而发展的。因此,中医学理论体系的发展反映了相应历史时期的文化科学技术水平。

(1)中国历代医家的贡献

在中医学理论发展的过程中,上自晋、唐、宋、金、元,下迄明清的许多医家,在《黄帝内经》《伤寒杂病论》等经典著作的基础上,在各自的临床经验和理论研究中,均从不同角度发展了中医学理论体系。

魏晋隋唐时期:晋·王叔和著《脉经》,丰富了脉学的基本知识和理论。皇甫谧的《针灸甲乙经》是一部针灸学专著。隋·巢元方的《诸病源候论》是一部病因、病理和症候学专书。唐·孙思邈的《千金要方》《千金翼方》以及王焘的《外台秘要》等,集唐以前医学之大成,从理论到临床均有新的发展。

宋金元时期:自宋以后,迄至明清,许多医家在继承了前人已有成就的基础上,根据各自的实践经验,勇于创新,提出自己的独到见解,从而使中医学术有了新的突破和发展。各种专科和综合性论著,层出叠见。其中,金元四大家对中医学理论的发展作出了重要的贡献。刘完素(约1100年,卒年不详)以火热立论,力倡"六气皆从火化","五志过极皆能生火",用药多用寒凉,火热在表,治以辛凉甘寒,火热在里,则用承气诸方,表里俱热,用防风通圣、凉膈以两解之,所以被称为"寒凉派"。刘氏之火热理论,促进了温病学说的发展,对温病学说的形成有深刻的影响。张从正(约1156——1228年)传河间之学,认为病由邪生,攻邪已病,主张"邪去则正安",用汗、吐、下三法以攻邪,所以被称为"攻下派"。他不仅对疾病的机理进行了深入的探讨,而且扩大了汗、吐、下三法的应用范围,对中医治疗学的发展作出了重要贡献。李东垣(约1180—1251年)提出了"内伤脾胃,百病由生"的内伤学说,治疗重在升补脾阳,被称为"补土派"。朱丹溪(约1281—1358年)重视相火妄动,耗伤真阴,提出"阳常有余,阴常不足"之论,治病以滋阴.降火为主,因此被称为"养阴派"。金元四大家各具特色,各有创见,均从不同角度丰富和发展了中医学,促进了中医学理论和临床实践的发展。

明清时期:在中医学术发展史上,这一时期温补学派颇为盛行,其中薛立斋、孙一奎、赵献可、张景岳、李中梓等大抵俱重视脾肾,善于温补。温病学派的出现,标志着中医学术发展又取得了突出成就。吴又可创立了传染病病因学的"戾气学说"的新概念,提出了治疗传染病的较完整的学术见解,著成《温疫论》,为温病学说的形成奠定了基础。叶天士《温热论》,首创卫气营血辩证;吴鞠通《温病条辨》,创三焦辩证;薛生白《湿热病篇》,指出"湿热之病,不独与伤寒不同,且与温病大异";王孟英《温热经纬》"以轩岐仲景之文为经,叶薛诸家之辨为纬"。这些温病学家大胆地突破了"温病不越伤寒"的传统观念,创立了以气营血、三焦为核心的一套比较完整的温病辩证论治的理论和方法,从而使温病学在证因脉治方面形成了完整的理论体系。温病学说和伤寒学说相辅相成,成为中医治疗外感热病的两大学说,在治疗急性热病方面作出了巨大的贡献。

中药学理论是与中医学理论相辅而行的,其肇始于《黄帝内经》,如五味人五脏,气味厚薄阴阳的不同作用,君臣佐使的配伍等。陶弘景又提出了相须、相使、相畏、相恶、相反、相杀之说。张元素则发展了药物归经和升降浮沉的理论。中医临床治疗,以此作为指导用药的依据。

(2)中医学理论的现代化

中医学的历史,是学术不断发展、不断创新的历史。自中华人民共和国成立以来,中医学理论取得了长足的进步,在研究的广度和深度及方法上均超过了历史任何时期。当代中医学理论的研究,以系统整理、发扬提高为前B,运用传统方法和现代科学方法,多学科多途径地逐步揭示了中医学理论的奥秘,使中医学理论出现了不断深化、更新,并有所突破的态势。

在中医学文献的系统整理与研究方面,以中医高等院校统编教材《中医基础理论》《中医学基础》为标志,构筑了中医基础理论的基本体系。阐释经旨,赋予新义,开拓新境的《阴阳五行》《中医学概论》《实用中医基础学》《气血论》等许多论著和佳篇,则反映了中医学理论水平的提高。

在中医学理论的研究方法上,除运用文献方法研究中医学理论的本源,进一步揭示其学术内涵外,利用多学科知识和方法研究中医学理论则是当代中医学理论研究的重要特点。中医基础理论蕴含着现代自然科学中某些前沿理论的始基,为哲学、天文学、气象学、数学、物理学、系统科学、生命科学等,提供了一些思维原点或理论模式。诸如《内经的哲学与中医学的方法》的问世,以及泛系理论与辩证论治、天文学与五运六气、太极阴阳理论、运气与气象、控制论与治法理论、气与场、气与量子力学等研究成果的发表,使中医学理论研究与当代前沿科学相沟通,具有强烈的时代特点和创新意识。

运用现代医学及其他现代科学知识和方法,特别是实验方法,研究中医学的脏象、经络、气血、症候、诊法、治法等,使中医基础理论研究的方法从经学的、经验的、自然哲学的方法上升为现代科学技术方法,初步阐明了中医学理论某些概念、原理的科学内涵。如从肌电、皮肤温度、皮肤电阻、血流图、超声波、激光及同位素追踪、微观解剖、内分泌、神经化学等多方面研究,证实了经络现象是客观存在的。关于经络的实质,则提出了神经体液说、低阻抗说、皮层内脏相关说、第三平衡系统论、波导论和液晶态说等学说,这些学说尚有待进一步验证、探索。中医学脏象学说的研究,通过临床观察,特别是动物实验,在探讨中医脏腑的实质方面,取得了一定的进展,尤以脾肾研究为多。研究资料表明:在肾阳虚时,下丘脑-垂体-肾上腺皮质、下丘脑-垂体-性腺、下丘脑-垂体、甲状腺三轴出现功能紊乱与低下,肾阳虚证的主要发病环节是下丘脑的调节功能紊乱。脾虚则与胃、肠、胰等整个消化系统功能减退、免疫功能障碍、自主神经系统紊乱,生物膜的结构与功能异常有关。其他对肝、心、肺的研究也取得了举世瞩目的成就。

为了推动中医学理论研究的发展,中国政府已把中医脏象学、病因学、辩证学、诊法及治则治法、养生学、动物造模、经络研究、针刺麻醉机理研究以及文献研究等内容列入"九五""十五"期间国家中医药科研规划。

中医学理论研究已成为世界性的研究课题,各国学者多有建树。当代中医学理论研究成就非凡,随着研究的不断深入,中医学理论研究也必将取得重大突破,为生命科学的发展作出自己的贡献。

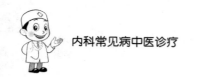

（二）中医学理论体系的组成

1.中医学理论体系的基本内容和结构

（1）中医学理论体系的基本内容

①哲学基础：哲学是关于世界最一般的运动规律的科学。任何一门科学的形成和发展都离不开哲学。在哲学与自然科学尚未彻底分开的古代尤为如此。中医学吸取了汉代以前的哲学成果，直接地大量地引用气、阴阳、五行、形神、天人关系等重要的哲学概念和学说，去阐明医学中的问题，使之成为中医学的重要概念和理论，把哲学理论与医学理论熔铸成为一个不可分割的有机整体，体现出中国古代东方的特殊思维方式。中国古代哲学为中医学理论的形成和发展奠定了世界观和方法论基础，而中医学理论的形成和发展又丰富和发展了中国古代哲学。中国古代哲学与中医学相辅相成，相得益彰。

气一元论："气"在中国哲学史上是一个很重要的范畴，在中医学的学术思想中占有特别重要的地位，是中医学的哲学和医学理论的基石。气是物质实体，是构成宇宙天地以及天地万物的最基本元素，具有运动的属性。气的运动是气内部的相互作用，是事物发展变化的源泉，气和形以及两者的相互转化是物质世界存在和运动的基本形式。

阴阳学说：阴阳学说是在"气"的基础上建立起来的，与气一元论紧密地结合在一起，是中国古代朴素的对立统一理论。阴阳是标示事物状态特征的范畴，一是代表两种对立的特定属性，二是代表两种对立的特定的运动趋向或状态。阴阳是宇宙的总规律。但是阴阳范畴不仅具有对立统一的属性，而且还具有另外一些特殊的质的规定，与现代辩证法的矛盾范畴。

五行学说：五行学说是中国古代朴素的普通系统论。中医学运用五行学说，从系统的整体观点观察事物，认为任何一个（类）事物的内部都包含着具有木、火、土、金、水五种功能属性的成分或因素，并且木、火、土、金、水这五个方面按照一定规律相互联系，形成这一事物的整体功能结构。五行结构系统，通过与反馈机制相似的生胜乘侮关系，保持系统的稳定性和动态平衡，从而论证了人体局部与局部、局部与整体之间的有机联系，以及人与环境的统一，即人体是一个统一整体的整体观念。五行学说的朴素的系统观念是现代系统理论的原始形态，在最一般的原则上与现代系统论相一致。但五行学说是一种朴素的系统理论，不可能像现代系统论那样更科学地阐明所有系统结构的一般关系和一般规律。

②脏象经络：脏象、经络、气血精津液等学说是中医学关于正常生命现象的理论知

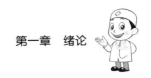

识。其中,脏象学说是中医学理论体系的核心。

脏象学说:脏象学说是研究人脏腑活动规律及其相互关系的学说。它认为人体是以心、肝、脾、肺、肾五脏为中心,以胆、胃、小肠、大肠、膀胱、三焦六腑相配合,以气、血、精、津液为物质基础,通过经络使内而脏腑,外而五官九窍、四肢百骸,构成一个有机的整体,并与外界环境相统一;它是中华民族劳动人民和医学家,通过长期对人类生命活动的观察研究和防病治病的实践,并以阴阳五行理论为指导,逐步形成和发展起来的学说,对中医诊治与预防疾病、养生与康复有重要的指导意义。中医脏腑概念虽然包含着解剖学成分,但主要是一个标示各种整体功能联系的符号系统,是人体整体的功能模型,主要是阐述其生理功能和病理现象,因而不能与现代解剖学的同名脏器完全等同。

气血精津液学说:气、血、精、津液既是脏腑功能活动的物质基础,又是脏腑功能活动的产物,气、血、精、津液学说主要探讨生命的物质组成以及生命活动的物质基础。泛言之,气血精津液学说应包含于脏象学说之中。

体质学说:体质学说是研究人类的体质特征、类型和变化规律,及其与疾病的发生、发展关系的学说。体质是人体在遗传性和获得性基础上表现出来的功能和形态上的相对稳定的固有特征,与健康和疾病有着密切关系。

经络学说:经络学说是研究人体经络系统的组成、循行分布及其生理功能、病理变化以及指导临床治疗的理论。经络是人体运行气血的通道,纵横交贯,网络全身,将人体内外、脏腑、肢节联成为一个有机的整体。

脏象学说、气血精津液学说、体质学说和经络学说相互包容渗透,互为补充,形成了时医学对生命规律的独特的精辟的认识。

③病因病机:病因病机学说是中医学关于疾病的理论知识,包括病因、发病与病机三部分内容。

病因学说:病因学说是研究各种致病因素的性质和致病特点的学说。中医学认为:疾病的发生是致病因素作用于人体后,正常生理活动遭到了破坏,导致脏腑经络、阴阳气血失调所致。病因可分为六淫(风、寒、暑、湿、燥、火)、疫疠、七情(喜、怒、忧、思、悲、恐、惊)、饮食失宜、劳逸失当、外伤、胎传等。中医学对病因的认识,是通过对患者的症状、体征进行分析推求而得来的,并能为治疗用药提供依据,这种方法称之为审证求因或辩证求因。按照症状、体征、症候来建立病因概念,是中医学确认病因的特殊标准和主要特点。

病机学说:病机学说是研究疾病发生、发展和演变机理的学说。其内容包括发病机理、病变机理和病程演化机理三部分。发病机理是研究人体疾病发生的——般规律的学说。中医学认为疾病的发生关系到正气和邪气两个方面，即"正气存内，邪不可干""邪之所凑，其气必虚"。病变机理简称病机、病理，是研究人体病理变化规律的学说，包括邪正盛衰、阴阳失调、气血精，津液失常以及脏腑经络失常等病理变化的一般规律。病程演变机理是研究疾病发生、发展和结局的一般规律的学说，包括病位传变、病理转化、疾病转归与复发等。

④诊法辩证：诊法，指望、闻、问、切四种诊察疾病的方法，简称四诊。望诊是对患者的神色、形态、五官、舌象以及排出物等进行有目的地观察，以了解病情，测知脏腑病变。闻诊是从患者语言、呼吸等声音以及由患者体内排出的气味以辨别内在的病情。问诊是通过对患者及知情者的询问，以了解患者平时的健康状态、发病原因。病情经过和患者的自觉症状等。切诊是诊察病人的脉象和身体其他部位，以测知体内变化酌情况在四诊之中，以望神、望面色、舌诊、问诊、脉诊为要。四诊各有其特定的诊察内容，不能互相取代，必须四诊合参，才能系统而全面地获得临床资料，为辩证提供可靠依据。

辩证即分析、辨识疾病的症候，即以脏腑、经络、病因、病机等基础理论为依据，对四诊所收集的症状、体征，以及其他临床资料进行分析、综合，辨清疾病的原因、性质、部位，以及邪正之间的关系，进而概括、判断为何种症候，为论治提供依据。

⑤预防治则：预防是采取一定的措施，防止疾病的发生与发展。采取积极的预防或治疗手段，防止疾病的发生和发展，即"治未病"，是中医治疗学的一个基本原则。治未病包括未病先防和既病防变两个方面。

未病先防未病先防即在疾病发生之前，做好各种预防工作，以防止疾病的发生。要防病必先强身. 欲强身必重摄生：摄生又称养生，是根据生命发展的规律，采取能够保养身体、减少疾病、增进健康、延年益寿的手段，所进行的保健活动。中医养生学是在中华民族文化为主体背景下发生发展起来的，具有中医特色的，研究人类生命规律，阐述增强体质、预防疾病以延年益寿的理论和方法的学说。把精、气、神作为人身之三宝，视为养生的核心，强调养生之道必须法于阴阳、和于术数、形神并养、协调阴阳、谨慎起居、和调脏腑、动静适宜、养气保精、综合调养。养生是最积极的预防措施，对增进健康、延年益寿、提高生命质量，具有普遍意义。除摄生防病外，还应注意防止病邪的侵害。

既病防变既病防变指未病之时，注重防患于未然。一旦发病，当注意早期诊断和早期治疗。早期诊断以防止疾病由轻浅而危笃，所谓"见微知著，弥患于末萌，是为上工"(《医学心悟》)早期治疗则可截断病邪传变途径,先安未受邪之地,以防止疾病传变。早期诊断、早期治疗,是既病防变的关键,一方面可控制病邪蔓延,另一方面又可以避免正气的过度损耗,易于治疗和恢复健康。

治则:治则即治疗疾病的法则或原则,是治疗疾病的观念和确定治法的原则,对临床立法、处方具有普遍指导意义。治病求本、知常达变、因势利导和以平为期是中医治疗疾病的基本观念。而正治反治、治标治本、燮理阴阳、调和气血、调理脏腑、形神兼顾、病证相参、因异制宜等则是中医治疗疾病的基本原则。治法是在治则指导下所确定的具体治疗措施,治则指导治法,而治法体现治则。

理、法、方、药是中医学关于诊断与治疗操作规范的四大要素。辩证论治是理、法、方、药运用于临床的过程,为中医学术的基本特色。所谓"理",指根据中医学理论对病变机理作出的准确的解释;所谓"法",指针对病变机理所确定的相应的治则治法;所谓"方",是根据治则治法选择最恰当的代表方剂或其他治疗措施;所谓"药",指对方剂中药物君、臣、佐、使的配伍及其剂量的最佳选择。辩证是论治的前提,论治是在辩证基础上拟定出治疗措施,辩证与论治在诊治疾病过程中,相互联系,密不可分,是理、法、方、药在临床上的具体应用。

⑥康复:康复,又名平复、康健。康复是指改善或恢复人体脏腑组织的生理功能,即采用各种措施对先天或后天各种因素造成的脏腑组织功能衰退或功能障碍进行医疗,从而使其生理功能得以改善或恢复。康复不仅是身体的复健,而且更重要的是心神的康复,故中医学认为康复是身心的康复。中医学康复的基本观点为整体康复、辩证康复和功能康复。根据天人相应,人与自然、社会相统一的观点,通过顺应自然,适应社会,整体调治,达到人体形神统一。整体康复的思想,称为整体康复观。辩证康复是辩证论治在康复中的具体体现。根据辩证的结果,确定相应的康复原则,并选择适当的康复方法,促使患者康复的思想,称为辩证康复观。根据中医学的恒动观,注重功能训练、运动形体,促进气血流通,以恢复患者脏腑生理功能和生活、工作能力的思想,称之为功能康复观。

预防、治疗和康复是中医学同疾病作斗争的三种不同而又密不可分的理论和方法,对临床医疗实践,保障人们的健康长寿,具有重要的意义。

(2)中医学学科体系的基本结构

就学术分类而言,中医学理论体系的学科群,以基础与应用分,则可分为基础学科和应用学科两大类;以对疾病的认识、治疗和预防的医疗行为过程分,则可分为基础医学学科、临床医学学科和养生康复医学学科三大类。

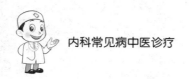

①基础医学:中医基础理论:中医基础理论是整个现代中医学科群的基础,其主要内容为中医学的哲学基础,脏象、经络、气血精津液、病因病机,以及预防治则康复等学说。

中医诊断学:中医诊断学是根据中医基础理论研究诊法和辩证的理论、知识和方法的一门学科,是联结理论与临床诊治的桥梁。

中药学:中医传统用以预防和诊治疾病的药类物质谓之中药,又称本草、草药、中草药,现统称中药。其主要来源于天然药物及其加工品,包括植物药、动物药、矿物药及部分化学、生物制品药。中药学主要研究中药的基本理论和各种中药的来源、采制、性能、功效及应用等,包括中药药理学、中成药学、中药栽培学、中药药材学、中药炮制学、中药制剂学、中药化学等分支。

方剂学:方剂,简称方。方指医方,剂指调剂。方剂是根据配伍的原则,以若干药物配合组成的药方,是治法的体现,是中医学理、法、方、药的重要组成部分;方剂学是研究中医方剂的组成、变化和临床应用的一门学科。其内容包括方剂的组成原则、药物的配伍规律、方剂的组成变化、剂型及方剂的用法等。

②临床医学:中医学关于病症的认识及治疗病症的原则、措施和经验等,构成了中医应用学科的主体,并分别组合成为"中医内科学""中医外科学""中医妇科学""中医儿科学""中医骨伤科学""中医五官科学""针灸推拿学"等临床学科。

③养生康复医学:中医养生学是在中医理论指导下,探索和研究中国传统的颐养身心、增强体质、预防疾病、延年益寿的理论和方法,并用这种理论和方法指导人们保健活动的应用科学。中医康复学是以中医基础理论为指导,运用调摄情志、娱乐、传统体育、沐浴、饮证等病理特点,进行辩证康复的学科,是一门涉及社会学、伦理学、心理学等多个学科的应用性学科。

(三)中医学理论体系的基本特点

1.整体观念

(1)整体观念的基本概念

客观世界从自然界到人类社会,任何事物都是由各种要素以一定方式构成的统一整体。整体是由其组成部分以一定的联系方式构成的。一般说来,各组成部分(元素)之间相对稳定的本质的联系称之为结构关系。具有一定结构关系的整体谓之系统。整体性就是统一性、完整性和联系性。整体性表现为整体联系的统一性,即整体与部分、部分与部分、系统与环境联系的统一性。人类对整体性的认识,经历了漫长的历史。中国古代朴素的整体观念,是同对世界本源的认识联系在一起的。中国古代哲学——气一元论、阴阳五行学说,把自然界看成是由某些要素相辅相成组成的有机整体,在一定程度上揭示了客观事物的整体性及辩证的层次关系。中国古代朴素的整体观念是建筑在气一元论和阴阳五行学说基础之上的思维形态或方式。整体思维是中国古代所具有的独特的思维形态,它强调整体、和谐和协调。但中国古代的整体观念带有自发性、直观性和思辨性,与辩证唯物主义的整体观,即科学的系统的整体观念不能相提并论。整体观念是关于事物和现象的完整性、统一性和联系性的认识。

中国古代哲学以气一元论哲学体系为基础,以天地人三才为立论基点,强调天人合一、万物一体,人——自然——社会是一个有机整体,整个世界处于一种高度和谐和协调之中,即所谓"天人合一"观。中医学以阴阳五行学说来阐明人体脏腑组织之间的协调完整性,以及机体与外界环境的统一关系,从而形成了独具特点的中医学的整体观念。中医学的整体观念是关于人体自身以及人与环境之间的统一性、完整性和联系性的认识,是古代唯物论和自发辩证法思想在中医学的体现,是中医学的基本特点之一,它贯穿于中医生理、病理、诊法、辩证、治疗等整个理论体系之中,具有重要的指导意义。

(2)整体观念的内容

中医学把人体内脏和体表各部组织、器官看成是一个有机的整体,同时认为四时气候、地土方宜、周围环境等因素对人体生理病理有不同程度的影响,既强调人体内部的统一性,又重视机体与外界环境的统一性,这就是中医学整体观念的主要内容。

(3)人是一个有机整体

其一,就形体结构言,人体是由若干脏腑器官构成的。这些脏腑器官在结构上是不可分割、相互关联的。每一脏腑都是人体有机整体中的一个组成部分,都不能脱离开整体而独立存在,属于整体的部分。

其二,就生命物质言,气、血、精、津、液是组成人体并维持人体生命活动的基本物质。分言之,则为气、为血、为精、为津、为液,实则均由一气所化。它们在气化过程中,相互转化,分布、运行于全身各脏腑器官,这种物质的同一性,保证了各脏腑器官机能活动的统一性。

其三,就机能活动言,形体结构和生命物质的统一性,决定了机能活动的统一性,使各种不同的机能活动互根互用,协调和谐,密切联系。所谓"和实生物,同则不继"。人体各个脏器、组织或器官,都有各自不同的生理功能,这些不同的生理功能又都是整体机能活动的组成部分,从而决定了机体的整体统一性。人体各个组成部分之间,在结构上是不可分割的,在生理上是相互联系、相互制约的,在病理上是相互影响的。机体整体统一性的形成,是以五脏为中心,配合六腑,通过经络系统"内联脏腑,外络肢节"·的作用实现的。五脏是构成整个人体的五个系统,人体所有组织器官都包括在这五个系统之中。人体以五脏为中心,通过经络系统,把六腑、五体、五官、九窍、四肢百骸等全身组织器官有机地联系起来,构成一个表里相关、上下沟通、密切联系、协调共济、井然有序的统一整体,并且通过精、气、神的作用来完成机体统一的机能活动。这种五脏一体观充分地反映出人体内部各组织器官不是孤立的,而是相互关联的有机的统一整体。

人与外界环境的统一性:中医学的整体观念强调人体内外环境的整体和谐、协调和统一,认为人体是一个有机整体,既强调人体内部环境的统一性,又注重人与外界环境的统一性。所谓外界环境是指人类赖以存在的自然和社会环境。现代系统论认为:生命系统包括细胞、器官、生物体、群体、组织、社区、社会,以及超国家系统 8 个层次,在环境中,根据不断变化的物质流、能量流和信息流,调节无数的变量而维持生存。天人关系是中国古代哲学的基本问题。在中国古代哲学中,天的含义大体有三:一是指自然之天,二是指主宰之天,三是指义理之天;人的含义大体有二:一是指现实中认知的主体或实践主体,二是指价值意义上的理想人格。天人关系实质上包括了人与自然、社会的关系。中国古代哲学气一元论认为:天人一气,整个宇宙都统一于气。天和人有着物质的统一性,有着共同的规律。中医学根据朴素的唯物主义"天人一气"的"天人合一"说,用医学、天文学、气象学等自然科学材料,论证并丰富了天人合一说,提出了"人与天地相参"《素问·咳论》的天人一体观,强调"善言天者,必有验于人"(《素问·举痛论》),把人的需要和对人的研究放在天人关系理论的中心地位。

人与自然环境的统一性:人与自然有着统一的本原和属性,人产生于自然,人的生命活动规律必然受自然界的规定和影响。人与自然的物质统一性决定生命和自然运动规律的统一性。

人类生活在自然界之中,自然界存在着人类赖以生存的必要条件。自然界的运动变化又可以直接或间接地影响着人体,机体则相应地发生生理和病理上的变化。这种"天人一体观"认为天有三阴三阳六气和五行的变化,人体也有三阴三阳六经六气和五脏之气的运动。自然界阴阳五行的运动变化,与人体五脏六腑之气的运动是相互收受通应的。所以,人体与自然界息息相通,密切相关。人类不仅能主动地适应自然,而且能主动地改造自然,从而保持健康,生存下去,这就是人体内部与自然环境的统一性。其具体体现在如下几个方面:

人禀天地之气而生存:中医学认为世界本原于气,是阴阳二气相互作用的结果。

天地是生命起源的基地,天地阴阳二气的对立统一运动为生命的产生提供了最适宜的环境。故曰:"人生于地,悬命于天,天地合气,命之曰人","天覆地载,万物悉备,莫贵乎人"(《素问·宝命全形论》)。生命是自然发展到一定阶段的必然产物。人和天地万物一样,都是天地形气阴阳相感的产物,是物质自然界有规律地变化的结果。人类产生于自然界,自然界为人类的生存提供了必要条件,故曰:"天食人以五气,地食人以五味"(《素问·六节脏象论》)。新陈代谢是生命的基本特征。生命既是自动体系,又是开放体系,它必须和外界环境不断地进行物质、能量和信息交换。人是一个复杂的巨系统。气是构成人体的基本物质,也是维持生命活动的物质基础。它经常处于不断自我更新和自我复制的新陈代谢过程中,从而形成了气化为形、形化为气的形气转化的气化运动。没有气化运动就没有生命活动。升降出入是气化运动的基本形式,故曰"非出入则无以生长壮老已,非升降则无以生长化收藏","出入废则神机化灭,升降息则气立孤危"(《素问·六微旨大论》)。总之,人类是自然界的产物,又在自然界中生存。

自然界对人体的影响:人和自然相统一,人与自然有着共同规律,均受阴阳五行运动规律的制约,而且在许多具体的运动规律上又有相互通应的关系。人的生理活动随着自然界的运动和自然条件的变化而发生相应的变化。"人之常数"亦即"天之常数"(《素问·血气形志》),"天地之大纪,人神之通应也"(《素问·至真要大论》)。倘若违背了自然规律,将导致不良后果,所谓"至数之机……其往可追,敬之者昌,慢之者亡"(《素问,天元纪大论》)。

自然界中,四时气候、地土方宜等均给予人的生命活动与疾病以深刻的影响。如:

季节气候与人体:"人能应四时者,天地为之父母"((素问·宝命全形论))。一年四时气候呈现出春温、夏热、秋燥、冬寒的节律性变化,因而人体也就相应地发生了适应性的变化,如"春弦夏洪,秋毛冬石,四季和缓,是谓平脉"(《四言举要》)。天气炎热,则气血运行加速,腠理开疏,汗大泄;天气寒冷,则气血运行迟缓,腠理固密,汗不出。这充分地说明了四时气候变化对人体生理功能的影响。人类适应自然环境的能力是有一定限度的。如果气候剧变,超过了人体调节机能的一定限度,或者机体的调节机能失常,不能对自然变化作出应性调节时,人体就会发生疾病。有些季节性的多发病或时令性的流行病有着明显的季节倾向,如"春善病鼽衄,仲夏善病胸胁,长夏善病洞泄寒中,秋善病风疟,冬善病痹厥"(《素问·金匮真言论》)。此外,某些慢性宿疾,如痹证、哮喘等,往往在气候剧变或季节更暂时发作或加剧。

昼夜晨昏与人体:天地有五运六气的节律性的周期变化,不但有"年节律"、"月节律"，而且还有"日节律"。人体气血阴阳运动不仅随着季节气候的变化而变化，而且也随着昼夜的变化而发生节律性的变化。如人体的阳气，随着昼夜阳气的朝始生、午最盛、夕始弱、夜半衰的波动而出现规律性的波动。故曰："阳气者，一日而主外，平旦人气生，日中而阳气隆，日西而阳气已虚，气门乃闭"（《素问·生气通天论》）。在病理上，一般而言，大多白天病情较轻，傍晚加重，夜间最重，呈现出周期性的起伏变化。故曰："百病者，多以旦慧昼安，夕加夜甚"（《灵枢·顺气一日为四时》）。

地区方域与人体：地理环境是自然环境中的重要因素。地理环境包括地质水土、地域性气候和人文地理、风俗习惯等。地理环境的差异，在一定程度上，影响人们的生理机能和心理活动。中医学非常重视地区方域对人体的影响。生长有南北，地势有高低，体质有阴阳，奉养有膏粱藜藿之殊，更加天时有寒暖之别，故"一州之气，生化寿夭不同"（《素问·五常政大论》），受病亦有深浅之异。一般而言，东南土地卑弱，气候多湿热，人体腠理多疏松'：体格多瘦削；西北地处高原，气候多燥寒，人体腠理多致密，体格多壮实。人们长期生茔在特定地理环境之中，逐渐形成了机能方面的适应性变化。一旦易地而居，环境突然改变'个体生理机能难以迅即发生相应的适应性变化，故初期会感到不太适应，有的甚至会因此而发病。所谓"水土不服"，指的就是这种情况。总之，地理环境不同，形成了生理上、体质上的不同特点，因而不同地区的发病情况也不尽一致。

人与社会的统一性：人的本质，在现实上是一切社会关系的总和。人既有自然属性，又有社会属性。社会是生命系统的一个组成部分。人从婴儿到成人的成长过程就是由生物人变为社会人的过程。人生活在社会环境之中，社会生态变迁与人的身心健康和疾病的发生有着密切关系。社会角色、地位的不同，以及社会环境的变动不仅影响人们的心身机能而且疾病谱的构成也不尽相同。"大抵富贵之人多劳心，贫贱之人多劳力；富贵者膏粱自奉贫贱者藜藿苟充；富贵者曲房广厦，贫贱者陋巷茅茨；劳心则中虚而筋柔骨脆，劳力则中实而骨劲筋强；膏粱自奉者脏腑恒娇，藜藿苟充者脏腑恒固；曲房广厦者玄府疏而六淫易客茅茨陋巷者腠理密而外邪难干。故富贵之疾，宜于补正，贫贱之疾，易于攻邪"（《医宗必读富贵贫贱治病有别论》）。太平之世多长寿，大灾之后，必有大疫，这是朴素的社会医学思想。随着科学的发展，社会的进步，社会环境的变迁，对人的身心机能的影响也在发生变化。现代社会的"多科技综合征"、"抑郁症"、"慢性疲劳综合征"等的发生与社会因素有着密切关系。总之，中医学从天人合一的整体观念出发，强调研究医学应上知天文，下知地理，中知人事，治病宜不失人情，"不知天地人者，不可以为医"（《医学源流论》）。

人对环境的适应能力：中医学的天人合一观强调人与自然的和谐一致，人和自然有着共同的规律，人的生长壮老已受自然规律的制约，人的生理病理也随着自然的变化而产生相应的变化。人应通过养生等手段，积极主动地适应自然。此外，还要加强人性修养，培养"中和"之道，建立理想人格，与社会环境相统一。但是，人的适应能力是有限的，一旦夕界环境变化过于剧烈，或个体适应调节能力较弱，不能对社会或自然环境的变化作出相应的调整，则人就会进入非健康状态，乃至发生病理变化而罹病。

四、中医学的哲学概论

哲学是人们对于整个世界（自然、社会和思维）的根本观点和体系，即研究世界观的学问，是对自然知识和社会知识的概括和总结。科学是自然、社会和思维的知识体系。科学离不开理论思维，离不开世界观的指导。所以，哲学和科学之间存在着相互依赖、相互影响的密切关系。医学是研究人类生命过程以及同疾病作斗争的一门科学体系，属于自然科学范畴。自然科学与哲学的关系是特殊和普通的辩证关系。医学研究生命运动的特殊规律，而哲学则研究自然、社会和思维发展的普遍规律。要探索生命的奥秘和健康与疾病的运动规律，医学就必须以先进的哲学思想为建构自己理论体系的世界观和方法论。中医学属于中国古代自然科学范畴，以中国古代朴素的唯物论和自发的辩证法思想即气一元论、阴阳学说和五行学说为哲学基础，来建构理论体系，并使之成为中医学理论体系的重要组成部分。

气是中国古代哲学范畴系统中一个最重要的最基本的范畴，是中华民族独有的普遍的范畴。气一元论，又称元气论，对中国传统文化具有极其深刻的影响，成为中国古人认识世界的自然观。

阴阳学说是在气一元论基础上建立起来的，是中国古代关于对立统一规律的认识，气是阴阳对立的统一体，物质世界在阴阳二气的相互作用下，不断地运动变化。

五行学说是中国古代朴素的普通系统论，和阴阳学说一样，着眼于事物的矛盾作用，着眼于事物的运动和变化，从事物的结构关系及其行为方式，探索自然界物质运动动态平衡的中国古代哲学认为：气是天地万物统一的基础，是世界的本原。它以气为最高哲学范按着气——阴阳——五行的逻辑系统，揭示了世界万物包括生命的本质，阐明了世界运动变化。

中医学继承和发展了中国古代哲学的气一元论、阴阳学说和五行学说，用以阐明人类生命活动和外界环境的关系，疾病发生、发展及其防治规律，以及增进健康、延年益寿和提高劳动能力的措施等，建立了中医学的气一元论、阴阳学说和五行学说。

中医学是中国古代的一门比较系统的学科,在探索人体生命运动规律时,把当时先进的哲学理论和医学理论熔铸成为一个不可分割的整体,属于自然哲学形态。但中医学是在古代医学中远较古希腊古罗马医学理论完善且医术高超的自然哲学,它以气一元论、阴阳学说和五行学说为自己的哲学基础,运用综合思维方式分析和解决医学理论和医疗实践,体现出中国传统文化的特点。时至今日,还无法用分析手段使其脱离自然哲学而成为独立存在的实证医学。因此,要学习和研究中医学,就必须弄懂中医学中所包含的哲学内容。做到这一点,才能深刻理解中医学理论的本质和特点。

(一)阴阳学说

阴阳学说是在气一元论的基础上建立起来的中国古代的朴素的对立统一理论,属于中国古代唯物论和辩证法范畴,体现出中华民族辩证思维的特殊精神。其哲理玄奥,反映着宇宙的图式。其影响且远且大,成为人们行为义理的准则。如当今博得世界赞叹的《孙子兵法》是中国古代兵家理论和实战经验的总结,其将阴阳义理在军事行为中运用至极,已达到出神入化的境界。

阴阳学说认为:世界是物质性的整体,宇宙间一切事物不仅其内部存在着阴阳的对立统一,而且其发生、发展和变化都是阴阳二气对立统一的结果。

中医学把阴阳学说应用于医学,形成了中医学的阴阳学说,促进了中医学理论体系的形成和发展,中医学的阴阳学说是中医学理论体系的基础之一和重要组成部分,是理解和掌握中医学理论体系的一把钥匙。"明于阴阳,如惑之解,如醉之醒"(《灵枢·病传》),"设能明彻阴阳,则医理虽玄,思过半矣"(《景岳全书·传忠录·阴阳篇》)。

中医学用阴阳学说阐明生命的起源和本质,人体的生理功能、病理变化,疾病的诊断和防治的根本规律,贯穿于中医的理、法、方、药,长期以来,一直有效地指导着实践。

1. 阴阳学说在中医学中的应用

阴阳学说贯穿于中医理论体系的各个方面,用来说明人体的组织结构、生理功能、病理变化,并指导临床诊断和治疗。

(1)说明人体的组织结构

阴阳学说在阐释人体的组织结构时,认为人体是一个有机整体,是一个极为复杂的阴阳对立统一体,人体内部充满着阴阳对立统一现象。人的一切组织结构,既是有机联系的,又可以划分为相互对立的阴、阳两部分。所以说:"人生有形,不离·阴阳"(《素问·宝命全形论》)。

阴阳学说对人体的部位、脏腑、经络、形气等的阴阳属性,都作了具体划分。如:

就人体部位来说,人体的上半身为阳,下半身属阴;体表属阳,体内属阴;体表的背部属阳,腹部属阴;四肢外侧为阳,内侧为阴。

按脏腑功能特点分,心肺脾肝肾五脏为阴,胆胃大肠小肠膀胱三焦六腑为阳。五脏之中,心肺为阳,肝脾肾为阴;心肺之中,心为阳,肺为阴;肝脾肾之间,肝为阳,脾肾为阴。而且每一脏之中又有阴阳之分,如心有心阴、心阳,肾有肾阴、肾阳,胃有胃阴、胃阳等。

在经络之中,也分为阴阳。经属阴,络属阳,而经之中有阴经与阳经,络之中又有阴络与阳络。就十二经脉而言,就有手三阳经与手三阴经之分、足三阳经与足三阴经之别。在血与气之间,血为阴,气为阳。在气之中,营气在内为阴,卫气在外为阳等等。

(2)说明人体的生理功能

中医学应用阴阳学说分析人体健康和疾病的矛盾,提出了维持人体阴阳平衡的理论。阴阳匀平谓之平人。机体阴阳平衡标志着健康。健康包括机体内部以及机体与环境之间的阴阳平衡。人体的正常生命活动,是阴阳两个方面保持着对立统一的协调关系,使阴阳处于动态平衡状态的结果。

2. 阴阳学说在生理学的应用

(1)说明物质与功能之间的关系

人体生理活动的基本规律可概括为阴精(物质)与阳气(功能)的矛盾运动。属阴的物质与属阳的功能之间的关系,就是这种对立统一关系的体现。营养物质(阴)是产生功能活动(阳)的物质基础,而功能活动又是营养物质所产生的机能表现。人体的生理活动(阳)是以物质(阴)为基础的,没有阴精就无以化生阳气,而生理活动的结果,又不断地化生阴精。没有物质(阴)不能产生功能(阳),没有功能也不能化生物质。这样,物质与功能,阴与阳共处于相互对立、依存、消长和转化的统一体中,维持着物质与功能、阴与阳的相对的动态平衡,保证了生命活动的正常进行。

(2)说明生命活动的基本形式

气化活动是生命运动的内在形式,是生命存在的基本特征。升降出入是气化活动的基本形式。阳主升,阴主降。阴阳之中复有阴阳,所以阳虽主升,但阳中之阴则降;阴虽主降,但阴中之阳又上升。阳升阴降是阴阳固有的性质,阳降阴升则是阴阳交合运动的变化。人体阴精与阳气的矛盾运动过程,就是气化活动的过程,也是阴阳的升降出入过程:死生之机,升降而已。气化正常,则升降出入正常,体现为正常的生命活动。否则,气化失常,则升降出人失常,体现为生命活动的异常。由于阴·阳双方是对立统一的,所以两者之间的升与降、出与人也是相反相成的。这是从阴阳运动形式的

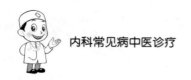

角度,以阴阳升降出入的理论来说明人体的生理功能的。

不论是物质与功能的矛盾运动,还是生命活动的基本形式,都说明在正常生理情况下,阴与阳是相互对立又相互依存,处于一个有利于生命活动的相对平衡的协调状态的。如果阴阳不能相互为用而分离,阴精与阳气的矛盾运动消失,升降出入停止,人的生命活动也就终结了。

(3)说明人体的病理变化

人体与外界环境的统一和机体内在环境的平衡协调,是人体赖以生存的基础。机体阴阳平衡是健康的标志,平衡的破坏意味着生病。疾病的发生,就是这种平衡协调遭到破坏的结果。阴阳的平衡协调关系一旦受到破坏而失去平衡,便会产生疾病。因此,阴阳失调是疾病发生的基础。

3.阴阳学说在病理学上的应用

(1)分析邪气和正气的阴阳属性

疾病的发生发展取决于两方面的因素:一是邪气。所谓邪气,就是各种致病因素的总称。二是正气。正气泛指人体的机能活动,常与邪气对称。邪气有阴邪(如寒邪、湿邪)和阳邪(如六淫中的风邪、火邪)之分。正气又有阴精和阳气之别。

(2)分析病理变化的基本规律

疾病的发生发展过程就是邪正斗争的过程。邪正斗争导致阴阳失调,而出现各种各样的病理变化。无论外感病或内伤病,其病理变化的基本规律不外乎阴阳的偏盛或偏衰。

阴阳偏盛:即阴盛、阳盛,是属于阴阳任何一方高于正常水平的病变。

阳盛则热:阳盛是病理变化中阳邪亢盛而表现出来的热的病变。阳邪致病,如暑热之邪侵入人体可造成人体阳气偏盛,出现高热、汗出、口渴、面赤、脉数等表现,其性质属热,所以说"阳盛则热"。因为阳盛往往可导致阴液的损伤,如在高热、汗出、面亦、脉数的同时,必然出现阴液耗伤而口渴的现象,故曰"阳盛则阴病"。"阳盛则热",是指因阳邪所致的疾病的性质;"阳盛则阴病",是指阳盛必然损伤人体的正气(阴液)。

阴盛则寒:阴盛是病理变化中阴邪亢盛而表现出来的寒的病变。阴邪致病,如纳凉饮冷,可以造成机体阴气偏盛,出现腹痛、泄泻、形寒肢冷、舌淡苔白、脉沉等表现,其性质属寒,所以说"阴盛则寒。"阴盛往往可以导致阳气的损伤,如在腹痛、泄泻、舌淡苔白、脉沉的同时,必然出现阳气耗伤而形寒肢冷的现象,故日"阴盛则阳病"。"阴盛则寒",是指因阴邪所致疾病的性质;"阴盛则阳病",是指阴盛必然损伤人体的正气

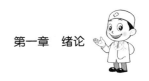

（阳气）。

用阴阳消长的理论来分析，"阳盛则热"属于阳长阴消，"阴盛则寒"属于阴长阳消。其中，以"长"为主，"消"居其次。

阴阳偏衰：阴阳偏衰即阴虚、阳虚，是属于阴阳任何一方低于正常水平的病变。

阳虚则寒：阳虚是人体阳气虚损，根据阴阳动态平衡的原理，阴或阳任何一方的不足，必然导致另一方相对的偏盛。阳虚不能制约阴，则阴相对偏盛而出现寒象：如机体阳气虚弱，可出现面色苍白、畏寒肢冷、神疲蜷卧、自汗、脉微等表现：其性质亦属寒，所以称"阳虚则寒，"阴虚则热：阴虚是人体的阴液不足。阴虚不能制约阳，则阳相对偏亢而出现热象。如久病耗阴或素体阴液亏损，可出现潮热、盗汗、五心烦热、口舌干燥、脉细数等表现，其性质亦属热，所以称"阴虚则热"，用阴阳消长理论来分析，"阳虚则寒"属于阳消而阴相对长，阴虚则热属于阴消而阳相对长。其中，以消为主，因消而长，长居其次。

阴阳互损：根据阴阳互根的原理，机体的阴阳任何一方虚损到一定程度，必然导致另一方的不足。阳损及阴，阴损及阳：阳虚至一定程度时，因阳虚不能化生阴液，而同时出现阴虚的现象，称"阳损及阴"。同样，阴虚至一定程度时，因阴虚不能化生阳气，而同时出现阳虚的现象，称"阴损及阳"："阳损及阴"或"阴虚及阳"最终导致"阴阳两虚"：阴阳两虚是阴阳的对立处在低于正常水平的平衡状态，是病理状态而不是生理状态。

临床上，为了区别阳盛则热、阴盛则寒和阳虚则寒、阴虚则热，把阳盛则热称作"实热"，把阴虚则热称作"虚热"，把阴盛则寒称作"实寒"，把阳虚则寒称作"虚寒"：至于阳损及阴、阴损及阳乃至阴阳两虚，均属虚寒虚热范畴；阳损及阴，以虚寒为主，虚热居次；阴损及阳，以虚热为主，虚寒居次；而阴阳两虚则是虚寒虚热并存，且暂时处于均势的状态。但是由于这种低水平的平衡是动态平衡，所以在疾病的发展过程中仍然会有主次。

阴阳转化：在疾病的发展过程中，阴阳偏盛偏衰的病理变化可以在一定的条件下各自向相反的方向转化。即阳证可以转化为阴证，阴证可以转化为阳证。阳损及阴和阴损及阳也是阴阳转化的体现。

在病理状态下，对立的邪正双方同处于疾病的统一体中进行剧烈的斗争，它们的力量对比是不断运动变化着的。邪正斗争，是疾病自我运动转化的内在原因，医疗护理是促使转化的外部条件，外因通过内因而起作用：由于阴中有阳，阳中有阴，所以阴证和阳证虽然是对立的，有显著差别的，但这种对立又互相渗透，阳证之中还存在着阴

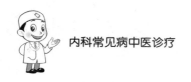

证的因素,阴证之中也存在着阳证的因素:所以阳证和阴证之间可以互相转化。

4.用于指导疾病的诊断

中医诊断疾病的过程,包括诊察疾病和辨别症候两个方面。"察色按脉,先别阴阳"(《素问·阴阳应象大论》)。阴阳学说用于诊断学中,旨在分析通过四诊而收集来的临床资料和辨别症候。

阴阳是分析四诊资料之目:如色泽鲜明者属阳,晦暗者属阴;语声高亢洪亮者属阳,低微无力者属阴;呼吸有力、声高气粗者属阳,呼吸微弱、声低气怯者属阴;口渴喜冷者属阳,口渴喜热者属阴;脉之浮、数、洪、滑等属阳,沉、迟、细、涩等属阴。

阴阳是辨别症候的总纲:如八纲辩证中,表证、热证、实证属阳;里证、寒证、虚证属阴。在临床辩证中,只有分清阴阳,才能抓住疾病的本质,做到执简驭繁。所以辨别阴证、阳证是诊断的基本原则,在临床上具有重要的意义。在脏腑辩证中,脏腑气血阴阳失调可表现出许多复杂的症候,但不外阴阳两大类,如在虚证分类中,心有气虚、阳虚和血虚、阴虚之分,前者属阳虚范畴,后者属阴虚范畴。

5.用于指导疾病的防治

(1)指导养生防病

中医学十分重视对疾病的预防,不仅用阴阳学说来阐发摄生学说的理论。而且摄生的具体方法也是以阴阳学说为依据的:阴阳学说认为:人体的阴阳变化与自然界四时阴阳变化协调一致,就可以延年益寿:因而主张顺应自然,春夏养阳,秋冬养阴,精神内守,饮食有节,起居有常,做到"法于阴阳,和于术数"(《素问,上古天真论》)。借以保持机体内部以及机体内外界环境之间的阴阳平衡,达到增进健康、预防疾病的目的。

(2)用于疾病的治疗

由于疾病发生发展的根本原因是阴阳失调,因此,调整阴阳。补偏救弊,促使阴平阳秘,恢复阴阳相对平衡,是治疗疾病的基本原则。阴阳学说用以指导疾病的治疗,一是确定治疗原则,二是归纳药物的性能。

确定治疗原则:阴阳偏盛的治疗原则:损其有余,实者泻之。阴阳偏盛,即阴或阳的过盛有余,为有余之证。由于阳盛则阴病,阳盛则热,阳热盛易于损伤阴液,阴盛则阳病,阴盛则寒,阴寒盛易于损伤阳气,故在调整阴阳的偏盛时,应注意有无相应的阴或阳偏衰的情况存在。若阴或阳偏盛而其相对的一方并没有构成虚损时,即可采用"损其有余"的原则。若其相对一方有偏衰时,则当兼顾其不足,配合以扶阳或益阴之法。阳盛则热属实热证,宜用寒凉药以制其阳,治热以寒,即"热者寒之"。阴盛则寒属寒实证,宜用温热药以制其阴,治寒以热,即"寒者热之"。因二者均为实证,所以称这种治疗原则为"损其有余",即"实者泻之"。

阴阳偏衰的治疗原则:补其不足,虚者补之。阴阳偏衰,即阴或阳的虚损不足,或为阴虚,或为阳虚。阴虚不能制阳而致阳亢者,属虚热证,治当滋阴以抑阳。一般不能用寒凉药直折其热,须用"壮水之主,以制阳光"(《素问·至真要大论》王冰注)的方法,补阴即所以制阳。"壮水之主,以制阳光"又称壮水制火或滋水制火,滋阴抑火,是治求其属的治法,即用滋阴降火之法,以抑制阳亢火盛。如肾阴不足,则虚火上炎,此非火之有余,乃水之不足,故当滋养肾水。《黄帝内经》称这种治疗原则为"阳病治阴"(《素问·阴阳应象大论》)。若阳虚不能制阴而造成阴盛者,属虚寒证,治当扶阳制阴。一般不宜用辛温发散药以散阴寒,须用"益火之源,以消阴翳"(《素问至真要大论》王冰注)的方法,又称益火消阴或扶阳退阴,亦是治求其属的治法,即用扶阳益火之法,以消退阴盛。如肾主命门,为先天真火所藏,肾阳虚衰则现阳微阴盛的寒证,此非寒之有余,乃真阳不足,故治当温补肾阳,消除阴寒,《黄帝内经》称这种治疗原则为"阴病治阳"(《素问·阴阳应象大论》)。

补阳配阴,补阴配阳:至于阳损及阴、阴损及阳、阴阳俱损的治疗原则,根据阴阳互根的原理,阳损及阴则治阳要顾阴,即在充分补阳的基础上补阴(补阳配阴);阴损及阳则应治阴要顾阳,即在充分补阴的基础上补阳(补阴配阳);阴阳俱损则应阴阳俱补,以纠正这种低水平的平衡。阴阳偏衰为虚证,所以称这种治疗原则为"补其不足"或"虚则补之"。

(3)归纳药物的性能

阴阳用于疾病的治疗,不仅用以确立治疗原则,而且也用来概括药物的性味功能,作为指导临床用药的依据;治疗疾病,不但要有正确的诊断和确切的治疗方法,同时还必须熟练地掌握药物的性能。根据治疗方法,选用适宜药物,才能收到良好的疗效。

中药的性能,是指药物具有四气、五味、升降浮沉的特性。四气(又称四性),有寒、热、温、凉。五味有酸、苦、甘、辛、咸。四气属阳,五味属阴。四气之中,温热属阳;寒、凉属阴。五味之中,辛味能散、能行,甘味能益气,故辛甘属阳,如桂枝、甘草等;酸味能收,苦味能泻下,故酸苦属阴,如大黄、芍药等;淡味能渗泄利尿(物质的浓淡对比而言,浓属阴,淡属阳)故属阳,如茯苓、通草;咸味药能润下,故属阴,如芒硝等。按药物的升降浮沉特性分,药物质轻,具有升浮作用的属阳,如桑叶、菊花等;药物质重,具有沉降作用的属阴,如龟板、赭石等。治疗疾病,就是根据病情的阴阳偏盛偏衰,确定治疗原则,再结合药物的阴阳属性和作用,选择相应的药物,从而达到"谨察阴阳所在而调之,以平为期"(《素问·至真要大论》)的治疗目的。

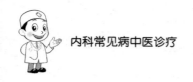

（二）气一元论

中国古代哲学的物质观，从五行的多元论到阴阳二气的二元论，最终统一于气的一元论。诚如《河洛原理》所说，"太极一气产阴阳，阴阳化合生五行，五行既萌，遂含万物"。

阴阳五行始终被置于中国古代哲学的最根本最高的气范畴之内，即使在阴阳五行学说的极盛时代，也没有成为宇宙观的主体，往往是气一元论宇宙观的构成部分。所以天地万物"本是一气，分而言之则曰阴阳，又就阴阳中细分之则为五行。五气即二气，二气即一气"（宋·吴澄《答人问性理》）。天地万物皆本于气，人亦因气而生。气是构成天地万物以及人类生命的共同的本始物质，人的生死、物之盛毁，都是气聚散变化的结果。故曰："人之生，气之聚也。聚则为生，散则为死。……故万物一也"（《庄子·知北游》）。人与天地之气通为一气，"人之生也，因阴阳五行之气而有形，形之中便具得阴阳五行之理，以为健顺五常之性"（吴澄《答田副使第二书》）。总之，中国古代哲学用气一元论的单一物质概念，说明了世界的物质本原，肯定了世界的物质性。世界上一切事物都是物质（气）的不同形态，世界上一切现象都是根源于物质（气）的，这是中国古代唯物主义哲学的基本理论。

总之，气一元论是中医古代哲学中最根本最重要的哲学思想，是一种动态的、有机的宇宙观，浓缩地反映出中华民族的特有传统。

中医学以气一元论为其宇宙观和方法论，因此，中医学理论体系也必然体现出中国古代哲学气范畴的特点。中医学在阐述生命运动的规律时，往往是抽象的哲学概念和具体的科学概念并用，注重整体生理功能的研究而忽视人体内部结构的探讨，具有鲜明的整体性和模糊性。

中医学的气具有抽象的哲学范畴和具体的科学概念双重意义。在中医学气一元论中，气作为哲学范畴的含义已如上述。作为医学科学中具体的科学的物质概念，在中医学理论体系，就生命物质系统——气、血、精、津、液而言，气是构成人体和维持人体生命活动的，活力很强、运动不息、极其细微的物质，是生命物质与生理机能的统一。在生命物质系统的各种具体的物质概念中，气是最大的概念。

1. 气一元论的基本内容

气一元论作为中国传统文化的自然观体系，其蕴含的内容极其丰富。在此，仅就其中与中医学关系密切者简介如下：

（1）气是构成万物的本原

寰宇茫茫，生物吐纳，有一种有形无形而存在的东西，中国古代哲学称之为气。在中国传统哲学中,宇宙又称天地、天下、太虚、寰宇、乾坤、宇空等等。气通常是指一种极细微的物质,是构成世界万物的本原。古代唯物主义哲学家认为"气"是世界的物质本原。东汉·王充谓"天地合气,万物自生"(《论衡·自然》)。北宋·张载认为"太虚不能无气,气不能不聚而为万物"(《正蒙·太和》)。气是一种肉眼难以相及的至精至微的物质。气和物是统一的,故曰:"善言气者,必彰于物"(《素问·气交变大论》)。气是世界的本原,是构成宇宙的元初物质,是构成天地万物的最基本元素。"太虚寥廓,肇基化元,万物资始,五运终天,布气真灵,摁统坤元,九星悬朗,七曜周旋,曰阴曰阳,日柔曰刚,幽显既位,寒暑弛张,生生化化,品物咸章"(《素问·天元纪大论》引《太始天元册》语)。《内经》称宇宙为太虚,在广阔无垠的宇宙虚空中,充满着无穷无尽具有生化能力的元气。元气(即具有本原意义之气)敷布宇空,统摄大地,天道以资始,地道以资生。一切有形之体皆赖元气生化而生成。元气是宇宙的始基,是世界万物的渊源和归宿。气是构成宇宙的本始物质,气本为一,分为阴阳,气是阴阳二气的矛盾统一体。"清阳为天,浊阴为地,地气上为云,天气下为雨,雨出地气,云出天气"(《素问·阴阳应象大论》)。"天气"是自然界的清阳之气,"地气"是自然界的浊阴之气。阴气浊重,降而凝聚成为有形的物体,构成了五彩缤纷的大地;阳气清轻,升而化散为无形的太虚,形成了苍莽的天宇。天地阴阳之气上升下降,彼此交感而形成天地间的万事万物。"本乎天者,天之气也。本乎地者,地之气也。天地合气,六节分而万物化生矣"(《素问·至真要大论》)。总之,气是物质性的实体,是构成自然万物的最基本元素。

人类是整个世界的特殊组成部分,是自然的产物。人与自然有着密切的关系。在中国哲学史上,周、秦以前称"天"或"天地"为自然,从《淮南子》始方有宇宙的观念,"往来古今谓之宙,四方上下谓之宇"(《淮南子·齐俗训》)。宇宙便是物质世界,便是自然界,宇宙观即世界观。天人关系问题是中国古代哲学特别是《内经》时代哲学领域激烈争论的重大问题之一。中医学从天地大宇宙、人身小宇宙的天人统一性出发,用气范畴论述了天地自然和生命的运动变化规律。

中医学从气是宇宙的本原,是构成天地万物的要素这一基本观点出发,认为气也是生命的本原,是构成生命的基本物质。故曰:"人生于地,悬命于天,天地合气,命之曰人"(《素问·宝命全形论》),"气者,人之根本也"(《难经·八难》),"人类伊始,气化之也。两间(指天地间——作者注)既有人类,先由气化,继而形化,父精母血,子孳孙生"(《景景室医稿杂存》)。人体是一个不断发生着升降出入的气化作用的机体。人的生长壮老已,健康与疾病,皆本于气,故曰:"人之生死,全赖乎气。气聚则生,气壮则康,气衰则弱,气散则死"(《医权初编》)。

气是絪缊运动,至精至微的物质,是构成人体和维持人体生命活动的最基本物质。这种"气"相对于天地之气而言,是人体之气,故又称"人气"。人类只要认识人气的运动变化规律,就能够认识生命的运动规律,故曰:"通于人气之变化者,人事也"(《素问·气交变大论》)。血、精、津液等亦为生命的基本物质,但它们皆由气所化生,故称气是构成人体和维持人体生命活动的最基本物质。

"人之有生,一气而已……气以成性,而内焉则为人之心,外焉则为人之体。体者气之充,而心者气之灵"(吴廷翰《古斋漫录》)。人的形体和人的思想精神都是气的产物。中医学在古代哲学气论的基础上从生命科学的角度,认为"人之生死由乎气","惟气以成形,气聚则形存,气散则形亡"(《医门法律》),即人的形体是由气构成的,而人的精神意识思维活动也是由物质机体产生的一种气的活动,故曰:"形者生之舍也,气者生之元也,神者生之制也。形以气充,气耗形病,神依气位,气纳神存"(《素问病机气宜保命集》)。"人有五脏化五气,以生喜、怒、悲、忧、恐"(《素问·天元纪大论》),"气者,精神之根蒂也"(《脾胃论》)。

气是连续性的一般物质存在,充塞于整个宇宙,是构成世界的本原,是世界统一性的物质基础。气是构成万物最基本的物质要素,万物是气可以感知的有形存在形式。气规定万物的本质,气的内涵揭示了气的物质性和普遍性、无限性和永恒性。

(2)运动是气的根本属性

天地之气动而不息,运动是气的根本属性,气是具有动态功能的客观实体,气始终处于运动变化之中,或动静、聚散、或絪缊;清浊,或升降、屈伸,以运动变化作为自己存在的条件或形式。天地运动一气,毂万物而生。《内经》称气的运动为"变"、"化","物生谓之化,物极谓之变"(《素问·天元纪大论》)。"物之生,从乎化;物之极,由乎变。变化之相薄,成败之所由也"(《素问·六微旨大论》)。自然界一切事物的变化,不论是动植物的生育繁衍,还是无生命物体的生化聚散,天地万物的生成、发展和变更、凋亡,无不根源于气的运动。"气有胜复,胜复之作,有德有化,有用有变"(《素问·六微旨大论》)。气有胜复作用,即气本身具有克制与反克制的能力。气这种胜与复、克制与反克制的作用,是气自身运动的根源。气分阴阳,阴阳相错,而变由生。阴阳相错,又称阴阳交错、阴阳交感,即阴阳的相互作用。阴阳相错是气运动变化的根本原因。换言之,阴阳的对立统一是气运动变化的根源和宇宙总规律,故曰:"阴阳者,天地之道也,万物之纲纪,变化之父母,生杀之本始"(《素问·阴阳应象大论》)。气的阴阳对立统一运动,表现为天地上下、升降、出入、动静、聚散、清浊的相互交感,这是气运动的具体表现形式。《内经》以"升降出入"四字概之,故曰:"气之升降,天地之更用也。……升已而降,降者谓天,降已而升,升者谓地,天气下降,气流于地,地气上升,气腾于天。高下相召,升降相因,而变作矣","出入废,则神机化灭;升降息,则气立孤危。故非出入,则无以生、长、壮、老、已;非升降,则无以生、长、化、收、藏"(《素问·六微旨大论》)。

气是构成宇宙的物质基础,气聚而成形,散而为气。形和气是物质存在的基本形式,而形和气的相互转化则是物质运动的基本形式。物之生由乎化,化为气之化,即气化。形气之间的相互转化就是气化作用的具体表现。气生形,形归气,气聚则形生,气散则形亡。形之存亡由乎气之聚散。气充塞于太虚之中,一切有形之物的生成和变化乃至消亡,无不由于气的气化作用。所谓"气始而生化……气终而象变"(《素问·五常政大论》)。《内经》不仅在气化理论的基础上提出了气和形相互转化的思想,而且用阴阳学说阐明形气转化的根源。"阳化气,阴成形"(《素问·阴阳应象大论》)。阳动而散则化气,阴静而凝则成形。阴阳动静的相互作用,是气化成形和形散为气两种方向相反的运动过程的根本原因。气至大无外,至细无内。大者,有形之物与太虚之气之间;小者,每一有形之物内部都存在着形化为气和气化为形的气化作用。中医学的形气转化理论对中国古代哲学史产生了深远的影响。

气是阴阳矛盾统一体。阴阳为固有的两种对立要素,而不是两个不同的组成部分,即"阴阳有定性而无定质"(《张子正蒙注·卷一》)。阴阳矛盾对立形成了气的永恒的有规律的运动变化。动静统一是气的运动性质。气化运动是动与静的统一,聚散统一则是气的存在形式。散而归于太虚,是气的无形本体;聚而为庶物之生,是气的有形作用。聚暂而散久,聚散在质和量上均统一于气,聚散统一揭示了宇宙万物气的统一性。阴阳统一揭示了气的内在性质,动静统一描述了气的存在状况,而聚散统一则规定着气的存在形式。

(3)气是万物之间的中介

气贯通于天地万物之中,具有可入性、渗透性和感应性。未聚之气稀微而无形体,可以和一切有形无形之气相互作用和相互转化,能够衍生和接纳有形之物,成为天地万物之间的中介,把天地万物联系成为一个有机整体。

感应,即交感相应的意思。有感必应,相互影响,相互作用。气有阴阳是两,两存在于一之中。气是阴阳的对立统一体,阴阳对立的双方共同组成气的统一体,它们是一切运动变化的根源。气之阴阳两端相互感应而产生了事物之间的普遍联系。有差异就有统一,有异同就有感应。"以万物本一,故一能合异,以其能合异,故谓之感……阴阳也,二端故有感,本一故能合。天地生万物,所受虽不同,皆无须臾之不感"(《正蒙·乾称》)。相互感应和普遍联系是宇宙万物的普遍规律。"感之道不一,或以同而感","或以异相应","或以相悦而感,或以相畏而感","又如磁石引针,相应而感也","感如影响,无复先后,有动必藏,咸感而应,故曰咸速也"(《横渠易说·下经·咸》)。阴阳二气的相互感应产生了天地万物之间的普遍联系,使物质世界不断地运动变化。这种阴阳二气相互感应的思想具有朴素的辩证法因素,把人与自然、社会视为一个具有普遍联系的有机整体。中医学基于气的相互感应思想,认为自然界和人类,自然界的各种事物和现象,人体的五脏六腑与生理功能,以及生命物质与精神活动之间,虽然千差万别,但不是彼此孤立毫无联系的,而是相互影响、相互作用、密切联系的,在差异中具有统一性,遵循共同的规律,是一个统一的有机整体。故曰:"人与天地相参"(《灵枢·经水》)。"天地之大纪,人神之通应也"(《素问·至真要大论》)。

2. 气一元论在中医学中的应用

中医学将气一元论理论应用到医学方面,认为人是天地自然的产物,人体也是由气构成的,人体是一个不断发生着形气转化的升降出入气化作用的运动着的有机体,并以此阐述了人体内部气化运动的规律,精辟地论述了生命运动的基本规律,回答了生命科学的基本问题。如果说,中医学理论是建立在气一元论之上的,并不为过。

(1)说明脏腑的生理功能

新陈代谢是生命的基本特征。人之生死由乎气,气是维持生命活动的物质基础。这种生命的物质——气,经常处于不断自我更新和自我复制的新陈代谢过程中。气的这种运动变化及其伴随发生的能量转化过程称之为"气化"。"味归形,形归气,气归精,精归化,精食气,形食味,化生精,气生形……精化为气"(《素问·阴阳应象大论》),就是对气化过程的概括。气化为形、形化为气的形气转化过程,包括了气、精、血、津、液等物质的生成、转化、利用和排泄过程。"天食人以五气,地食人以五味"(《素问·六节脏象论》),是说人体必须不断地从周围环境摄取生命活动所必需的物质。否则,生命就无法维持。故曰:"平人不食饮七日而死者,水谷精气津液皆尽故也"(《灵枢·平人绝谷》)。人体的脏腑经络,周身组织,都在不同的角度、范围和深度上参与了这类气化运动,并从中获取了所需要的营养物质和能量,而排出无用或有害的代谢产物。人体的气化运动是永恒的,存在于生命过程的始终,没有气化就没有生命。由此可见,气化运动是生命的基本特征,其本质就是机体内部阴阳消长转化的矛盾运动。

升降出入是人体气化运动的基本形式。人体内气的运动称之为"气机"。而气化运动的升降出入是通过脏腑的功能活动来实现的,故又有脏腑气机升降之说。人体通过脏腑气机的升降出入运动,把摄人体内的空气和水谷转化为气、血、津、液、精等,完成"味归形,形归气;气归精,精归化;精食气,形食味;化生精,气生形"的物质和能量的代谢过程。这种气(元气)、精(水谷精微)、味(营养物质)、形(形体结构)相互作用的关系,说明了人体的正常生理活动是建筑在物质(气)运动转换的基础之上的。脏腑气化功能升降正常,出入有序,方能维持"清阳出上窍,浊阴出下窍;清阳发腠理,浊阴走五脏;清阳实四肢,浊阴归六腑"的正常生理活动,使机体与外界环境不断地新陈代谢,保证了生命活动的物质基础——气的不断自我更新。

气在于人,和则为正气,不和则为邪气。故气的生理,贵在乎"和"。"气和而生,津液相成,神乃自生"(《素问·六节脏象论》)。元气充盛,则能宣发周身,推动气血之运行,主宰人体脏腑各种功能活动,使精气血津液生化不息。脏腑经络之气机旺盛,从而维持机体内部各器官、系统间活动的相对平衡以及机体与周围环境的动态平衡。由此可见,人体的生理功能根源于气,故曰:"人之有生,全赖此气"(《类经·摄生类》)。

(2)说明人体的病理变化

五脏六腑皆赖气为之用。气贵于和,又喜宣通。故曰:"气血以流,腠理以密"(《素问·生气通天论》),"气之不得无行也,如水之流,如日月之行不休"(《灵枢·脉度》),"气血冲和,万病不生,一有怫郁,诸病生焉"(《金匮钩玄·卷一·六郁》)。凡疾病之表里虚实,顺逆缓急,无不因气所致,所谓"百病生于气也"(《素问·举痛论》)。故"凡病之为虚为实,为寒为热,至其病变,莫可名状,欲求其本,则止一气足以尽之。盖气有不调之处,即病本所在之处也"(《景岳全书·诸气》)。因此,一切疾病的发生发展都与气的生成和运行失常有关。

(3)指导诊断和治疗

诊断方面:中医诊断学中,四诊无一不与气密切相关。"有诸内者形诸外"(《丹溪心法》),审察五脏之病形,可知真气之虚实。因此,正气的盛衰可以从面色、形态、声音、神志、脉象等方面表现出来。其中以神志和脉象尤为重要。神气的存亡是生命活动的标志,神以精气为物质基础,是脏腑气血盛衰的外露征象。故曰:"神者,正气也"(《四诊抉微》)。"神气者,元气也。元气完固,则精神昌盛无待言也。若元气微虚,则神气微去;元气大虚,则神气全去,神去则机息矣"(《景岳全书·传忠录·虚实篇》)。故望气色又可知内脏之盛衰、气血之虚实、邪气之浅深。

"寸口者,脉之大会"(《难经·一难》),"脉气流经,经气归于肺,肺朝百脉……气归于权衡。权衡以平,气口成寸,以决死生"(《素问·经脉别论》)。故气之盛衰可从寸口脉上反映出来。人之元气为脉之根本,故曰:"脉有根本,人有元气,故知不死"(《难经·十四难》)。中医在诊断中,审查"胃气"如何,是决定疾病顺逆、生死的关键。有胃气则生,无胃气则死。

治疗方面:中医学认为,疾病的发生取决于邪气和正气双方的矛盾斗争,正气在发病上居主导地位。故曰:"正气存内,邪不可干","邪之所凑,其气必虚"。因此,治疗的基则不外乎扶正和祛邪。祛邪为了扶正,扶正即所以祛邪。"气者,人之根本也"(《难经》)。治疗的目的旨在疏其血气,令其和平。气得其和为正气,失其和为邪气。治气贵在于"调",这里的"调",是调和之意,不仅仅是用理气药来调畅气机,而是指通过各种治疗方法来调整脏腑的阴阳失调,使机体重新建立阴阳气血升降出人的动态平衡,即"谨察阴阳之所在而调之,以平为期"。可见气一元论对治疗疾病具有重要的指导意义。

(4)判断疾病的预后

应用气一元论,从形气关系来判断疾病的轻重顺逆和预后,是中医诊断学中的重要内容。形以寓气,气以充形,"形气相得,谓之可治","形气相失,谓之难治"(《素问·玉机真脏论》)。若"形盛脉细,少气不足以息者危。形瘦脉大,胸中多气者死。……形肉已脱,九候虽调,犹死"(《素问·三部九候论》)。所以,元气是疾病顺逆的根本。

中医学根据"形神合一"的观点,强调望神色以决死生。"血气者,人之神"(《素问·八正冲明论》),"夫色之变化,以应四时之脉……以合于神明也","治之要极,无失色脉"(《素问·移精变气论》)。"见其色而不得其脉,反得其相胜之脉,则死矣;得其相生之脉,则病已矣"(《灵枢·邪气脏腑病形》)。得神者昌,失神者亡。

脉气主要是胃气,是判断预后的主要依据。"度事上下,脉事因格,是以形弱气虚死;形气有余,脉气不足死;脉气有余,形气不足生"(《素问·方盛衰论》)。说明了脉有胃气的。

(三)五行学说

五行学说是中国古代的一种朴素的唯物主义哲学思想,属元素论的宇宙观,是一种朴素的普通系统论。五行学说认为:宇宙间的一切事物,都是由木、火、土、金、水五种物质元素所组成,自然界各种事物和现象的发展变化,都是这五种物质不断运动和相互作用的结果。天地万物的运动秩序都要受五行生克制化法则的统一支配。五行学说用木、火、土、金、水五种物质来说明世界万物的起源和多样性的统一。自然界的一切事物和现象都可按照木、火、土、金、水的性质和特点归纳为五个系统。五个系统乃至每个系统之中的事物和现象都存在一定的内在关系,从而形成了一种复杂的网络状态,即所谓"五行大系"。五行大系还寻求和规定人与自然的对应关系,统摄自然与人事。人在天中,天在人中,你中有我,我中有你,天人交相生胜。五行学说认为大千世界是一个"变动不居"的变化世界,宇宙是一个动态的宇宙。

五行学说是说明世界永恒运动的一种观念。一方面认为世界万物是由木、火、土、金、水五种基本物质所构成,对世界的本原作出了正确的回答;另一方面又认为任何事物都不是孤立的、静止的,而是在不断的相生、相克的运动之中维持着协调平衡。所以,五行学说不仅具有唯物观,而且含有丰富的辩证法思想,是中国古代用以认识宇宙,解释宇宙事物在发生发展过程中相互联系法则的一种学说。

中医学把五行学说应用于医学领域,以系统结构观点来观察人体,阐述人体局部与局部、局部与整体之间的有机联系,以及人体与外界环境的统一,加强了中医学整体观念的论证,使中医学所采用的整体系统方法进一步系统化,对中医学特有的理论体系的形成,起了巨大的推动作用,成为中医学理论体系的哲学基础之一和重要组成部分,随着中医学的发展,中医学的五行学说与哲学上的五行学说日趋分离,着重用五行互藏理论说明自然界多维、多层次无限可分的物质结构和属性,以及脏腑的相互关系,特别是人体五脏之中各兼五脏,即五脏互藏规律,揭示机体内部与外界环境的动态平衡的调节机制,阐明健康与疾病、疾病的诊断和防治的规律。

1. 五行的基本概念

(1)五行的哲学含义

五行是中国古代哲学的基本范畴之一,是中国上古原始的科学思想。"五",是木、火、土、金、水五种物质;"行",四通八达,流行和行用之谓,是行动、运动的古义,即运动变化,运行不息的意思。五行,是指木火土金水五种物质的运动变化。切不可将五行看作是静态的,而应看作是五种动态的相互作用。五行不仅是物质和运动,而且又不再是物质和运动,不即不离,亦即亦离,是五种物、五种性、五种能力,故称五德。五行学说和阴阳学说一样,从一开始就着眼于事物的矛盾作用,事物的运动和变化。《说文解字》:"五"作,"五行也,从二,阴阳在天地之间交舞也"。五行的"行"字、五运的"运"字都是运行不息的意思。五行的概念,不是表示五种特殊的物质形态,而是代表五种功能属性,"是五种强大的力量不停地循环运动而不是消极无动性的基本(主要的)物质"(英·李约瑟《中国科学技术史》),是自然界客观事物内部阴阳运动变化过程中五种状态的抽象,属于抽象的概念,也是中国古代朴素唯物主义哲学的重要范畴。

（2）五行的医学含义

中医学的五行，是中国古代哲学五行范畴与中医学相结合的产物，是中医学认识世界和生命运动的世界观和方法论。中医学对五行概念赋予了阴阳的含义，认为木、火、土、金、水乃至自然界的各种事物都是阴阳的矛盾运动所产生。阴阳的运动变化可以通过在天之风、热、温、燥、湿、寒六气和在地之木、火、土、金、水五行反映出来。中医学的五行不仅仅是指五类事物及其属性，更重要的是它包含了五类事物内部的阴阳矛盾运动。

中医学的五行概念，一是标示着物质世界，不论自然还是生命都是物质形态的多样性统一；二是标示着一种中国整体思想中的一种多元结构联系的思维形态，多元结构联系的整体思维是中国古代相关性思维的典型形态之——这种思维形态在中医学中获得了更典型、更充分的表达。中医学的五行概念，旨在说明人体结构的各个部分以及人体与外界环境是一个有机整体，属医学科学中的哲学概念，与纯粹哲学概念不同。

2. 五行学说的基本内容

（1）对事物属性的五行分类

五行的特性：五行的特性，是古人在长期生活和生产实践中，对木、火、土、金、水五种物质的朴素认识基础之上，进行抽象而逐渐形成的理论概念。五行的特性是：

"木曰曲直"：曲，屈也；直，伸也。曲直。即能曲能伸之义，木具有生长、能曲能伸、升发的特性。木代表生发力量的性能，标示宇宙万物具有生生不已的功能。凡具有这类特性的事物或现象，都可归属于"木"。

"火曰炎上"：炎，热也；上，向上。火具有发热、温暖、向上的特性。火代表生发力量的升华，光辉而热力的性能。凡具有温热、升腾、茂盛性能的事物或现象，均可归属于"火"。

"土爱稼穑"：春种曰稼，秋收曰穑，指农作物的播种和收获。土具有载物、生化的特性，故称土载四行，为万物之母。土具生生之义，为世界万物和人类生存之本，"四象五行皆藉土"。五行以土为贵。凡具有生化、承载、受纳性能的事物或现象，皆归属于"土"。

"金曰从革"：从，顺从、服从；革，革除、改革、变革。金具有能柔能刚、—变革、肃杀的特性。金代表固体的性能，凡物生长之后，必会达到凝固状态，用金以示其坚固性。引申为肃杀、潜能、收敛、清洁之意。凡具有这类性能的事物或现象，均可归属于"金"。

"水曰润下":润,湿润;下,向下。水代表冻结含藏之意,水具有滋润、就下、闭藏的特性。凡具有寒凉、滋润、就下、闭藏性能的事物或现象都可归属于"水"。

由此可以看出,医学上所说的五行,不是指木火土金水这五种具体物质本身,而是五种物质不同属性的抽象概括。

事物属性的五行分类:五行学说根据五行特性,与自然界的各种事物或现象相类比,运用归类和推演等方法,将其最终分成五大类。其具体推理方法是:类比。

类比是根据两个或两类事物在某些属性或关系上的相似或相同而推出它们在其他方面也可能相同或相似的一种逻辑方法。类比也是一种推理方法。类比法,中医学称之为"援物比类"或"取象比类"。中医学五行学说运用类比方法,将事物的形象(指事物的性质、作用、形态)与五行属性相类比,物象具有与某行相类似的特性,便将其归属于某行。如方位配五行、五脏配五行等。方位配五行,旭日东升,与木之升发特性相类,故东方归属于木;南方炎热,与火之炎上特性相类,故南方归属于火。又如五脏配五行,脾主运化而类于土之化物,故脾归属于土,肺主肃降而类于金之肃杀,故肺归属于金,等等。

推衍:推衍是根据已知的某些事物的属性,推衍至其他相关事物,以得知这些事物的属性的推理方法。属中国古代的类推形式,包括平行式推衍和包含式推衍两种类型。

平行式推衍:与类比思维相比,实际上是发生了量的变化,并没有改变思维作水方向运动的性质。通常是某种法则或范本的延伸,这种法则、范本与新的推衍对象之间并不存在包含关系。以木行推衍为例,已知肝属于木,而肝合胆,主筋,开窍于目,故胆、筋、目眦属于木。他如五志之怒、五声之呼、变动之握,以及五季之春、五方之东、五气之风、五化之生、五色之青、五味之酸、五时之平旦、五音之角等等,亦归于本。根据木行的特性,在人体以肝为中心,推衍至胆、目、筋、怒、呼、握;在自然界以春为中心,推衍至东、风、生、青、酸、平旦、角等。肝与胆、目、筋、怒、呼、握,以及春与东、风、生、青、酸、平旦、角等之间并不存在包含关系,仅是在五脏之肝、五季之春的基础上发生了量的增加,其他四行均类此。

包含式推衍:包含式推衍又可分为抽象模型推衍和类命题推衍两种形式。五行学说按木、火、土、金、水五行之间生克制化规律,说明人体肝、心、脾、肺、肾五脏为中心的五脏系统,以及人体与自然环境各不同要素之间的统一性,便是五行结构模型推衍的具体应用。类命题推衍属中国古代的三段论推理。中国古代的三段论属"不完整不规范"的推理形式,尚不具备类型或范式的意义。在五行推衍中不若模型推衍应用广

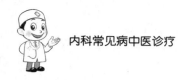

泛,故在此从略。

总之,五行学说以天人相应为指导思想,以五行为中心,以空间结构的五方、时间结构的五季、人体结构的五脏为基本框架,将自然界的各种事物和现象,以及人体的生理病理现象,按其属性进行归纳,即凡具有生发、柔和特性者统属于木;具有阳热、上炎特性者统属于火;具有长养、化育特性者统属于土;具有清静、收杀特性者统属于金;具有寒冷、滋润、就下、闭藏特性者统属于水。从而将人体的生命活动与自然界的事物和现象联系起来,形成了联系人体内外环境的五行结构系统,用以说明人体以及人与自然环境的统一性。

3. 五行学说在中医学中的应用

五行学说在中医学领域中的应用,主要是运用五行的特性来分析和归纳人体的形体结构及其功能,以及外界环境各种要素的五行属性;运用五行的生克制化规律来阐述人体五脏系统之间的局部与局部、局部与整体,以及人与外界环境的相互关系;用五行乘侮胜复规律来说明疾病的发生发展的规律和自然界五运六气的变化规律。五行学说的应用,加强了中医学关于人体以及人与外界环境是一个统一整体的论证,使中医学所采用的整体系统方法更进一步系统化。

(1)说明脏腑的生理功能及其相互关系

人体组织结构的分属:中医学在五行配五脏的基础上,又以类比的方法,根据脏腑组织的性能、特点,将人体的组织结构分属于五行,以五脏(肝、心、脾、肺、肾)为中心,以六腑(实际上是五脏:胃、小肠、大肠、膀胱、胆)为配合,支配五体·(筋、脉、肉、皮毛、骨),开窍于五官(目、舌、口、鼻、耳),外荣于体表组织(爪、面、唇、毛、发)等,形成了以五脏为中心的脏腑组织的结构系统,从而为脏象学说奠定了理论基础。

说明脏腑的生理功能:五行学说,将人体的内脏分别归属于五行,以五行的特性来说明五脏的部分生理功能。如:木性可曲可直,条顺畅达,有生发的特性,故肝喜条达而恶抑郁,有疏泄的功能;火性温热,其性炎上,心属火,故心阳有温煦之功;土性敦厚,有生化万物的特性,脾属土,脾有消化水谷,运送精微,营养五脏、六腑、四肢百骸之功,为气血生化之源;金性清肃,收敛,肺属金,故肺具清肃之性,肺气有肃降之能;水性润下,有寒润、下行、闭藏的特性,肾属水,故肾主闭藏,有藏精、主水等功能。

说明脏腑之间的相互关系:中医五行学说对五脏五行的分属,不仅阐明了五脏的功能和特性,而且还运用五行生克制化的理论,来说明脏腑生理功能的内在联系。五脏之间既有相互滋生的关系,又有相互制约的关系。

用五行相生说明脏腑之间的联系:如木生火,即肝木济心火,肝藏血,心主血脉,肝脏血功能正常有助于心主血脉功能的正常发挥。火生土,即心火温脾土,心主血脉、主神志,脾主运化、主生血统血,心主血脉功能正常,血能营脾;脾才能发挥主运化、生血、统血的功能。土生金,即脾土助肺金,脾能益气,化生气血,转输精微以充肺,促进肺主气的功能,使之宣肃正常。金生水,即肺金养肾水,肺主清肃,肾主藏精,肺气肃降有助于肾藏精、纳气、主水之功。水生木,即肾水滋肝木,肾藏精,肝藏血,肾精可化肝血,以助肝功能的正常发挥。这种五脏相互滋生的关系,就是用五行相生理论来阐明的。

用五行相克说明五脏间的相互制约关系:如心属火,肾属水,水克火,即肾水能制约心火,如肾水上济于心,可以防止心火之亢烈。肺属金,心属火,火克金,即心火能制约肺金,如心火之阳热,可抑制肺气清肃之太过。肝属木,肺属金,金克木,即肺金能制约肝木,如肺气清肃太过,可抑制肝阳的上亢。脾属土,肝属木,木克土,即肝木能制约脾土。如肝气条达,可疏泄脾气之壅滞。肾属水,脾属土,土克水,即脾土能制约肾水,如脾土的运化,能防止肾水的泛滥。这种五脏之间的相互制约关系,就是用五行相克理论来说明的。

五脏中每一脏都具有生我、我生、克我、我克的关系。五脏之间的生克制化,说明每一脏在功能上有他脏的资助,不至于虚损,又能克制另外的脏器,使其不致过亢。本脏之气太盛,则有他脏之气制约;本脏之气虚损,则又可由他脏之气补之。如脾(土)之气,其虚,则有心(火)生之;其亢,则有肝木克之;肺(金)气不足,土可生之;肾(水)气过亢,土可克之。这种生克关系把五脏紧紧联系成一个整体,从而保证了人体内环境的对立统一。

就五行的相互关系而言,除五行之间的生克制化胜复外,尚有五行互藏。五行互藏又称"五行体杂","……既有杂,故一行当体,即有五义"(《五行大义·卷二》)。而明代张景岳则明确提出了五行互藏,"五行者,水火木金土也……第人皆知五之为五,而不知五者之中,五五二十五,而复有互藏之妙焉"(《类经图翼·五行统论》)。即五行的任何一行中,又复有五行。如木行中更具火土金水成分,余类推。中医学根据五行互藏而形成了五脏互藏理论,即五脏的网络调节机制。

说明人体与内外环境的统一:事物属性的五行归类,除了将人体的脏腑组织结构分别归属于五行外,同时也将自然的有关事物和现象进行了归属。例如,人体的五脏、六腑、五体、五官等,与自然界的五方、五季、五味、五色等相应,这样就把人与自然环境统一起来。这种归类方法,不仅说明了人体内在脏腑的整体统一,而且也反映出人体与外界的协调统一。如春应东方,风气主令,故气候温和,气主生发,万物滋生。人体肝气与之相应,肝气旺于春。这样就将人体肝系统和自然春木之气统一起来。从而反

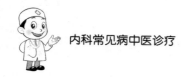

映出人体内外环境统一的整体观念。

（2）说明五脏病变的传变规律

发病：五脏外应五时，所以六气发病的规律，一般是主时之脏受邪发病。由于五脏各以所主之时而受病，当其时者，必先受之。所以，春天的时候，肝先受邪；夏天的时候，心先受邪；长夏的时候，脾先受邪；秋天的时候，肺先受邪；冬天的时候，肾先受邪。

主时之脏受邪发病，这是一般的规律，但是也有所胜和所不胜之脏受病的。气候失常，时令未到而气先至，属太过之气；时令已到而气未至，属不及之气。太过之气的发病规律，不仅可以反侮其所不胜之脏，而且还要乘其所胜之脏；不及之气的发病规律，不仅所胜之脏妄行而反侮，即使是我生之脏，亦有受病的可能。这是根据五行所胜与所不胜的生克乘侮规律而推测的。这种发病规律的推测，虽然不能完全符合临床实践，但它说明了五脏疾病的发生，受着自然气候变化的影响。

传变：由于人体是一个有机整体，内脏之间又是相互滋生、相互制约的。因而在病理上必然相互影响。本脏之病可以传至他脏，他脏之病也可以传至本脏，这种病理上的相互影响称之为传变。从五行学说来说明五脏病变的传变，可以分为相生关系传变和相克关系传变。

相生关系传变：包括"母病及子"和"子病犯母"两个方面。

母病及子：又称"母虚累子"。母病及子系病邪从母脏传来，侵入属子之脏，即先有母脏的病变后有子脏的病变。如水不涵木，即肾阴虚不能滋养肝木，其临床表现在肾，则为肾阴不足，多见耳鸣、腰膝酸软、遗精等；在肝，则为肝之阴血不足，多见眩晕、消瘦、乏力、肢体麻木，或手足蠕动，甚则震颤抽掣等。阴虚生内热，故亦现低热、颧红、五心烦热等症状。肾属水，肝属木，水能生木。现水不生木，其病由肾及肝，由母传子。由于相生的关系，病情虽有发展，但互相滋生作用不绝，病情较轻。

子病犯母：又称"子盗母气"。子病犯母系病邪从子脏传来，侵入属母之脏，即先有子脏的病变，后有母脏的病变。如心火亢盛而致肝火炽盛，有升无降，最终导致心肝火旺。心火亢盛，则现心烦或狂躁谵语、口舌生疮、舌尖红赤疼痛等症状；肝火偏旺，则现烦躁易怒、头痛眩晕、面红目赤等症状。心属火，肝属木，木能生火。肝为母，心为子.其病由心及肝，由于传母，病情较重。

疾病按相生规律传变，有轻重之分，"母病及子"为顺，其病轻；"子病犯母"为逆，病重。

相克关系传变：包括"相乘"和"反侮"两个方面。

相乘：是相克太过为病，如木旺乘土，又称木横克土。木旺乘土，即肝木克伐脾胃，先有肝的病变,后有脾胃的病变。由于肝气横逆,疏泄太过,影响脾胃,导致消化机能紊乱,肝气横逆,则现眩晕头痛、烦躁易怒、胸闷胁痛等症状;及脾则表现为脘腹胀痛、厌食、大便溏泄或不调等脾虚之候;及胃则表现为纳呆、嗳气、吞酸、呕吐等胃失和降之证。由肝传脾称肝气犯脾,由肝传胃称肝气犯胃:木旺乘土,除了肝气横逆的病变外,往往是脾气虚弱和胃失和降的病变同时存在。肝属木,脾(胃)属土,木能克土,木气有余,相克太过,其病由肝传脾(胃,)。病邪从相克方面传来,侵犯被克脏器。

相侮:又称反侮,是反克为害,如木火刑金,由于肝火偏旺,影响肺气清肃,临床表现既有胸胁疼痛、口苦、烦躁易怒、脉弦数等肝火过旺之证,又有咳嗽、咳痰,甚或痰中带血等肺失清肃之候:肝病在先,肺病在后。肝属木,肺属金,金能克木,今肝木太过,反侮肺金,其病由肝传肺。病邪从被克脏器传来,此属相侮规律传变,生理上既制约于我,病则其邪必微,其病较轻,故《难经》谓"从所胜来者为微邪"。

五脏之间的病理影响及其传变规律,可以用五行生克乘侮规律来解释。如肝脏有病,可以传心称为母病及子;传肾,称为子病及母。这是按相生规律传变,其病轻浅,《难经》称为"顺传"。若肝病传脾,称为木乘土;传肺,称为木侮金。这是按乘侮规律传变,其病深重,《难经》称为"逆传"。

(3)用于指导疾病的诊断

人体是一个有机整体,当内脏有病时,人体内脏功能活动及其相互关系的异常变化,可以反映到体表相应的组织器官,出现色泽、声音、形态、脉象等诸方面的异常变化。由于五脏与五色、五音、五味等都以五行分类归属形成了一定的联系,这种五脏系统的层次结构,为诊断和治疗奠定了理论基础。因此,在临床诊断疾病时,就可以综合望、闻、问、切四诊所得的材料,根据五行的所属及其生克乘侮的变化规律,来推断病情。

从本脏所主之色、味、脉来诊断本脏之病。如面见青色,喜食酸味,脉见弦象,可以诊断为肝病;面见赤色,口味苦,脉象洪,可以诊断为心火亢盛。

推断脏腑相兼病变:·从他脏所主之色来推测五脏病的传变。脾虚的病人,面见青色,为木来乘土;心脏病人,面见黑色,为水来克火,等等。

推断病变的预后:从脉与色之间的生克关系来判断疾病的预后。如肝病色青见弦脉,为色脉相符,如果不得弦脉反见浮脉则属相胜之脉,即克色之脉(金克木)为逆;若得沉脉则属相生之脉,即生色之脉(水生木)为顺。

(4)用于指导疾病的防治

五行学说在治疗上的应用,体现于药物、针灸、精神等疗法之中,主要表现在以下

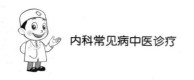

几个方面:

控制疾病传变:运用五行子母相及和乘侮规律,可以判断五脏疾病的发展趋势。一脏受病,可以波及其他四脏,如肝脏有病可以影响到心、肺、脾、肾等脏。他脏有病亦可传给本脏,如心、肺、脾、肾之病变,也可以影响到肝:因此,在治疗时,除对所病本脏进行处理外,还应考虑到其他有关脏腑的传变关系。根据五行的生克乘侮规律,来调整其太过与不及,控制其传变,使其恢复正常的功能活动。如肝气太过,木旺必克土,此时应先健脾胃以防其传变。脾胃不伤,则病不传,易于痊愈。这是用五行生克乘侮理论阐述疾病传变规律和确定预防性治疗措施。至于能否传变,则取决于脏腑的机能状态,即五脏虚则传,实则不传。

在临床工作中,我们既要掌握疾病在发展传变过程中的生克乘侮关系,借以根据这种规律及早控制传变和指导治疗,防患于未然,又要根据具体病情而辩证施治,切勿把它当作刻板的公式而机械地套用。

确定治则治法:五行学说不仅用以说明人体的生理活动和病理现象,综合四诊,推断病情,而且也可以确定治疗原则和制订治疗方法。

根据相生规律确定治疗原则:临床上运用相生规律来治疗疾病,多属母病及子,其次为子盗母气。其基本治疗原则是补母和泻子,所谓"虚者补其母,实者泻其子"(《难经·六十九难》)。

补母:补母即"虚则补其母",用于母子关系的虚证。如肾阴不足,不能滋养肝木,而致肝阴不足者,称为水不生木或水不涵木。其治疗,不直接治肝,而补肾之虚。因为肾为肝母,肾水生肝木,所以补肾水以生肝木。又如肺气虚弱发展到一定程度,可影响脾之健运而导致脾虚。脾土为母,肺金为子,脾土生肺金,所以可用补脾气以益肺气的方法治疗。针灸疗法,凡是虚证,可补其所属的母经或母穴,如肝虚证取用肾经合穴(水穴)阴谷,或本经合穴(水穴)曲泉来治疗。这些虚证,利用母子关系治疗,即所谓"虚则补其母"。相生不及,补母则能令子实。

泻子:泻子即"实者泻其子",用于母子关系的实证。如肝火炽盛,有升无降,出现肝实证时,肝木是母,心火是子,这种肝之实火的治疗,可采用泻心法,泻心火有助于泻肝火。针灸疗法,凡是实证,可泻其所属的子经或子穴。如肝实证可取心经荥穴(火穴)少府,或本经荥穴(火穴)行间治疗。这就是"实者泻其子"的意思。

临床上运用相生规律来治疗,除母病及子、子盗母气外,还有单纯子病,均可用母子关系加强相生力量。所以相生治法的运用,主要是掌握母子关系,它的原则是"虚则补其母","实则泻其子"。凡母虚累子,应先有母的症状;子盗母气,应先有子的症状;单纯子病,须有子虚久不复原的病史。这样,三者治法相似,处方则有主次之分。

根据相生关系确定的治疗方法,常用的有以下几种:

滋水涵木法:滋水涵木法是滋养肾阴以养肝阴的方法,又称滋养肝肾法、滋补肝肾法、乙癸同源法。适用于肾阴亏损而肝阴不足,甚者肝阳偏亢之证。表现为头目眩晕,眼干目涩,耳鸣颧红,口干,五心烦热,腰膝酸软,男子遗精,女子月经不调,舌红苔少,脉细弦数等。

益火补土法:益火补土法是温肾阳而补脾阳的一种方法,又称温肾健脾法、温补脾肾法,适用于肾阳式微而致脾阳不振之证。表现为畏寒,四肢不温,纳减腹胀,泄泻,水肿等。

这里必须说明,就五行生克关系而言,心属火、脾属土。火不生土应当是心火不生脾土。但是,我们所说的"火不生土"多是指命门之火(肾阳)不能温煦脾土的脾肾阳虚之证,少指心火与脾阳的关系。

培土生金法:培土生金法是用补脾益气而补益肺气的方法,又称补养脾肺法,适用于脾胃虚弱,不能滋养肺脏而肺虚脾弱之候。该证表现为久咳不已,痰多清稀,或痰少而粘,食欲减退,大便溏薄,四肢乏力,舌淡脉弱等。

金水相生法:金水相生法是滋养肺肾阴虚的一种治疗方法,又称补肺滋肾法、滋养肺肾法。金水相生是肺肾同治的方法,有"金能生水,水能润金之妙"(《时病论·卷之四》)。适用于肺虚不能输布津液以滋肾,或肾阴不足,精气不能上滋于肺,而致肺肾阴虚者,表现为咳嗽气逆,干咳或咯血,音哑,骨蒸潮热,口干,盗汗,遗精,腰酸腿软,身体消瘦,舌红苔少,脉细数等。

根据相克规律确定治疗原则:临床上由于相克规律的异常而出现的病理变化,虽有相克太过、相克不及和反克之不同,但总的来说,可分强弱两个方面,即克者属强,表现为功能亢进,被克者属弱,表现为功能衰退。因而,在治疗上同时采取抑强扶弱的手段,并侧重在制其强盛,使弱者易于恢复。另一方面强盛而尚未发生相克现象,必要时也可利用这一规律,预先加强被克者的力量,以防止病情的发展。

抑强:用于相克太过。如肝气横逆,犯胃克脾,出现肝脾不调,肝胃不和之证,称为木旺克土,用疏肝、平肝为主。或者木本克土,反为土克,称为反克。如脾胃壅滞,影响肝气条达,当以运脾和胃为主。抑制其强者,则被克者的功能自然易于恢复。

扶弱:用于相克不及。如肝虚淤滞,影响脾胃健运,称为木不疏土。治宜和肝为主,兼顾健脾,以加强双方的功能。

运用五行生克规律来治疗,必须分清主次.或是治母为主,兼顾其子;治子为主,兼

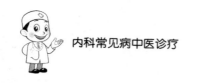

顾其母。或是抑强为主,扶弱为辅,扶弱为主,抑强为辅。但是又要从矛盾双方来考虑,不得顾此失彼。

根据相克规律确定的治疗方法,常用的有以下几种:

抑木扶土法:抑木扶土法是以疏肝健脾药治疗肝旺脾虚的方法。疏肝健脾法、平肝和胃法、调理肝脾法属此法范畴,适用于木旺克土之证,临床表现为胸闷胁胀,不思饮食,腹胀肠鸣,大便或秘或溏或脘痞腹痛,嗳气,矢气等。

培土制水法:培土制水法是用温运脾阳或温肾健脾药以治疗水湿停聚为病的方法,又称敦土利水法、温肾健脾法。适用于脾虚不运、水湿泛滥而致水肿胀满之候。

若肾阳虚衰,不能温煦脾阳,则肾不主水,脾不制水,水湿不化,常见于水肿证,这是水反克土。治当温肾为主,兼顾健脾。

所谓培土制水法,是用于脾肾阳虚,水湿不化所致的水肿胀满之证。如以脾虚为主,则重在温运脾阳;若以肾虚为主,则重在温阳利水,实际上是脾肾同治法。

佐金平木法:佐金平木法是清肃肺气以抑制肝木的一种治疗方法,又称泻肝清肺法。临床上多用于肝火偏盛,影响肺气清肃之证,又称"木火刑金"。表现为胁痛,口苦,咳嗽,痰中带血,急躁烦闷,脉弦数等。

泻南补北法:泻南补北法即泻心火滋肾水,又称泻火补水法、滋阴降火法。适用于肾阴不足,心火偏旺,水火不济,心肾不交之证。该证表现为腰膝酸痛,心烦失眠,遗精等。因心主火,火属南方;肾主水,水属北方,故称本法为泻南补北,这是水不制火时的治法。

但必须指出,肾为水火之脏,肾阴虚亦能使相火偏亢,出现梦遗、耳鸣、喉痛、咽干等,也称水不制火,这种属于一脏本身水火阴阳的偏盛偏衰,不能与五行生克的水不克火混为一谈。

指导脏腑用药:中药以色味为基础,以归经和性能为依据,按五行学说加以归类:如青色、酸味入肝;赤色、苦味入心;黄色、甘味入脾;白色、辛味入肺;黑色、咸味入肾。这种归类是脏腑选择用药的参考依据。

指导针灸取穴:在针灸疗法上,针灸医学将手足十二经四肢末端的穴位分属于五行,即井、荥、俞、经、合五种穴位属于木、火、土、金、水。临床根据不同的病情以五行生克乘侮规律进行选穴治疗。

指导情绪疾病的治疗:精神疗法主要用于治疗情志疾病。情志生于五脏,五脏之间有着生克关系,所以,情志之间也存在这种关系。由于在生理上人的情绪变化有着相互抑制的作用,在病理上和内脏有密切关系,故在临床上可以用情志的相互制约关系来达到治疗的目的。如"怒伤肝,悲胜怒……喜伤心,恐胜喜……思伤脾,怒胜思……忧伤肺,喜胜忧……恐伤肾,思胜恐"(《素问·阴阳应象大论》)。即所谓以情胜情。

由此可见,临床上依据五行生克规律进行治疗,确有其一定的实用价值。但是,并非所有的疾病都可用五行生克这一规律来治疗,不要机械地生搬硬套。换言之,在临床上既要正确地掌握五行生克的规律,又要根据具体病情进行辩证施治。

五、中医文化概述

(一) 中医文化释义

1. 中医文化

文化是一个民族的灵魂和标志,是一个民族的精神家园,是民族认同和凝聚的基础。"文化"一词在中国古代含有"人文化成"、"文治教化"的意思。这个含义最早出现在《周易·责》:"观乎天文,以察时变;观乎人文,以化成天下。"南齐王融《三月三日曲水诗序》称:"设神理以景俗,敷文化以柔远。"《现代汉语词典》对"文化"的定义是:人类在社会历史发展过程中所创造的物质财富和精神财富的总和,特指精神财富,如文学、艺术、教育、科学等。在西方,"文化"一词来源于拉丁文 culture,原意为土地耕作,后来它的词义逐渐有了变化。第一个科学意义上为"文化"下定义的人是英国的文化人类学奠基人泰勒(E,B,Tylor,1832—1917),在 1871 年出版的《原始文化》中指出:"文化或文明,就其广泛的民族学意义来讲,是一复合整体,包括知识、信仰、艺术、道德、法律、习俗以及作为一个社会成员的人所习得的其他一切能力和习惯。"20 世纪50 年代,美国文化人类学家克拉克洪(C,K,M,Kluckhohn,1905—1960)和克罗伯(A,L,Kroeber,1876—1960)在《文化:概念与定义的批判性回顾》中收集了 164 种关于"文化"的概念和定义。克罗伯认为"文化"包括语言、社会组织、宗教信仰、婚姻制度、风俗习惯以及生产的各种物质成就。文化是人类独有的,是后天经学习获得的,是"超有机体"的,并就文化发表了"十八条宣言"。

"中医文化"有两种含义,一是从广义"文化"角度看,中医作为一门探索人体生理、病理、防病治病规律的科学,具有自然科学性质,而科学又属于大文化范畴,因而中医本身就是"文化";二是从狭义"文化"角度看,中医学理论体系形成的文化社会背景以及蕴含的人文价值和文化特征,就是中医学的文化内涵,即中医文化,它只涉及中医学有关人体生命和防病治病理论形成发展的规律以及文化社会印记和背景,而不涉及中医学关于人体生命和防病治病的手段、技术和具体措施。

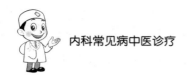

顾名思义，中医是中国的医学，或者说是中国汉民族的医学。虽然，中医在其发生、发展的过程中，吸收与融合了其他兄弟民族乃至外国的医疗经验和方法，但其始终植根于中国传统文化的土壤之中。两千多年来，中医为中华民族的繁衍昌盛作出巨大贡献的同时，也形成了独具特色的中医文化。

2. 传统中医文化

（1）传统中医文化的起源与发展

早在伏羲、黄帝时期，就有了医药起源的美好传说。中华民族的祖先在同疾病斗争的过程中，总结积累了丰富的经验。如伏羲"制九针"，"神农尝百草，一日而遇七十毒"等等大体就是先民对于这类事件的回忆的缩影。到夏商周三代，医学理论已经萌芽，药物学知识不断丰富，治疗方法已是丰富多彩，这为战国以后医学理论的形成打下了基础，但仅凭单纯点滴的感性经验，并不能自动上升为一整套的医学理论核心。战国秦汉三国时期，是中医理论体系形成时期，其标志是《黄帝内经》《伤寒杂病论》和《神农本草经》等医学经典的相继问世。《黄帝内经》大约形成于战国秦汉时期，为后世中医理论之源。《伤寒杂病论》系东汉张仲景所著，该书的最大贡献是确立了辩证论治原则，奠定了临床诊断理论的基础。《神申农本草经》亦成书于东汉，其主要贡献是提出了中药学理论。从《黄帝内经》开始，中医文化的哲理就十分明晰，阴阳学说、五行相生相克、整体宇宙观等哲学思想基础已经奠定。东汉末年，张仲景所著的《伤寒杂病论》，开创了辩证论治的先河。中医医家所创造的理论价值时至今日仍放射出耀眼的光芒。其一，阴阳及平衡理论，明确提出了人体阴阳之气的平衡是生命健康的基本条件，"阴胜则阳病，阳胜则阴病"。将中国古代哲学中的辩证和谐思想发挥得淋漓尽致。其二，五行及脏腑、经络理论的提出，丰富和完善了中国古代哲学中的整体观念与联系的观念。其三，藏象及辩证理论，通过对人体外部现象的观察，得知人体的健康状况，体现了中国古代医学对本质和现象问题的独特理解。张仲景的辩证论治理论的提出，反映出对差异性问题和分析方法的独特理解。此外，中医治病包括无病养生和有病调理两个方面，也是中国古代哲学中整体观在医疗实践中的具体体现。

两晋至隋唐时期，中医学从理论到临床均有新的发展，在中医的文化内涵方面也不断得以完善。晋王叔和著《脉经》，丰富了脉学的基本知识和理论。皇甫谧的《针灸甲乙经》是现存最早针灸学专著。唐代医学大家孙思邈著有《备急千金要方》《千金翼方》，集方剂之大成，对《黄帝内经》有大量征引和深入阐发。这两部书对张仲景的《伤寒杂病论》有很深的研究，为后世研究《伤寒杂病论》提供了可贵的门径，尤其对广义伤寒增加了更具体的内容。他创立了从方、证、治三方面研究《伤寒杂病论》的方法，开后世以方类证的先河。《备急千金要方》是我国最早的医学百科全书,从基础理论到临床各科,理、法、方、药齐备。一类是典籍资料,一类是民间单方验方。广泛吸收各方面之长,雅俗共赏,缓急相宜,时至今日,很多内容仍起着指导作用,有极高的学术价值。特别是在《大医精诚》篇中,开宗明义地提倡为医者必须要有医德,进而论述"大医"修养的两个方面:"精"与"诚"。"精",指专业熟练;"诚",指品德高尚,即为医者必须医术精湛,医德高尚。把"医乃仁术"的精神具体化,深刻地道出了医学的使命,阐明了中医医学从来就不是纯技术性的学科,而是关乎人的健康和幸福,集中体现了技术与情感、经济与伦理、科学与人文的价值核心,为中医文化的发展作出了宝贵的贡献。

宋金元时期,是我国医学的发达兴盛时期。自宋以后,许多医家在继承了前人已有成就的基础上,根据各自的实践经验,勇于创新,提出自己的独到见解,从而使中医理论有了新的突破和发展。各种专科和综合性论著,层出叠见。其中,金元四大家对中医学理论的发展作出了重要的贡献。刘完素以火热立论,认为疾病多因火热而起,善用寒凉药物,被称为"寒凉派"。刘氏之火热理论,促进了温病学说的发展,对温病学说的形成有深刻的影响。张从正认为病由邪生,邪去则正安,用汗、吐、下三法以攻邪,被称为"攻下派"。他不仅对疾病的机理进行了深入的探讨,而且扩大了汗、吐、下三法的应用范围,对中医治疗学的发展作出了重要贡献。李东垣提出了"百病皆由脾胃衰而生"的内伤学说,治疗重在升补脾阳,被称为"补土派"。朱丹溪重视相火妄动,耗伤真阴,提出火为主,有创见,因此被称为"养阴派""阳常有余,阴常不足"川之论,治病以滋阴、降是四大家中的集大成者。金元四大家各具特色,各均从不同角度丰富和发展了中医学理论和文化的内容。盛的另一重要原因,是医政设施的进步和完善。北宋在都城开封,这一时期医学发展兴设立"翰林医官院""太医局"及其他保健或慈善机构,把医药行政与医学教育分立起来。同时还设立"御药院""尚药局""医药惠民局"等专职药政机构,这一传统至今仍被沿用。

明清时期,医药学发展出现革新趋势。在学术发展上,温病学派的出现,标志着中医学术发展又取得了突出成就。吴又可创立了传染病病因学的"庆气"学说的新概念,提出了治疗传染病的较完整的学术见解,著成《温疫论》,为温病学说的形成奠定了基础。叶天士《温热论》,首创卫气营血辩证;吴鞠通《温病条辨》,创三焦辩证;薛生白《湿热病篇》,专论湿热病证的辩证施治;王孟英辑《温热经纬》,全面整理温病学说,是温病学的集大成之作。这些温病学家创立了以卫气营血、三焦为核心的一套比较完整的温病辩证论治的理论和方法,从而使温病学在证因脉治方面形成了完整的理论体系。温病学说和伤寒学说相辅相成,成为中医治疗外感热病的两大学说,在治疗急性热病方面作出了巨大的贡献。清代王清任躬身于人体解剖,著有《医林改错》,反映了中国医界的开拓进取精神。这一时期在探索传染病病因、创造性地以人痘接种预防天花、中药学研究等方面也进入新的层次。中外医药的交流范围已达亚、欧、非许多国家与地区,中学的输出、西学的东渐,使中外医学文化在交流接触中,互惠受益。

鸦片战争以后,西学如水银泻地之势席卷中国,西方医学亦随之广泛传播,并有相当发展,形成中西医并存的局面。中医界一些追求进步的医家,努力寻求发展中医学的道路,提出中西汇通的学术主张。及至五四前后,又有中医改良和"医学革命"的思潮与学派,他们的探索都具有深远的影响和相当进步的意义。

然近现代中医发展之路并不平坦,有关中医前途命运的争论共有三次。第一次是20世纪初北洋政府的"教育系统漏列中医案";第二次是1929年的"废止中医案";第三次则是中华人民共和国成立后的中西医论争。直至1982年,颁布的宪法中提出"国家发展医疗卫生事业,发展现代医药和我国传统医药",中医终于争取到了与西医同等的地位。而最近一次由网络争论而引发的"废除中医"论,亦随之以国家正面回应明确支持中医发展而尘埃落定。

(2)传统中医文化以医家为传承载体

中医文化中的人类观、自然观、哲学思想、认知方法、辨治体系,和唯物辩证的方法论、周密严谨的思维方式、和衷共济的思想主张,以及生命科学、医学原理、临床实践、方术技艺、医药器物,经过长期积累形成了特有的伦理价值和人文关怀,这在历代大批名医大家,如扁鹊、华佗、张仲景、李时珍、孙思邈等人及其论著中皆有显著体现。而这些随同中医文化的人格化趋向而化生的名医大家,也以自身的气质风骨和丰富著作,充当了传统中医文化传承的载体,推动了传统中医文化的形成和发展。

(3)中国的儒家文化传统,直接或间接地影响着中医文化的形成

最典型的体现是"儒医"这个医生角色类型的出现。如著名医家张仲景,于汉灵帝时举孝廉,官至长沙太守,是传统的儒家角色,但他同时又是医学大家,是亦医亦儒的代表。在其《伤寒杂病论》序中有这样一段话:"上以疗君亲之疾,下以救贫贱之厄,中以保生长全,以养其身",表现了医者的仁心仁德,同时也是儒家"修身、齐家、治国、平天下"思想的体现。如金元四大家之一朱丹溪,是弃儒从医的代表,在其医著《格致余论》中言道:"古人以医为吾儒格物致知之一事",认为医学是实现儒家理想的重要途径。再如宋时因少年落第、举业不成的董汲,出身世宦、因怜罢官的朱肱,以及清代因家贫性介、不能利达的王孟英,后皆从医业并成为著名医家,其著作流传甚广,影响

深远。这些由儒而医或亦儒亦医者，不为良相，则为良医，构成了中医学史上的颇为壮观的"儒医"群体。"儒医"的兴起实质上起到了以儒学帮助医学、改造医学的作用。首先，随着儒医的大量出现，中医从业人员的素质不断提高，大大提高了医者的基础文化水平；其次，由于儒家济世利天下的人生观，非常重视医籍的校勘整理和编撰刊行，形成了以整理编次医学文献为主的学派。由于他们的儒学修养功底较深，故最后取得的成就往往高于一般的医家，在著书立说方面尤为突出，为后人留下了宝贵而丰富的医学遗产。

传统伦理思想的价值取向等内容，大量渗透于中医学著作中很多医家在自己的医学论著中，用大量篇幅阐发伦理学问题，探讨医生的行为规范、医患之间的关系准则。唐代孙思邈在其所著的《大医精诚》中写道："凡大医治病，必当安神定志，无欲无求，先发大慈恻隐之心，誓愿普救含灵之苦，若有疾厄来求救者，不得问其贵贱贫富，长幼妍娃，怨亲善友，华夷愚智，普同一等，皆如至亲之想。亦不得瞻前顾后，自虑吉凶，护惜身命。见彼苦恼，若己有之，深心凄怆，勿避险恶，昼夜寒暑，饥渴疲劳，一心赴救，无作功夫形迹之心。如此可为苍生大医……又到病家，纵绮罗满目，勿左右顾眄；丝竹凑耳，无得似有所娱；珍馐迭荐，食如无味；醹禄兼陈，看有若无。夫为医之法，不得多语调笑，谈谑喧哗，道说是非，议论人物，炫耀声名，警毁诸医，自矜己德，偶然治瘥一病，则昂头戴面，而有自许之貌，谓天下无双，此医人之膏肓也。"寥寥片语，深刻地道出了中医医德文化的精髓，成为后世医家的行为规范。

中国崇古尊经的治学方式，对中医文化的传承与发展亦起了重要作用。崇古尊经是儒学乃至中国文化的一个显著特征，也是中医的一大特色。自《内经》、《伤寒杂病论》问世以来，中医界一直沿袭着崇古尊经的作风，至清代尤甚。清代医家注重运用考据方法对中医经典进行注释整理，这种以注解作为表达医学思想的治学方式，虽然导致了文化上的保守性，但客观上也使中医学一脉相承，保持了中医文化发展的连贯性和继承性，千百年来自成一体。并且这种治学方法和成就还超越国界，对日本江户后期以丹波元简为代表的医学考证学派产生了较大的影响。

3. 中医文化与中国传统文化

中医脱胎于中国传统文化，二者关系密切，血脉相连，这是中医的一大特色，在世界文化史上独树一帜。中国传统文化主要由儒、道、释三种流派思想长期融合而来，其中以儒家思想为主体。儒学中的天人合一，以人为本，以和为贵，中庸等思想；道家的祸福相倚，对立统一，清静无为等思想；佛教中的众生平等，慈悲为怀等思想，均对中医学的形成与发展影响深远。尤其是强调人与自然界协调统一的"天人合一"观，不仅

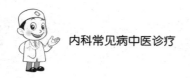

是中国传统文化的精髓之一，也直接缔造了中医学的基本框架，为中医学的起步与发展找到了出发点与归宿。中医天人相应的整体观念，五行相贯的藏象学说，阴阳平衡的治疗原则无不带有中国古代哲学的烙印。

（1）中医的血脉中始终充溢着中国传统文化的精神

敬畏天地、顺应自然、强调伦理与秩序、关注人事、注重整体、主张和谐，是中国人一贯的情结。中医虽历经千年而其内在精神始终不曾有大移易，原因也在于此。中医已深深地烙下了中华民族精神的印记。"天行有常"，并不因尧或桀的作为而变易，而"人以天地之气生，四时之法成"叫，自当顺应自然，而后可以长有天命。

先秦这样的生命观，引导了中国医学的持续发展和繁荣。中医认为疾病的发生，多与违背自然规律有关，与情志失调有关，于是强调外慎风寒，内调情志；中医认为内在的病变一定会表现为外在的征象，于是主张"司外揣内"；中医认为治疗疾病的关键在于祛除"千般疢难，不越三条"的邪气，扶助"冲气以为和"的正气，于是有了扶正与驱邪的治则治法。所有这些，既是医学家专门提出的概念，也是能被一般人理解的思想。实际上，中医的理念一直便是中国文化精神内核的外化，是中华民族精神记忆的反映。中医对天地自然的认识、对生命与疾病的认知，以及据此而发明的治疗技术、养生方法等，凝聚着中国人独有的自然观念和人文情感，蕴涵着中国人一直持守的思维模式与生命哲学。

从秦汉时代的《黄帝内经》到明清时期的温病学派，中医经过历代先贤的不断丰富与发展，形成了厚重博大的学术体系，但其在形成之初便已深深烙下的精神记忆却是一脉相通，是世代秉持的。

（2）中医与中国传统文化的其他形态相为连通，共成一体

中国传统的哲学、天文、地理、历法、数学、化学，以及诗歌、辞赋、绘画、雕塑、音乐等，与中医一起构筑了悠久、灿烂的中国传统文化。

从哲学角度看，中医在其理论构建之初，便借助了传统的阴阳观、五行观、元气论，这可以从《黄帝内经》中找到大量的证据。从技术角度看，中药的采集、种植不能不依靠传统的农业和地理知识，中药的制剂常常需要借助炼丹术—传统化学的成果，中医的运气学说自然离不开天文、历法乃至数学的支持，这也可以从历代典籍中找到大量的证据。从学术的表达方式看，中医借助了中国传统文学艺术的众多形式。

唐高宗时救命修订本草，完成了人类历史上最早的具有药典性质的《新修本草》，这部书原本是有彩绘药图的，所谓"月一青绮焕，备庶物之形容"，可以想见其逼真与精美。这是中医与中国传统绘画的关联。宋代王惟一铸造针灸铜人，自然不能离开雕

塑技术。至于可供吟唱的汤头歌赋等，又与音乐关联了起来。而中医的语言表达，至今仍带有古代汉语的特征，文辞古雅，行文简练，讲究声律与修辞，具有东方文化特有的美感。所以，从文化形态角度看，中医吸收与承载了中国众多优秀传统文化的内容。

（3）中医丰富了中国传统文化内涵，传承与张扬着中国传统文化的精神

虽然与中华传统文化的其他形式具有基本一致的精神内核，虽然在其发展过程中借助了其他的文化形式，但中医本身却始终是独立的，而且是强大的和系统的。从医学角度看，中医具有独特的价值，是一种不能被任何其他文化形态替代的医药学术，是一种与现代医学截然不同的知识体系。这种价值决定了它不仅曾经在历史上呈现过精彩，也一定会在人类未来的天空中放射出光辉。

中医的生命观、疾病观和诊疗理念与方法，在维护中华民族繁衍昌盛方面实现其价值，也一定会对未来的医学模式产生影响。再者，中国传统思想的重要内容，如阴阳观、五行观、元气论等，在中医的园地里得到了淋漓尽致的发挥，更加丰富、全面、深刻而系统。中医强调天人关系，提倡顺应自然，调和七情，葆精毓神，主张扶正祛邪，养生全德，深刻地影响了并仍在影响着中国人的处世方式乃至价值取向，即使是在今天，仍然具有相当的渗透力和说服力。第三，中医的本草学、方剂学、针灸学、制剂学等专门学问，极大地丰富了中国传统文化，是中国传统文化中相对独立而且具有特色的内容。

可以这样认为，中医植根于中国传统文化的土壤之中，蕴含着中国传统文化的精神内核，深烙着中华民族的精神印记，与中国传统文化的其他形态相为连通，共成一体，充实着中国传统文化的精神内核和实际内容。

（二）传统中医文化的精神内核

1.“医乃仁术”确立了中医的行为准则

医乃仁术是儒家思想在中医文化中的具体体现，反映了社会对中医学的要求和期望，进而体现为医家的医疗实践活动。“仁术”一词，最早由孟子提出，“无伤也，是乃仁术。”仁的本质含义是“爱人”。首先是爱自己的亲人，认为事亲尽孝者为仁，所谓“孝佛者也，其为仁之本软”。继而以忠恕之道将这种血缘亲情推广至社会上所有人，就是“爱人”，“泛爱众而亲仁”。以仁爱之心治理朝政，则可平天下。医乃生死所寄，治病救人者首先应该爱人。不仅爱护救治病人，通过治病，还可将仁爱之心播撒至普天下的黎民百姓中去，使家庭亲睦，人伦有序，从而达到国家社会的长治久安。正如《灵枢·师传》中所说的，医学可“使百姓无病，上下和亲，德泽下流，子孙无忧，传于后世，无有终时”。在古代医家看来，治病、救人、济世，是三位一体，不可分割的，并由此来判定医者的优劣：“古之善为医者，上医医国，中医医人，下医医病。”可见，医学的治

病、救人、济世的功能，就是它被称为"仁术"的由来。

"医乃仁术"既清楚的描述出了中医的行业性质，也提出了中医的行为准则。首先，将医学定位为"仁术"，赋予医学以仁慈至善的精神内涵，同时也强化了医生职业的神圣与高尚。明代李时珍在《本草纲目·序》中即说："夫医之为道，君子用之以卫生，而推之以济世，故称仁术。"其次，将医生良好的德行称为"仁心"，鼓励、鞭策医者以仁爱之心尊重生命、善待患者、博爱群生。明代医家龚廷贤《医家十要》的"第一要"便是："一存仁心。乃是良篇，博施济众，惠泽斯深。"孙思邈在《大医精诚》二书中也从职业角度对医者以"仁心"立术立业进行了系统论述，并提出对病人不论"贵贱贫富，长幼妍娃，怨亲善友，华夷愚智"，都要一视同仁。

第三，将"德行"好的人或医德好的医生称为"仁人"，把"仁"作为评判医生资格及道德操守的基本标准。如清代喻昌在《医门法律》中认为："医，仁术也。仁人君子必笃于隋，笃于情，则视人犹己，问其所苦，自无不到之处。"由此可见，"仁心""仁人""仁术"是中医传统医德仁学内涵的三大要素，只有心存仁义之心的仁爱之人，才能将医学真正变成济世救人的仁术。

"医乃仁术"对中医医学的发展和传统中医文化的形成具有重要的意义。一是造就医生强烈的社会责任感。把对病人和对社会的义务有机地结合，这种社会责任感使传统中医身操"贱业"却能自甘淡泊，表现出以救天下为己任的道德理想。二是形成"博施济众"的重生意识。《黄帝内经》提出"天覆地载，万物悉备，莫贵于人"的观念，而人最宝贵的就是生命，"人命至重，有贵千金，一方济之，德逾于此。"医生的本职即救治生命，其济世功能要通过治病得以实现。

"医乃仁术"在中医教育中有着重要的作用。历史上，师承授受是中国文化传承的一种重要方式，也是中医药学发展演进的重要方式。中医医德作为一种伴生于中医药学术的道德文化，同样具有明显的师道传承特征。也正是由于这个原因，它才能前后承继不衰、不断发扬光大。历史上很多名医在收徒授业时首先要考察学生的德行，在收徒后，他们还要通过自己的言传身教，使自己的学生最终成为即有善艺、又有仁心的"真良医"。时至今日，开展以"医乃仁术"为内核的中医文化教育对医科学生来说同样非常必要，有助于培养学生的科学精神与人文情怀。"医乃仁术"是中医文化的内核，也是医学科学精神与人文精神的高度概括和集中体现。在医学走向人学，医学科学精神与人文精神走向融合的今天，加强中医文化教育，是培养高素质与全面发展的高等医学人才的重要环节。

2."大医精诚"明确了中医的职业道德规范

孙思邈提出"大医精诚",是对历代医家医德认识的高度概括,对中医的发展有深远的影响,他的精神内核作用有二,一为精,二为诚。这在历代著名医家的行医实践中有很多体现,历代名医均为医德高尚,谨守"大医精诚"道德要求的楷模。

首先,"大医精诚"的提出必然导致中医学对博及医源、精术立德的追求,推动着中医体系不断发展完善。孙思邈在《大医精诚》中强调了医学乃"至精至微之事,',故学者必须博及医源,精勤不倦"。也就是说,从医者必须从"至精至微"处深刻认识为医之重任,从而刻苦钻研医理、不断提高医术。其一,博及医源。孙氏在《大医精诚》、《大医习业》两文中论述了一个医生应具备的知识素养,其所列书目,范围已远远超出医学本身。《内经》中也多次指出,学医之道必须结合天文、地理、人事等"三才"作整体分析研究。古今中外有所造诣的医家亦多为渊博之士。其二,精术立德。中医历代医家都十分重视把"精术"作为"立德"的根本和基础。医学的根本任务在于以术济人,良好的医德必须以精湛的医术为载体。医生是靠正确的医理、精湛的医术来治病救人,如所学不精,反而害人。

再者,诚以待人,清正廉洁,不图酬谢。要求医者本身要有高尚的道德修养,诚实无伪,不自欺,同时也要求医者以诚心对待病人,即不欺人。《大医精诚》中指出:"医人不得恃己所长,专心经略财物"、"不得以彼富贵,处以珍贵之药,令彼难求,自炫功能。"清代名医费伯雄亦说:"欲救人而学医则可,欲谋利而学医则不可。我之父母有疾欲求医相救者何如?我之妻子儿女有疾欲求医相救者何如?易地以观,则利心自淡矣。"此外,许多医家还身体力行、做出表率,如扁鹊活貌国太子而不受金帛绘彩之赠;身为太守的张仲景于属地大疫流行之时,在府衙大堂上为民诊治,并在衙门口垒起大锅,舍药救人;明代医家范彬将贫苦的患者接到家中,免费治疗还供给饮食,逢连年饥馑,瘟疫大作,范彬就建起新屋,收留饥民和患者,拯救了数千人的性命;清代医家于省三遇贫苦病人不收药费,只收借据,前后累积了数千金的借据,后皆付之一炬;当代著名外科专家华益慰,一辈子没做过一件对不起病人的事,从医56年没收过病人一个"红包"等等,都表现了古今良医重义贱利、一心救民的高尚品德。

综上所述,中医文化是伴随着中医理论体系的建立而形成发展起来的,是中国几千年发展积累的文化精髓,是中华民族深邃的哲学思想、高尚的道德情操和卓越的文明智慧在中医里的具体体现,主导祖国医学的基本特质和方向。中医文化是特色优势文化,最大的特点、最大的优势就是"以人为本"。一个民族的文化,可以表现为极其多样的形态,却往往有着基本一致的内核。文化的形态可以随着年移代革而有所不同,但精神的内核则往往历久而恒新。中医在中国的土地上迁演数千年之久,药物从数百种增加到数千种乃至上万种,方剂从数百首增加到数万首乃至数十万首,文献从医经七家、经方十一家增加到洋洋万种之多,理论的更新、方法的丰富、技术的创新、疗效的提高,自不必言说,但其"医乃仁术"、"大医精诚"的精神内核则一直是稳定的,并且总是贯穿于从理论到临床的各个方面的,时至今日,仍然具有很强的指导意义。从这个意义上讲,中医在它的千年之旅中是变而不变的,变的是形态与数量,不变的是精神。

第二节　中医药

近代之前,中国社会的从上到下都是用中医药看病的,中医药也获得了长足的发展;而现当代的人们则主要是用西医药看病。这种可谓是翻天覆地的变化及其原因就是本选题所要研究的内容。1840 年以来,已完成近代转型的西医药伴随着鸦片战争的枪炮声,伴随着西方先进的器物、制度、文化一起传入了中国。它的传播主体因为历史阶段的不同不断变化,先是充满宗教热情的传教士,然后是出洋留学的留学生,再就是在中国境内培养的西医,是他们把西医药传播到了中国的大江南北,深入到了中国社会的各个层次。西医药之所以对中国的影响不断扩大一是因为它有着相对于中医药的优势,同时也借了西方先进文化的东风,与世界近代化历史潮流的大背景也有一定关系。西医药的传入对存活和发展了几千年的中医药产生了严重冲击。近代以来,中国社会几度出现废除中医的意识潮流,越来越多的人选择西医药治病。尽管如此,中医药凭借其悠久的历史、顽强的生命力和深厚的民间基础没有被消灭,并且取得了一定程度的发展。这期间还出现了中西医汇通派和中医科学化思潮,他们对中医药的生存和发展起了很大的作用。

中医药是中华民族优秀文化之瑰宝,它自古以来对中国人民的生存、繁衍、发展做出了巨大的历史贡献。中医药学是我国劳动人民长期在与自然灾害和疾病作斗争中反复实践、不断总结而发展来的一套理论和方法。它虽异于西方医学理论,很多东西还无法用西方科学解释,但其治病救人的神奇疗效是无可争议的。在当代,受人口多和经济水平的限制,我们的医疗保障体系很不完善,而中医药在成本、预防疾病、治疗疑难杂症、养生等方面相对于西医药显示出巨大优势。优秀的传统文化不是金子,而是窝头,振兴传统文化必须要挖掘它的实用价值才行。中医药的振兴不仅是振兴传统文化的重要内容,也是其最好的推手。所以,中医药不论是作为中国传统文化的一部分,还是当今在社会保障和医疗保障体现出来的重要性和优势都是没有理由不对其大力扶持和振兴的。

一、中医药历史简介

中医,本不是固有名词。1832 年英国东印度公司的传教士医生郭雷枢是第一个提出"中医师"概念的人。1936 年国民政府在颁布的《中医条例》中正式确立了了"中医"这一概念。这期间中医亦被人称为"旧医"和"国医"。在近代西方医学流入中国之前,中医有独特且内涵丰富的称谓,如"杏林""岐黄""悬壶""青囊"等。中医药学是中国人民几千年来同疾病作斗争的经验总结,有着丰富的实践经验和理论知识,对中华民族的繁衍昌盛做出了不可磨灭的历史贡献,被列为中国三大国粹之一,在世界医学史上也曾一度居于世界前列。

理论体系的形成是一门科学诞生的标志。中医药学理论体系的建立以成书于战国至秦汉的中医四大经典著作——《黄帝内经》、《难经》、《神农本草经》和《伤寒杂病论》的问世为标志。《黄帝内经》(简称《内经》)约成书于战国时期,是现存最早的中医学经典著作,分为《素问》和《灵枢》两部分,共 18 卷,收载 162 篇医学论文,系统阐述了当时人们对人体生理病理的认识以及防病治病的经验。它运用精气、阴阳、五行学说,比较系统地总结和阐述了中医的基本理论原则,把人体作为一个整体,用联系的方法加以观察,叙述了脏腑、经络、气血、精神等的生理功能和作用。《内经》认为人体健康的主要特征应该是,脏腑协调、气血畅通、精神安和、形体强固,它用虚、实、寒、热来描述人体疾病,并注意从客观自然界和人体内部两方面来分析。以后的中医学基础理论,主要还是导源于《内经》。《难经》是东汉时期的中医学经典著作,解释了《内经》中的 81 个疑难问题,补充和发展了《内经》的内容。《内经》和《难经》共同奠定了中医学的理论基础。《神农本草经》(简称《本经》)是现存最早的药物学专著。它是秦汉时期众多医家对以往中草药的第一次系统总结,最终成书于东汉。这本药书概括提出了中药学的基本理论——四气五味、君臣佐使、七情和合,记载了 365 种药物的功效主治,对药物的来源、采集、鉴别、炮制、贮藏及服用方法作了论述,奠定了中药学发展的基础。战国以来,从单味药到复方药,又发展到有理论指导的复方组成及其广泛应用是中医药发展的重大进步。东汉末期,张仲景所作的《伤寒杂病论》是我国第一部临床医学专著,它确立了中医辩证施治的原则,奠定了临证治疗学的基础。后人将其分为《伤寒论》、《金医要略》二书。《伤寒杂病论》特别注重理论联系实际,它系统分析了各种疾病的病因、病机、临床表现和诊断、治疗方法,把不同的症状归纳为症候类型,创造性地确立了对伤寒病的"六经分类"的辩证施治原则,奠定了理、法、方、药的理论基础。书中还精选了三百多方,这些方剂的药物配伍比较精炼,主治明确,如麻黄汤、桂枝汤、柴胡汤、白虎汤、青龙汤、麻杏石甘汤。这些著名方剂,经过千百年临床实践的检验,都证实有较高的疗效,并为中医方剂学提供了发展的依据。《黄帝内经》《难经》包括了中医的基础理论医学,《神农本草经》介绍了中药药理,《伤寒杂病论》主要代表了中医的"辩证施治"的诊断学和治疗学。这四部医书的著成基本确立了中医药学理论体系的形成,为中医药学不断发扬光大奠定了坚实的理论基础。

自汉以后,历代中医在中医理论体系的指导下,对疾病的认识、医方的创制、新药的发现等方面不断充实内容,从而在临床实践中形成了分析内伤杂病的脏腑辩证学说,完善了辩证施治体系。唐宋时期出现了很多方剂和"方书",主要著作有《脉经》《巢氏病源》《备急千金要方》《外台秘要》等。其中,唐代著名医学家孙思邈所著的《备急千金要方》(简称《千金方》),内容丰富,可称为我国最早的一部临床实用百科全书,素为后世医学家所重视。《新修本草》又名《唐本草》,是我国也是世界上最早的国家药典,作者是唐代苏敬等23人。此书记载药物844种,并附有药物图谱,反映了唐代药物学的辉煌成就。由宋代官办药局收集名医秘方编成的《太平惠民和剂局方》是我国历史上第一部由政府编制的成药药典,收录了成药处方788首,其中许多成药至今仍在广泛使用。金元时期,中医理论上又有突破和创新,临床上也有较大的发展,其中以"金元四大家"——刘完素、张从正、李杲和朱震亨为主要代表,他们分别建立了"清热派""攻下派""补土派"和"滋阴派"四大医学流派,在医学理论和实践上都有突破性创新,大大推动了中医学的发展,对国内外均产生了相当的影响。

明代至近代,是我国医学史上集大成而又有创新的重要时期。许多医家通过对前人医学成就的总结,并结合个人临证经验,编撰了大量的医籍,发明了不少具有重要意义的医学创造。明代医学家张景岳(1563—1640年)是明代温补学派的代表人物,他总结前辈经验,发展了中医阴阳学说,丰富了中医理论体系。其所著《景岳全书》内容丰富,囊括理论、本草、成方、临床各科疾病,是一部全面而系统的临床参考书。李时珍(1518—1593)是明代伟大的医药学家,他所著《本草纲目》一书在中国药学史上具有重要里程碑意义,对我国和世界药物学的发展均有重大贡献和深远影响。该书载药1892种,内容空前丰富,对我国16世纪以前的药物学知识作了全面总结,并广泛介绍了植物学、动物学、矿物学、冶金学等多学科知识,至今还有很高的科学价值。清代赵学敏(1719—1805)的《本草纲目拾遗》和吴其浚(1789—1847)的《植植物名实图考》

进一步补充发展了这时期的药物学。清代名医程钟龄（1662—1735）的《医学心悟》，是清代以来中医入门者的必读之书。书中明确提出辩证八纲、施治八法理论，并对伤害及内、外、妇、五管疾病做了全面论述。叶天士（1666—1745）所作的《温热论》为温病学说的形成开创了理论和辩证的基础，指出温病的病理变化主要是卫气营血的病机变化。明清时代形成的温病派，是这一时期对中医学的突出贡献，它提出的关于温热病发展规律的卫气营血辩证，和关于湿热病不同阶段的三焦辩证，使中医辩证施治体系更趋完善。

以上所简要列举的是中医药史中具有代表性的一些成就，这些成就所体现的关于脏腑、经络、气血、津液等生理学说以及正气、邪气、虚实、寒热等病理学说的基本理论都没有超出中医药学理论体系的范围，而是对其渐进性的完善和发展。中世纪的西方医学和中医都属于经验医学，但中医理论体系的完整性、丰富性、实践性和一脉相承性使两者产生了巨大的差别。其实世界各民族都有自己的传统医学，但至今为止，未被现代西方医学所替代的，恐怕只有中医学；其原因就在于中医学具有相当完备的理论体系，并贯其始终。

进入 19 世纪，中国历史的量变积累达到某种质变的程度，中国的医学似乎也要发生一些突破性的进展。王清任（1768—1831）是清代一位具有革新精神的重要医家。由于受封建礼教和中医"援物比类"思想方法的影响，中医的解剖学一直未能充分发展，但到了王清任，人体解剖开始为中国医家所重视。"清代医学，多重考古，当道光中，始译泰西医书，王清任著医林改错。以中国无解剖之学，宋、元后相传脏腑诸图，疑不尽合，于刑人时，考验有得，参证兽畜"他强调只有通过解剖才能明晰人的身体构造和人的生命活动之间的关系，"著书不明脏腑，岂不是痴人说梦；治病不明脏腑，何异于盲子夜行"。他顶住社会的舆论压力，突破世人的保守思维，多次到疫病暴死者乱葬岗中和死刑场观察人体内脏结构，对尸体进行解剖和研究，纠正了前人关于人体脏腑记载的某些错误，并于 1830 年著成《医林改错》，这在中医药史上具有突破性意义。书中描述了人体腔由隔膜分为胸、腹两腔，而非古书图中所给两个隔膜，三个体腔（三焦）；又改正了古图中肺有六叶两耳二十四管的错误；肝有四叶，胆附于肝右第二叶，纠正了古图肝为七叶的错误。另外，关于胰腺、胆管、幽门括约肌、肠系膜等的描绘也更符合实际。

1840 年，鸦片战争揭开了中国近代史的序幕，中国从此由一个独立的闭关自守的封建国家变为半殖民地半封建国家。在接下来的一百年的历史中，接连遭遇了第二次鸦片战争、中法战争、甲午中口战争、八国联军侵华战争和日本侵华战争等，被迫签订了一系列丧权辱国的不平等条约。中国民众饱受战乱之苦、中国政府渐渐丧失民族信心。在西方坚船利炮的掩护下,西方事物大量涌入中国,从器物到制度再到文化无不对中国造成了巨大冲击。而中国人对西物的态度逐步从排斥到试探再到接受,最后竟到了盲目崇拜的程度。中西文化的交流本是一件好事,近代中国也从中吸收了很多有益的东西;但文化是一个民族的灵魂,如果外来文化对本民族文化的生存造成威胁的话,就算不得一件幸事了。进入民国,西方文化的传播在广度和深度上都达到了相当的程度,特别是那些受"欧风美雨"浸润很深的中国人,他们大多居住在城市,身处社会上层,掌握着社会资源,具有重要的影响力,在很大程度上左右着中国历史的方向。因此,中国的近代化进程有时会呈现出全盘西化的极端性和盲目性,而中国传统文化往往得不到应有的保护,甚至沦为抨击的对象。从魏源提出"师夷长技以制夷"到自强富国的洋务运动,从严复的《天演论》到康梁发起的戊戌运动,尤其是到了 20 世纪初新文化运动的兴起,由于身处近代中国危机深重、求强心迫的特殊历史背景下,受制于时代和他们自身的局限性,这些弄潮儿没能对中国文化分清泾浊、进行客观冷静的思考,他们大多将中国传统文化简单等同于封建文化、落后文化,夸大了糟粕,遗忘了精髓,"矫枉过正",甚至采取了"一棍子打死"的做法。于是,与中国传统文化唇齿相依的中医药学受到冲击就是理所当然的了。随着西方医学的传入,中医药同样遭遇了"三千年未有之变局",不可避免地改变了其固有的运行轨迹。总之,近代中医药的历史命运,与近代之前主要受到其自身内在规律的支配不同,同时还受到了近代西医学的冲击和极其复杂的社会文化环境的影响。

二、西医学传入对中医药造成的影响

蔡元培说:"新医学兴,旧医学不得不衰歇"。近代一些直接或间接受过西式教育的人,主张全盘西化,把中国医药学当作封建文化的糟粕来加以反对。这些论点后来便成为民国时期统治阶级消灭中医的思想基础。

"道光十八年(1838 年)闰四月二十五日奉上谕:有人奏,内地人民不尽皆食鸦片,而茶叶大黄,为外夷尽人必需之物,请酌定价值,只准以纹银交易,不准以鸦片及洋货抵交等语,自鸦片流毒中国,纹银出洋之数,逐年加增,以致银贵钱贱。"这句话主要说的是鸦片贸易导致中国的白银大量外流,希望通过茶叶大黄出口来解决中英之间的贸易逆差问题,而大黄是中医药方中的常见药材。由此可看出中国人对于中医药的自信和依赖,并深信外国人对于中药也是须臾不可离开的。其时上至政府、下至国民对国医药的信赖可见一斑。而在远离京城的广东,伯驾及其他传教医士的医务活动虽初具规模,但却使当地的医学人士产生了观念上的变化,当时有人在《华洋藏象约纂》中指出中西医:"各有是非,不能偏主。有宜从华者,有宜从洋者。华医未悉脏腑之形状,而侧脏腑之营运,故信理太过而或涉于虚;洋医则但按剖验脏腑之形状,未尽生入脏腑之运用,故逐物太过而流于固。"那时受教会医疗活动的影响,近代初期就有中国人开始承认西医,并认识到了中医的一些缺点。从对中医的崇信和对西医的怀疑到能够较客观的评价中西医学,这种转变恐怕只能在有西医医疗活动的地方发生。而且,这种转变正在随着西医传入的扩大而不断深化。

有个叫郑荣的于1898年在长沙《湘报》上发表文章《湖南宜开医院说》,"血肉之躯,未损于西人巨炮快枪,早损于中土腐草朽木矣,未亡于西人利战巧斗,早亡于中人望闻问切矣。"丁福保在《历代医学书目序》感慨:"西人东渐,余波撼荡,侵及医林,此又神农以后四千年以来未有之奇变也;而敏稚之医,以通行陋本,坊间歌括,盈脑寒口,目竟哨如泵羊,醋卧于盾火积薪之上,而坐弃他人之长,推之天演公例,数十年后,医界国粹,亦不复保存矣,宁不悲欤?"。进入民国,中医学竟到了被废除的危险境地。广东中医月刊《医林一愕》在1931年1月的《发刊词》中云:"道将坠地,文欲丧天,此固国医危如累卵之秋,一发千钧之口也……"虽然说得略显夸张,但中医药受西医学之冲击可见一斑。

早在戊戌前后,西医就以无解剖则脏腑肌理皆不明为由抨击中医学,认为中医医理不足凭信。当时有人给出建议,"欲抵异氏之学,必设医士之科;欲推救世之心,必明复古之义",故应给各中医"任以医师之职,宽其仕进之途,则师授弟传,日新月异,以期'或有伟人,以振绝学"。在西医的冲击下,那时中医学已被人称作"绝学"了。

严复父亲是有名的中医,人称"严半仙"。但是,严复叮嘱甥女,治病"总须上等西医,听中医之言,十有九误,切记切记"。陈寅恪家三代中医,他少时多病,大都服用父辈所开药方,后来举家迁至江宁,乃延请西医治病。他说,渐不用中医治病,是大势所趋。他不无感伤地说:"中医之学乃吾家学,今转不信之,世所称不肖之子孙,岂寅恪之谓耶?"郭沫若说,他的父亲懂中医,虽然没有挂牌,但有不少病人去找,而且大概都是药到病除,因此乡里人把他当成救世主一样。但是他说:"中医和我没缘,我敢说我一直到死决不会麻烦中国郎中的。"

中医药衰落最明显的信号就是失去国人的信赖,中医药最大的危险就是后继无人。

余云帕是民国废止中医的代表性人物,他在日本学习西医,回国后便对中医展开了口诛笔伐。"我当初一意要入医学校去学医的时候,原是抱了一种极大的野心,我想中国的医学，是数千年来相传的学问，历代名医很不少，历史和名人笔记里面所载的医话，说得很有奇效，《内经》、《伤寒论》、《千金方》、《外台秘要》等书籍也很多，我以为中医的学问是一定有研究底价值，一定有很好的成绩可以研究出来，并且研究这个学问，一定是很有趣味的。谁想学了西医之后，再把中国医书翻开来读读，竟是大失所望，把我十年来痴心妄想要发挥国粹底狂热，竟变成'一片冰心在玉壶'了？"他在《灵素商兑》中对中医批判道："新医学以最新最确之解剖生理为基础进而探求病理以求治疗；旧医以太古、太经验所得之治疗法为基础，附会了谬误解剖、空想之哲学推论而成。"余云帕作为从外国学成归来的西医，总是喜欢拿西医学之剑去攻击中医学之盾。因为"科学这东西，又来得结实，一步步踏实实地，铁案如山……不容你不信。心上信了科学，再看中医的说道，觉得没有一桩合于科学的。"西医理论代表着当时科学的潮流，而中医理论似乎违背这科学潮流，因此余的这种批判是很奏效的。

民国正处于从传统走向现代的社会转型期，西医的广泛传播使民国政府在卫生行政体制上也全盘移植"西制"，传统中医因"不合科学"一度受到当局的歧视和压制，从而形成了"西医在朝，中医在野"的局面。"各地西式医院，亦逐渐设立。初立时，多遭愚民反对。甚有谓外国人挖取小孩心眼以制药者。久之渐得中国人民信任。外国医术，优于中国旧有，逐渐证明。外国医院，组织完美，尤优于中国之无组织者多矣。外国医术在中国减轻人民痛苦，救免夭亡。同时中国人反对基督教之偏见亦渐消除。当初医科传教会设立之目的，亦可谓远矣。各医院之功绩，不独为人治愈疾病，减小死亡率，而训练甚多中国助手，翻译西国医学书籍为汉文，传布西国医学知识于中国，其功亦不小也。今全国教会设立之医院，数目与物质两方，皆较中国自己公私设立者，多而且备。各省著名之教会医院，有如汕头英国长老会之医院、奉天苏格兰联合自由会之医院、杭州大英医院、汉口英国医院、上海伦敦传教会医院、美国圣公会医院、济南齐鲁医院、淮阴仁济医院、北京协和医院等，皆资本雄厚，规模极大，驰名全国。""每年活人无数。使中国医学，口渐欧化。现在虽尚有人持西医不如中医，或西医长于外科，短于内科诸说。但口久以后，西医自必战胜中医也。"

关于对中药的冲击，情势也不乐观。"河北省安国市是著名的中药材集散地，1927 年该地商会登记的药行会员为 93 家，此后逐年递减，至 1931 年减至 61 家，靠药行生意为生的经纪人也从 1927 年春季庙会的 463 人、冬季庙会的 624 人，分别减少到 1930 年 411 人、562 人。""四川是中药的主要产区之一，1931 年药材出口总值 6184373 元，1932 年减至 4207111 元，1933 年则降至 3366375 元，同期内重庆药庄倒闭者 7 家，歇业者 22 家，国营业衰落而改组者 8 家。"

　　国民政府卫生署署长金宝善在中华人民共和国成立后的回忆录中讲述："自从西医输入中国以后,学西医者崇拜西洋科学。西医当中,不管哪一个派别,都是歧视中医的。除少数之外,一般西医都认为中医是一种经验医学,中药虽有可采之处且有研究余地,中医理论却不符合科学原理(指现代的医学科学)。从而以'不科学'二字一笔抹杀了祖国医学几千年遗留下来的精华。西医之参加当时统治政权者,不但自身,而且影响统治者也歧视中医,不给中医以医师称号,而称为医士,不准中医学校列入教育系统……到了蒋介石政权时期,歧视中医的政策变本加厉……蒋政权的中央卫生政权操在西医们的手里,中医始终被排挤。从中央到地方各级政府所办的卫生机关一直没有中医参加过工作。"

　　西医学传入中国,并由点及面、由浅到深地渗入到中国社会,导致从中国民间到知识界、到政府开始重用西医,而对中医则逐渐质疑和反对,最后竟到了要将中医置于死地的地步。在曹东义的《回归中医》中,有这样一个统计:"辛亥革命前后,我国 4 亿人口,有 80 万通过师徒传承的中医;到 1949 年,我国只有 50 万中医了……。

　　西医传入对中医产生冲击外,在客观上对中医药的发展也产生了一定积极作用。它使中医认识到自己的许多亟待解决的问题,激发了中医界的觉醒和反思,对中医药创新性发展起了思想解放的作用。

三、中医药的发展

　　中医药学与中华民族历史一样悠久,为中华民族的繁衍昌盛作出了不可磨灭的贡献,时至今日,仍在发挥着不可替代的作用。中医药学是我国人民的生产,生活以及同疾病作斗争实践中的经验总结,具有独特的理论体系,是中华民族优秀文化遗产的重要组成部分。中医药学的发展经历了从远古至春秋,战国至秦朝,汉,晋唐,宋金元,明清及 20 世纪六个时期。

　　中医药学是在我国传统的文化和科学背景下形成的医学体系,主要来源于对实践的总结,并在实践中不断得到充实和发展,它是中国传统文化的体现。它以古代中国哲学元气论为基础,运用辩证唯物论的思维方式,从整体的、连续的、运动的角度分析问题。早在两千多年前,中国现存最早的中医理论专著《黄帝内经》即已问世。该书系统总结了在此之前的治疗经验和医学理论,结合当时的其他自然科学成就,运用朴素的唯物论和辩证法思想,对人体的解剖、生理、病理以及疾病的诊断、治疗与预防,做了比较全面的阐述,初步奠定了中医学的理论基础。《难经》是一部可以与《黄帝内经》相媲美的古典医籍,成书于汉之前,相传系秦越人所著。其内容亦从生理、病理、诊断、治疗等各方面,补充了《黄帝内经》之不足。

中医药学是保存最为完整的传统医学体系。它所以存在到今天,就在于它有存在的价值,有其合理性。西学东渐以来,不少人认为中医药学"不科学",是封建残余,要予以取缔和改造。然而,20世纪80年代初,西方人开始认识到西医的局限性以及西药的毒副作用和耐药性,出现返璞归真、回归自然、重新重视传统医学的潮流。所以说中医的历史性贡献是不容置疑的。中医的辩证施治八纲,阴阳表里虚实寒热,望闻问切,针灸骨科等等,都是有科学道理和根据的,是经过我们的祖先千百次用身体试验、临床试验甚至不惜牺牲自己的生命得来的药性药理、诊断经验。

（一）中国古代中医药发展

从周朝开始,封建社会逐渐形成,由于铁的发明和应用,生产力水平不断提高,至春秋战国时期,随着经济的发展,医药学和其他学科一样,也迅速地发展起来。当时许多杰出的医学家,总结了历来的医学成就,著出了第一部医学经典著作《黄帝内经》,简称《内经》。《内经》已明确了十二经脉、七经八脉,创造了中国医学重要学说之一——经络学说。在疾病诊治方面,已初步确立了辩证论治的基本原则;在药性理论方面,提出了寒热温凉四气及酸苦甘辛咸五味的概念;并指出五味人五脏理论,也是后世归经学说的本源;方剂也有记载,全书共收载 12 个处方。

秦汉时代,医药进一步发展,这时《神农本草经》问世,简称《本经》。全书收载药物 365 种,不仅对药物疗效作了总结,而且对药物产地、采集、炮灸方法、剂型与疗效的关系,以及方剂君、臣、佐、使的配伍原则也都作了记述。它是我国历史上第一部药学著作,所收载的药物疗效确切。

唐代,孙思逸集唐以前方剂之大成,编著了《千金要方》及《千金翼方》。《千金要方》共收载方剂 5300 余首。他重视单方,验方的收集,总结了劳动人民在医疗实践中积累的宝贵经验,是研究方剂的重要文献之一,由官府颁布的《新修本草》是李簧,苏敬等 22 人在《神农本草经集注》的基础上编写而成,共载药 844 种,并绘有药物图谱。书成后,即颁行全国。后抄传至日本,列为医学生必修课之一。它比欧洲纽伦堡政府颁布的药典早 833 年,是世界上最早的药典。

宋代,唐慎微所著《经史证类备急本草》,简称《证类本草》。唐氏把《嘉拓本草》和《图经本草》合二为一,并增药 500 余种,全书共收载药物 1455 种,每药项下附有图及单方。

金元时代,不少医学家认真探讨古代医书理论,结合各自的临证经验,提出了不同的学术见解,这就是医学史上著名的金元医家的学术争鸣。其中以四大学派最为突出,即刘完素重视"火热"为病,对运用寒凉药有独到的见解,强调泻火,故称他为"寒凉派"。张从正认为人体生病,都是感受外邪,善于使用汗、吐。下三法攻逐邪气,故称张氏为"攻下派"。李东垣重视脾胃的作用,提出"内伤脾胃,百病由生"的主张,在治疗上善于温补脾胃,故称李氏为"温补派"。朱丹溪提出"阳常有余,阴常不足"的论点,并以此立论,常应用滋阴降火的药物治疗疾病,故称朱氏为"滋阴派"。诸家从不同角度总结了自己的临床经验,丰富了祖国医药学的理论和治疗经验,促进了医学的发展,在医学史上是做出了贡献的。但由于受到经验和认识上的局限性,所以说,他们的理论和经验都是不完善的。

明代著名的医药学家和中药方书的著作良多,其中最突出的当推李时珍和他的著作:《本草纲目》。李时珍以经史证类备急本草为蓝本,参考医药书近500部,搜集历代诸家本草学说,再经亲自治病验证,或亲自到各地访问,采集和实地观察,加以辨认和论述,共收载药物1892种,附方11096首,于1578年正式出版。《本草纲目》,全书约200万言,共52卷,它是我国16世纪以前药学成就的总结,是科技史上极其辉煌的硕果。

(二)中国近代中医药发展

明清以来,中医对温病(急性传染性疾病等)的认识和诊治,有了长足的发展。在理论方面,创立了,"卫气营血"和"三焦"辩证纲领,形成了温病学派,这是清代医学学术上的重要成就。反映这方面成就的代表著作有《温病论治》(叶天士著)、《温病条辨》(吴鞠通著)。《温热条辨》(薛生白著)。《温热经纬》(王孟英著)等。这些著作者被后人推崇为温病四大名医,他们对温病的理论和诊断和治疗,都做出了重要贡献。

到了清代,有许多简明、实用的本草和方书陆续问世。如《本草备要》(汪昂著)、《本草从新》(吴仪洛著)。《本草求真》(黄宫绣著)。《成方便读》(张秉成著)、《医方集解》,《成方切用》(吴仪洛著)等。

自中华人民共和国成立以来,在中国共产党的英明领导下,人民卫生事业得到了迅速发展。对在我国存在着两个医药体系,即一个是有几千年历史,行之有效的中医药学体系,另一个是在世界(包括中国)发展了几百年现代医药学体系,两种医药体系共存在于同一块国土上,都在同疾病作斗争这一事实,有着不同认识和理解。是各自独立发展,互不往来,互不干预;是以谁为主;还是互相渗透,互相补充,取长补短、中西结合。争论也是相当激烈的,相当尖锐的。我党的政策是采取坚持中西医结合的道路,明确指出:"中国医药学是一个伟大的宝库,坚持走中西医结合的道路,创造中西

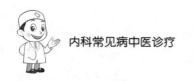

统一的新医学、新药学,是发展我国医学科学技术的正确道路。"几十年来在正确的政策指引下,我国医药事业蓬勃发展,取得了举世瞩目的成就。

第三节　中医养生

中医养生,就是指通过各种方法颐养生命、增强体质、预防疾病,从而达到延年益寿的一种医事活动。中医养生重在整体性和系统性,目的是预防疾病,治未病。中医理论的著名代表作品是《黄帝内经》。

一、中医养生学的概念

养生就是根据生命发展的规律,采取能够保养身体,减少疾病,增进健康,延年益寿的手段,所进行的保健活动。

（一）中医养生与道家养生思想

养生(又称摄生、道生)一词最早见于《庄子》内篇,又称为修身、养性、摄生等。在道家经典《庄子》的《内篇·养生主》中,文惠君在听完危丁关于解牛的讲解后说:"吾闻厄丁之言,得养生焉",后在《外篇》、《杂篇》中又多次提到"养生"一词。"摄生"一词首出《道德经·五十章》,所谓"盖闻善摄生者,陆行不遇咒虎,入军不被甲兵。"河上公注《道德经·五十章》曰:"摄,养也。"道家在长期的修行实践中切身体悟了宇宙及生命的深层实质内蕴,由此形成了有别于世人的宇宙观和人生观,他们以此观点指导自己的人生,并获得到了养生延寿及开悟生慧。所谓养,即保养、调养、补养之意;所谓生,即生命、生存、生长之意。养生就是根据生命的发展规律,用积极的方法和措施保养身体,护卫健康。

中医养生是指通过保养精气、调节饮食、活动形体、调适寒暑、谨行房事等各种手段或方法,达到保养身体、减少疾病、增进健康、延年益寿的目的。道家在几千年的发展进程中,摸索总结出了一整套行之有效的养生方法,与祖国传统医药学一起,为护卫中华民族的生命健康发挥了巨大作用。

很多时候我们容易将道家和道教混为一谈,其实道家和道教是有区别的。道家指的是以先秦时期老子、庄子关于"道"的学说为中心的学术派别,倡导自然的世界观和方法论,尊黄帝、老子为创始人,所以并称黄老。春秋战国时代,只有老子学派、庄子学派,并没有道家学派的说法。道家之名,始见于司马谈的《论六家要旨》,将其称为"道德家"，直至《汉书·艺文志》，始名之为道家。道家是先秦时期的学术派别之一，而道教是直到东汉才形成的一种民间宗教流派。春秋战国时期有老子学派、庄子学派，但是老子和庄子从未自称是道家，直到汉代司马谈在《论六家要旨》中才第一次提出道家的概念。《汉书·艺文志》对道家作了规范的定义，所以后人经常引用书中说的"道家者流，盖出于史官，记成败存亡祸福古今之道，然后知秉要执本，清虚以自守，卑弱以自持，此君人南面之术也。"但是这个道家更多得是指黄老思想的道家，并不是专指老子和庄子。后世学术界习惯把老庄学派称为道家，这是一种后起的学派分类观念。东汉时代严君平的《老子指归》中开始有了以老庄为道家的倾向，魏晋时期开始老庄联称，魏晋后期以老庄为道家的学术分类办法得到承认，这样形成了今天以道家专指老庄的观念。"道"与"教"并称，在现存文献中首见于汉代《老子想尔注》"真道藏，邪文出，世间常伪技称'道教'，皆为大伪不可用川月。"老子和庄子是哲学家，并未创立任何宗教，而老子和庄子被拉进道教，其人其书备受尊崇则是汉代以后的事情。因此，作为先秦哲学家的老子和庄子与道教是没有直接关系的。而道教是一个有教义、宗教仪式、固定的信徒和信奉经典的宗教组织，虽然有理论思想，却并不是一个哲学流派。

道教内容庞杂，南朝梁代刘舰在《灭惑论》中说，道教"上标老子，次述神仙，下袭张陵"。一般认为，道教起源于古代的巫术。在古代人类无力与自然相抗争的生活中，人们逐渐形成了天神、人鬼和地抵的神灵系统。道教承袭了这种鬼神思想，成为道教神灵的重要组成部分。古人巫师可以交通神鬼、卜卦可以断吉凶的思想，也被道教吸收。其次，道教源于神仙思想和神仙方术。神仙方术没有系统的理论，但神仙家信仰的方术被道教承袭，神仙方术逐渐演化为道教的修炼方术，神仙方士也随之演化为道家的道士。第三，道教源于纬神学，宗教性的预言"诡"为隐语，预决吉凶。"纬"是相对于儒家经典而言，是用阴阳五行思想和徽的方法来解释儒家经典，推验吉凶。这些思想被道教吸收，成为道教的符箓思想和方术思想。第四，道教源于黄老思想。黄老中的神秘思想很多，加上黄老之学的神仙方术，长生不老和阴阳五行思想，东汉时期已经将黄帝和老子神秘化，这些成为道教的前身。道家养生思想概述。

(二)道家养生思想

道家养生的思想基础是以"道"为本的养生观。关于"道"的学说由《道德经》首次提出。老子对于世界万物生成的根源及其发展规律给以系统的哲学论说，从而创建了以"道"为核心的哲学体系。"道"本指道路，后来引申为其规律的含义。《老子》说："人法地，地法天，天法道，道法自然。"韩非解释说"道者，物之理也"。戴震也说"在物质世界里发生着不断地变化过程，这种变化过程'生生不息'。这一切就是现实本身所具有的自然规律—道。"由此可见,这里的"道"既指导致事物发生发展变化的客观规律,又指的是客观世界本身。任何事物都离不开"道",在老子看来,自然界是人类生命的源泉,人在自然界产生,按照其客观规律发展变化。

"守静"是道家养生思想的基本内容,也是老子养生学说中的观点之一。《老子·十六章》说:"致虚极,守静笃。万物并作,吾以观其复。夫物芸芸,各复归根其根,曰静,静曰复命,鱼命曰常。知常曰明。不知常,妄作,凶。"《说文解字》上说:"静,审也。人心审度得宜。一言一事必求理义之必然。则虽繁劳之极而无纷乱。"从养生来说,就是要明晓人生的道理,懂得遵循生命活动的根本规律。庄子认为,神静则自然形正:"无视无听,抱神以静,形将自正。"练功时,必须不为外境所动,气平形正,以意念诱导入静,恬淡自然。若思想无穷,杂念纷纭,则是伤神害生的。

道家养生思想的基本手段是"节欲"。老子认为养生应该节欲,他说"五色令人目盲,五音令人耳聋;五味令人口爽:驰骋畋猎令人心发狂,难得之货令人行妨。是以圣人之治也,为腹而不为目,故去彼取此。"因此,他主张"见素抱朴,少私寡欲","去甚,去奢,去泰"。他认为嗜欲过多,追逐荣利,都是招灾惹祸、百病丛生的根源。庄子认为:养生莫善于养精寡欲,他将酒色过度视为养生的畏途,饮食之间,而不知为之戒者,过也;形用而不休则弊也;精用而不已则劳也。

(三)道家思想影响中医养生理论的产生与发展

哲学是时代精神的精华,作为我们民族传统文化、精神体现的中国古代哲学对中医产生了深刻的影响。尤其是老子、庄子的道家思想与中医养生理论有着非常直接的渊源关系。

传统文化对中医学的影响是不可低估的,早在两千多年以前,根植于传统文化土壤的中医学,逐渐形成并完善起来。哲学又是传统文化的灵魂和源泉,早在春秋战国时期,"诸子蜂起,百家争鸣",从其哲学思想上而言,就不可能不受诸子思想的影响。儒家、道家、墨家、法家、兵家、名家、阴阳家等皆对中医产生过不等程度的影响,而对中医养生学的影响,当以道家为最。

中医养生理论萌芽于殷商时期,甲骨文为最早的文献记载。周代以后逐渐发展、并不断丰富其内涵。春秋战国开始,即有众多的文献专门论述,并出现了以老子、庄子、孔子、孟子、管子为代表的各种养生理论观念和专门论着,养生理论已成为中国传统文化的一部分。到秦汉时期《黄帝内经》的成书,标志着中医养生理论的全面形成并得到了进一步的完善与发展。即《内经》在完成古代医学理论体系构建的同时,也及时地对先秦以来的各种养生方法和理论进行了全面的、高度的概括和总结,不仅使之形成了系统的理论,还总结和记载了许多行之有效的具体的养生保健方法,从而奠定了中医养生学理论的坚实基础。

中医养生理论的形成与道家的哲学思想有着密切的联系。作为中医奠基之作的《黄帝内经》中关于养生的内容颇多,中医的养生观在《黄帝内经》中已自成体系,而《黄帝内经》的医学思想又源于中国的传统哲学思想,老子的哲学思想对我国古代哲学产生着极大的影响,同时他的自然观如"冲气以为和""道法自然""守静笃"等对中医养生学说有巨大的影响。

《内经》把顺应自然作为养生的重要原则,把调摄精神情志作为养生的重要措施,重视保养正气在养生中的指导作用,其思想在《内经》诸篇中都有所体现,《上古天真论》、《四气调神大论》则是《内经》养生思想的集中体现,而在这两篇中较多地吸取了道家思想的精华。《上古天真论》记载"法于阴阳,和于术数","法则天地",在《四气调神大论》中更为具体地说明了如何顺应四时气候,以及逆四时之气所造成的灾害。这些观点是《道德经》中"人法地,地法天,天法道,道法自然"的学说在养生方面的具体应用。此外,"美其食,任其服,乐其俗,高下不相慕,其民故曰朴"与《道德经·第八章》的"甘其食,美其服,安其居,乐其俗"的观点更是如出一辙。

认为《内经》养生受道家思想影响的学者很多,可以说比比皆是,如李约瑟在其《中国古代哲学和自然科学》一书的"道家思想对医学的影响"中专门论述了这一问题,认为《内经》"是在崇尚黄老思想影响下产生的著作,它的内容渗透了道家思想的基本精神。""把清静、无为视为这种一致的最高境界等等,都可以看出这种影响。""如果我们再进一步考察养生思想的具体内容,那道家思想的影响就更加明显了",专业的《内经》学者也持同样的观点,如王洪图认为"《内经》吸收了道家道法自然、无为而治的思想,主要反映在治法和养生二方面。"甚至认为"就连'真人''至人''圣人'的称谓,超然的处世态度,养生的具体方法,也如出一辙"。

"摄生""摄养""养生""长生"等概念,本为《老子》、《庄子》之言,也是老庄哲学思想中的重要命题。中医养生学常用术语,如恬淡、虚无、清静、淡、素、朴,以及精、气、神、真、元等等,亦多属道家惯用之语。古人论"养生",理常托老庄之说,术多称老君之法,又是极为普遍的一种风气。古代医家以养生而受到后世推崇者,多出自道家,或必托于道家之说者,远者如葛洪之称抱朴子,陶弘景之自号华阳陶隐居,孙思邈之尊为孙真人;近者如刘守真号通玄处士,张景岳别号通一子,傅青主称朱衣道人。古代医道相通,当以养生学中最为突出。

（四）道家与中医养生理论的特点

1. 主动养生

道家养生理论，主动防病的思想贯穿其中。《老子·七十一章》说："圣人不病，以其病病；夫唯病病，是以不病。"辩证地说明了"病病"和"不病"的关系。他所说的防病、"病病"，乃是一种防患于未然、居安思危的思想。所谓养生延年，保养身体、去病是首先需要注意的，而顺应自然、和于阴阳、保养精气、形神共养、导引吐纳等道家思想都是为了保健防病。《老子》所谓："其安易持，其未净易谋，其脆易泮，其微易散。为之于未有，治之于未乱。"在《庄子》中也可见到不少病名及防治方法，如《庄子·盗跖》篇明确提出"无病而自灸"可以延年益寿，这是采用一定的方法以主动防病。

魏晋时期出现的道家重要经典《西升经》中说："我命在我，不属天地。"《养性延命录》也说："夫形生愚智，天也；强弱寿夭，人也。天道自然，人道自己……人生而命有长短者，非自然也。皆由将身不谨，饮食过差，淫佚无度，怜逆阴阳，魂神不守，精竭命衰，百病萌生，故不终其寿。"道家相信人的生死命运在一定程度上是可以由自己掌握的，强调了个人主动不懈地修养以臻长寿，而否定听天由命的消极思想。这种生死观看上去似乎是"反乎自然"，实质上却是最高层次的"顺应自然"，这也是道家注重养生术的发展运用的重要思想基础。

不难看出，养生防病是道家思想的重要组成内容，这一点对于中医养生理论影响颇深。《黄帝内经》曰："是故圣人不治已病治未病，不治已乱治未乱，此之谓也，夫病已成而药后之，乱已成而治之，譬犹渴而后穿井，斗而铸锥，不亦晚乎！"这种预防养生学的思想一直为后人所肯定。综上所述，道家思想对中医养生理论的形成起着开源的作用，中医辩证地、批判地接受了道家的养生思想，淘汰了其消极的一面，以积极的态度去面对自然，调节人体，使之得以健康长寿，以享天年。

2. 法于自然

先秦道家思想的一个重要特点是崇尚自然。《道德经》写道："故道大，天大，地大，人亦大。域中有四大，而人居其一焉。人法地，地法天，天法道，道法自然。"老子的意思是人为四大之一，能仰观俯察，近取远求。地大无所不载，但为天所覆，天无所不覆，但为道所涵，故道大无限。"道法自然，无为而无不为"，故人应以自然为法。

（1）认识自然

《道德经》贯篇的大法则即第二十五章："人法地，地法天，天法道，道法自然"。何谓"道"？老子解释说："有物混成，先天地生，寂兮寥兮，独立不改，周行而不殆，可以为天下母，吾不知其名，字之曰道"

"道"是道家思想的核心,老子认为,道为宇宙的本体,万物变化之源,所谓"万物之宗",故云:"有物混成,先天地生,寂兮寥兮,独立不改,周行而不殆,可为天下母,我不知其名,名之曰道。"(《老子·二十五章》)而"道"生万物的规律是:"道生一,一生二,二生三,三生万物。"(《老子·四十二章》)《淮南子·天文训》称之为:"道者,规始于一,一而不生,故分为阴阳,阴阳分而万物生,故曰:一生二,二生三,三生万物。""道"如同太极是万物化生之原始,而万物化生变化的规律即自然法则同样属于"道"的范畴,人与自然是一个息、息相关、密不可分的统一整体,人应顺应自然界的变化规律,万物皆应从属于"道"的规律。故《老子·二十五章》曰:"人法地,地法天,天法道,道法自然。"《素问。上古天真论》也多次论及"道",李中梓注解说:"有物混成,先天地生,强名曰道",此则明确以《道德经》注《内经》,也说明《内经》的"道"乃沿袭《道德经》的说法。

庄子托老子"顺乎自然"的基础上发展了一步,要求人们首先认识自然,掌握自然规律,然后按规律办事,就可在自然中获得自由。他记载的"厄丁解牛"故事就阐明了这个观点,"人之养生之事当如是,游于空虚之境,顺乎自然之理,则物莫之伤也"。说明养生要像厄丁解牛那样找出规律,游刃有余,不受损伤,便可达到保生、余生、延长寿命的目的。

中医学深受老子、庄子道家学派的影响,并接受了道家宇宙本体论的认识。如《素问·阴阳应象大论》曰:"阴阳者,天地之道也,万物之纲纪,变化之父一母,生杀之本始。"《素问·阴阳离合论》中云:"阴阳者,数之可十,推之可百,数之可千,推之可万。万之大,不可胜数,然其要一也。"都明确地指出了"道为万物之宗",并同时表明人只有掌握宇宙运动的规律,掌握阴阳之道,方能养生而防病。人只有首先知"道"之理,方能行"道"之术,如《素问·上古天真论》:"上古之人,其知道者,法于阴阳"。

（2）顺应自然

《道德经·二十五章》云:"人法地,地法天,天法道,道法自然"《庄子·养生主》强调养生要"依乎天理"。这条贯穿天地人的大法则,在《礼记。中庸》中的说法为"天地人相参",后世才丰富发展为"天人相应"之说。《灵枢·邪客》说"人与天地相应也",《灵枢·岁露》中也说"人与天地相参,与日月相应也",应该也是承此而言。"天人相应"学说,不止对养生,即使对整个祖国医学理论体系的形成和发展,影响都是极其深刻的。

老、庄思想认为顺应自然是延年益寿的关键。《庄子·应帝王》中提到:"顺物自然而无容私焉,而天下治。"即不人为去干预破坏事物固有的自然之性,而维持其自生、自长、自发展、自灭等等的自然变化规律。

中医养生吸收了道家"道法自然"的哲学思想，提出了自己的"天人合一""四气调神"的养生观点。这在《黄帝内经》中有关养生理论中也得到很好的体现。《素问》根据自然界阴阳消长的规律，提出了顺应四时寒温、日月盈亏、昼夜晨昏等变化进行养生和康复治疗。《素问·生气通天论》中说："苍天之气，清静而志意治，顺之则阳气固，虽有贼邪，弗能害也，此因时之序。"这里"顺之"与"因时之序"都讲的顺应自然四时气候变化以达养生的意思。《灵枢·木神》说："故智者之养生也，而适寒暑，和喜怒而安居处，节阴阳而调刚柔，如是，则辟邪不至，长生久视。"提出了许多具体养生法则，如"故阳气者，一日而主外，平旦人气生，日中而阳气隆，日西而阳气已虚，气门乃闭，是故暮而收拒，无扰筋骨，无见雾露，反此三者，形乃困薄"（《素问·生气通天论》）。《素问·四气调神大论》中详细论述了春夏秋冬四季的特点和人与之相适应的行为、心理、起居，并进一步指出："夫四时阴阳者，万物之根本也。所以圣人春夏养阳，秋冬养阴，以从其根，故与万物沉浮于生长之门。逆其根，则伐其本，坏其真矣。"告诫人们要"春夏养阳，秋冬养阴，以从其根，故与万物沉浮于生长之门"。因为"故阴阳四时者，万物之终始也，死生之本也，逆之则灾害生，从之则苛疾不起，是谓得道。道者，圣人行之，愚者佩之。从阴阳则生，逆之则死，从之则治，逆之则乱"。《黄帝内经》中"春夏养阳，秋冬养阴"的养生观点，体现了中医养生"天人合一"的整体理论，重视人体在不同的季节应该如何顺应自然气候的变化，以达到养生的目的。同时指出逆四时的严重后果："逆春气则少阳不生，肝气内变；逆夏气则太阳不长，心气内洞；逆秋气则太阳不收，肺气焦满；逆冬气则少阴不藏，肾气独沉。"当前人们普遍采用的夏季以凉茶、凉药"清凉解暑"、冬季以牛羊肉、参茂虫草"冬令进补"的养生方法即源于此161。历史的经验，揭示了一条永恒的真理："阴阳四时者，万物之终使也，死生之本也，逆之则灾害生，从之则苛疾不起。（《素问·四气调神论》）"

总之，把天人之间的关系作为一种相因相依的和谐整体关系，不是作为一种敌对的关系。人应当通过顺应自然的养生方法调节自身阴阳平衡，去实现天人合一的和谐状态，以顺应自然的种种变化，达到防病延年的目的。

需要说明的是，《内经》既汲取了老、庄顺应自然的养生观，而在具体作为上又高于老、庄。老、庄主张"虚静无为"，提倡"顺乎自然"，而《内经》并不主张无为消极，而是指出"提挈天地、把握阴阳"等控制自然、改造世界的积极主张。

（3）返还自然

由于崇尚自然，老子提倡返真归朴，即老子的"自然无为"。"自然无为"指去除人为的强作妄为与嗜欲而达到自然而然、无为而无不为的自由境界。他把婴儿看作是"至朴"，认为人的最初之性最接近自然。老子称之为返归"婴儿""含德之厚，比于赤子"，即返归自然纯朴天真之性的返璞归真之意。

《内经》养生理论中所称"天真"、"真气"之"真"包含这层意思。道家所说的"胎息"亦有此意。道家返璞归真，包含着超越物我的天人合一思想，是对天人和谐一体的向往和追求。如庄子《逍遥游》中所描述的自由出入六合，行于天地之间的境界，从养生的角度理解，只有超越了自我，达到一种不为世俗物欲所累所役，不受人为嗜欲所左右的崇高境界，就能够无为而无不为，所谓"忧患不能入，邪气不能袭"，这样才有可能去体验人的生命中真正美好之所在，而与自然融为一体，去享受生活中一切美好的东西。《素问.上古天真论》云："美其食，任其服，乐其俗，高下不相慕，其民故曰朴。是以嗜欲不能劳其目，淫邪不能惑其心，愚智贤不肖，不惧于物，故合于道"明显受到《道德经·十九章》的影响："见素抱朴，少私寡欲"，《道德经·八十一章》："甘其食，美其服，安其居，乐其俗，邻国相望，鸡犬之声相闻，民至老死，不相往来"。返归大自然作为一个现代口号，也包含着相似的意义。

3. 和于阴阳

"和"是一个古老的哲学概念，是指事物存在和发展相对稳定的多样性的协调统一。道家将"和"置于本体论的高度，"和"产生新事物，使事物发展。《道德经·第四十二章》认为："道生一，一生二，二生三，三生万物。万物负阴而抱阳，冲气以为和。"老子一言道出了阴阳的对立、互根与平衡，并指出天地间万物都应该达到协调平衡，人体亦是如此。庄子亦云："一上一下，以和为量。""调理四时，太和万物。"认为和谐是宇宙万物存在发展变化的首要原则。庄子认为天地阴阳"交通成和而物生"，《淮南子》则云："天地之气，莫大于和，和者，阴阳调、日夜分而生物。"汉代董仲舒在《春秋繁露.循天之道》中较为全面地阐述了中和观，他认为中和是宇宙万物赖以生成的根据，是治国与养生的根本原则，"能以中和养其身者，其寿极命"，并从饮食、居处、劳逸、欲恶、动静、情志等方面阐述了致中和以养生的方法。至此，全面奠定了中和观在中国文化中的崇高地位。

中医学也认为"和"是一切生命整体维持平衡稳定，从而得以生存延续的必要条件，如《素问.生气通天论》不仅主张人体自身须"阴平阳秘，精神乃治"，而且认为只有真正做到"内外调和"，才能确保人体"邪不能害"，并提出"因而和之，是谓圣度"。因此，养生也以中和为最佳境界。《内经》继承了儒家道家等古代哲学思想的精华，用"和"与"不和"阐释生命和疾病的原理，如《素问·生气通天论》云："阴平阳秘，精神乃治。""阴平阳秘",即阴阳和谐,这是人体最佳生理状态;疾病则是"两者不和,若春无秋,若冬无夏",甚者"阴阳离决,精气乃绝"。所以,《内经》把"和"作为治病或养生的最高法度。《素问·至真要大论》曰:"谨察阴阳所在而调之,以平为期。"又说:"必先五胜,疏其血气,令其调达,而致和平。"明确提出了调和阴阳五行的治疗法则。《素问·生气通天论》云:"凡阴阳之要,阳密乃固。两者不和,若春无秋,若冬无夏,因而和之,是谓圣度。故阳强不能密,阴气乃绝;阴平阳秘,精神乃治;阴阳离决,精气乃绝。"《素问·阴阳别论》曰:"阴之所生,和本曰和。是故刚与刚,阳气破散,阴气乃消亡。淖则刚柔不和,经气乃绝。"就明确地指出,阴阳的调和平衡—阴平阳秘是健康的最佳状态;阴阳二气任何一方过强,都可以导致其相对的一方竭绝而致生命的终结。所以,使机体保持在柔和的阴阳平衡状态,是养生防病之目的,故《灵枢·木神》:"故智者之养生也,必顺四时而适寒暑,和喜怒而安居处,节阴阳而调刚柔。如是,则辟邪不至,长生久视。"《内经》这种燮理阴阳的养思想对后世又有深远影响,如《国医指南》开篇有言:"凡人乃阴精阳气合而成之者也,病之起也,亦不外乎阴阳二字,和则生,不和则病"。

4. 天道贵啬

老子论摄生还强调了一个"啬"字。《道德经·五十九章》说:"治人事天,莫若啬。"《韩非子·解老篇》亦说:"书之所谓'治人'者,适动静之节,省思虑之费也。所谓'事天'者,不极聪明之力,不尽智识之任。苟极尽,则费神多,则盲聋悖狂之祸至,是以啬之。啬之者,爱其精神,啬其智识也。故曰'治人事天,莫若啬'。这一"啬"字,实寓有爱惜精、气、神的意思。道家养生思想中重要的一点就是重视"精、气、神",将此视为人身三宝。《庄子·知北游》云:"人之生,气之聚也,聚则为生,散则为死"。概而言之,道家非常重视炼气、宝精、存神。《韩非子·解老》说:"众人之用神也躁,躁则多费,多费之谓侈;圣人之用神也静,静则少费,少费之谓音。啬之谓术也,生于道理。夫能音,是从于道而服于理也。"韩非子用神的静、躁说明侈、啬的不同,并指出"啬神"之术是符合道理的。其后《吕氏春秋》又说"古人得道者,生以寿长,声、色、味能久乐之。奚故? 论早定也,论早定则知早啬,知早啬则精不竭。"则又从韩非的啬神发展到啬精。晋人张湛曾将"啬神""爱气""养形"列入养生十要。

《内经》受道家思想影响,也运用精气学说来解释生命过程,指导祛病延年,而其内容较道家更为具体。如《素问·金医真言论》云:"夫精者,生之本也";广义之精是指构成人体组织和供给人体能量来源的营养物质,为人身之木,应当固藏,爱之勿泄,用而勿伤。精气充盛,则卫外固密,不易受病。若精耗阴虚,阳气失密而不固,就易受外邪侵犯而成病。而精又是生命活动的主导,精、气为神存在的前提,故《素问·上古天真论》曰:"呼吸精气,独立守神","积精全神"。反之,如果精亏气虚,就会导致"神去之而病不愈"(《素问·汤液醪醴论》)的后果。《素问·疏五过论》曰:"治病之道,气内为宝";心神为一身之主宰,有神则生,无神则死,神伤则病,守神则健。《素问·移精变气论》曰:"得神者昌,失神者亡"。

在关于呼吸与健康、寿命的问题上,刘力红《思考中医》中认为,老子"多言数穷,不如守中"的"数"就是"气数"的数,也就是指呼吸的次数。一个人一生中的呼吸次数有一个相对固定的数量,呼吸次数已定,那么单位时间内呼吸次数越多,寿命就越短,反之寿命就越长。认为"多言数穷,不如守中"的"数"就是呼吸的次数,未免狭隘,值得商榷。但多言多语、大呼大叫、过度运动等,导致呼吸急促、频率加快,耗损心肺之气,折损寿命却是有道理的,如一些从事剧烈运动的人往往寿命不长甚至碎死就是明证。因此道家提倡少语、少事、少笑等,如孙思邈《千金翼方·养性禁忌》中说:"如膏用小住之与大炫,众人大言而我小语,众人多繁而我小记,众人暴悖而我不怒,不以事累意,不临时俗之仪,淡然无为,神气自满"。

孙思邈认为对于精、气、神消耗的多少,犹如"小住与大住焚膏",因而强调"人之寿命,在于蹲节"。《千金要方》所载的少思、少念、少欲、少事、少语、少笑、少愁、少乐、少喜、少怒、少好、少恶等十二少,其实都围绕着"音"字而言。明末,傅青主对养生、医学均有深刻研究。他在《霜红皇集》中曾经专论爱音精气的问题:"人不能早自爱惜,以易竭之精气尽着耗散,乃至衰朽怕死时,却急急求服食药以济其危。不知自己精气原是最胜大药,早不耗散,服而用之,凡外来风寒暑湿阴阳之患皆能胜之。此理但浅浅者,所谓最易知、最易行,而人不肯耳。"在这里,傅山也用十分浅近的语言谆谆告诫人们必须爱惜自身精气。以上所举,可见老子"治天治人莫若啬……长生久视之道也"的论说,启发了人们对精气神"三宝"的爱惜。

5. 形神共养

精神修炼是道家养生思想中修炼的最高境界,道家强调静以养神,如《道德经·第十六章》云:"致虚极,守静笃""静为躁君"。《内经》亦倡导"静则神藏,躁则消亡";"欲延生者,心神宜恬静而无躁扰"。这种强调"静"的观点在 20 世纪 80 年代曾经引发了一场关于生命在于运动还是在于静止的大讨论,不少人批判这种"静"的观点,但也有人认为生命在于静止,以新陈代谢的减慢、延缓来解释,指出养生的原理是"节流"。其实道家的静以养神非独指取不运动、守静、养神的方式以达长寿延年的目的,道家养生术中导引、吐纳等都是运动,在运动形体的基础上强调静以养神,这是一种科学的、辩证的养生观，它实际上强调了心神宜静、形体宜动，动以养形、静以养神，动静结合，动静相宜。即以形体修炼为基础进行精神修炼，主张形神共养。

《内经》同样主张形神共养，动静相宜。如《素问·四气调神大论》谓春气发陈，应"广步于庭"以养形；"被发缓形，以使志生"来养神。夏气蕃秀，应"夜卧早起"以养形；"无厌于日，使志无怒"以养神。秋气容平，应"与鸡俱兴"以养形；"收敛神气"以养神。冬气闭藏，应"去寒就温，无泄皮肤"以养形；"使志若伏若匿"以养神。

（1）静以养神

"清静无为"的避世原则是道家思想的主要内容，春秋时代，经在《道德经》中体现出来。《道德经》第十六章说："致虚极，这一思想主张即已守静笃，吾以观复。夫物芸芸，各复归其根，归根曰静，是曰复命。"认为"静"万物并作，是天下万物的根本，认识这种事物的根本也在于以"静"观之。《道德经》第二十六章和第四十五章进一步论说："重为轻根，静为躁君"，"躁胜寒，静胜热，清静为天下正"。解释了静与躁之间的辩证关系。因此"清静"是早期道家的主要思想观念和追求境界，同时也是道家养生的重要方法。老子在《道德经》中虽未专题论及养神，但静以养生的主张开风气之先，是中国养生学的嚆矢，奠定了道家养生学的思想基础，为后世道家学者和养生家所继承。庄子较老子对养生有更多更为直接的专题阐述，特别是内篇的《养生主》《达生》等篇中不少内容更可视为养生专论。庄子将老子主静的思想直接引入养生之中，是道家对"静以养神"有明确论述的早期代表人物。如《刻意》中直接论述"静以养神"说："平易恬淡，则忧患不能入，邪气不能袭，故其德全而神不亏……故曰，纯粹而不杂，静一而不变，恢而无为，动而以天行，此养神之道也……纯素之道，唯神是守，守而勿失，与神为一……纯也者，谓其不亏其神也"，将保持纯朴单纯的专一状态作为养神的重要原则，反复强调养神之道需要恬侅虚无的宁静自然状态。《外物》："静然可补病，眦搣可以沐老，宁可以止遽"，《庚桑楚》："老子曰：卫生之经，能抱一乎？一能止乎？能己乎"，都要求做到心性宁静和心气平和。在《在宥》中他还传授广成子之道说"无视无听，抱神以静，形将自正。必静必清，无劳女（汝）形，无摇女（汝）精，乃可以长生。目无所见，耳无所闻，心无所知，女（汝）神将守形，形乃长生。"在《天道》中则说："静则无为……无为则俞俞，俞俞者忧患不能处，年寿长矣。"把精神和心态的平静安定作为长生应遵循的前提和要求，进一步阐扬了老子"清静无为"的主张，并将静心、与养神养生相联系。

其他早期道家文献如《淮南子》中同样探讨了"静"与"养神养生"的关系。《淮南子·精神训》认为"故心者，形之本也；而神者，心之宝也"，强调心与形和神的关系，主张"恬然无思,淡然无虑","静漠恬淡,所以养性也;和愉虚无,所以养德也"。

《素问·痹论篇》说:"静则神藏,躁则消亡",是早期有关静与神之间关系非常重要的论述,这是中医学有关"静以养神"最为著名的格言。揭示了静使神得以内藏,从而不耗损的根本性机制。将静与躁、藏与亡相对比,一方面是从两个极端的角度论述其辩证关系,另一方面此处的"藏"字就不仅仅具有内敛保存的含义,而同时具有使神得以充沛、完整等更深一层的意义。《素问·藏气法时论》说:"心欲奕",系指心具有以宁静、收敛、调和为特色的生理特性而言。心静则神安,神安则脏腑气血和调,自然有助于延年益寿。其次,静养还与机体的真气状态密切相关,故在此基础上又有"真气从之,精神内守,病安从来?"之说。强调"精神内守",实质上也就是必须内心宁静方能得以养神。

与此同时,《内经》中还多处论述了形体与神的关系,《素问·上古天真论篇》"上古之人,其知道者,法于阴阳,合于术数,食饮有节,起居有常,不妄作劳,故能形与神俱,而尽终其天年,度百岁乃去。"《素问·上古天真论篇》"形体不敝,精神不散",《灵兰秘典论》"故主明则下安,以此养生则寿,殁世不殆……主不明则十二官危,使道闭塞而不通,形乃大伤,以此养生则殃",《素问·八正神明论》说"故养神者,必知形之肥瘦,荣卫血气之盛衰",从而在阐述养生的具体方法和要求等多种情况下,强调了形神之间密不可分的关系,明确论述养神要注意结合形体盛衰,心和神对形体的调摄控制的主导作用!道家的早期论述是从学术宗旨出发认识养生和养神。《内经》既有对道家"静以养神"思想的继承,也有发展;它从人体脏腑结构和功能展开,较为突出的表现在对神的生成、归属、消亡、调节,养神的原则,养神的具体方法和要求,与精气血和脏腑、情志等复杂关系等方面的论述。

(2)动以练形

道家认为,欲证道修真,须重视调身。调身指的是在动功中的导引、自我按摩等,而尤以导引为最重要。晋代葛洪在《神仙导引论》曰"人之五脏、六腑、百骸、九窍,皆一气之所通,气流则形和,气滞则形病。导引之法,所以行血气,利关节,辟除外邪,使不能入也。故修真之士,以导引为先。"《吕氏春秋·尽数》更明确指出了运动养生的意义:"流水不腐,户枢不蠹,动也。形气亦然,形不动则精不流,精不流则气郁"。导引之术,在《庄子外篇·刻意》中有"熊经鸟申"两种方法,《淮南子》增加为"尧浴猿攫,鸱视虎顾"四种,至《抱朴子》中又出现龙导、龟咽、燕飞、蛇屈、兔惊等各种模仿动物动作的运动疗法。

中医学充分吸收了道家关于练形的思想和方法。着名医家华佗说:"人体欲得劳动,但不当使极耳。动摇则谷气得消,血脉流通,病不得生。譬犹户枢不朽是也。"基于这个观点,华佗编创了"五禽戏"。此后,诸多医家整理出了易筋经、八段锦和太极拳等,使筋骨关节得到适度活动,促进机体精气血脉流通,达到内以养生、外以却邪的效果。明·郑瑄《昨非庵日纂·颐真》中说:"体欲常摇,谷气得清,血脉流通,疾不得生"。指出经常运动,可以帮助机体充分消化吸收饮食物,保持血脉畅通,从而不会产生疾病。清·徐荣《劝民》中说:"不见闲人精力长,但见劳人筋骨实"。指出劳动的人筋骨壮实,身体健康。清·康有为《上清帝第二书》中有"体动则强健,久卧则委弱"。意思是说经常运动,身体就能健康;如果经常卧床,身体就会衰弱。

隋唐以后至现代相继问世的八段锦、易筋经、太极拳、慢行百步功等,皆由古时导引之术衍化而来,都是以中医起居养形之道为理论基础,以道家养形之术为其滥觞的。在静功锻炼时,起居、劳逸方面则表现为对练功姿势的调节。尽管调身在静功锻炼中并不像调心、调息那样重要,但也对养生效果等有"举足轻重"的影响。其要点在于松静、自然、不去刻意追求,按照人的本性去动,摆正姿势,然后再调心、调息,并在调心、调息过程中,随"道"之要求而随时调摄,以利于达到清静无为的养生境界。

适当的运动,能促进气血流通,增强生命活力。正常的睡眠和休息,可以保养精、气、神,恢复体力和脑力。《养性延命录》曰:"养性之道,莫久行、久坐、久卧、久视、久听……此所谓能中和。能中和者,必久寿也"。如果劳或逸太过,超过了一定限度,就会损伤脏腑精气,肖日弱机体抗病能力,导致疾病的发生。正如华佗所说:"人体欲得劳动,但不当使极耳"。所以,人们在生活起居和劳动休息时,必须有一定的规律和适当的限度,这对保护身体,增强体质,预防疾病具有重要作用。

6.后淡寡欲

(1)活淡无为

老子尚"无为",此不过老子主张顺应自然,不提倡违背自然规律而"妄为"罢了。《道德经》第四十八章说"无为而无不为",相时待机而动则无不可为。《淮南子·人间训》注解此句说:"是故圣人内修其本而不外饰其末,保其精神,堰其智,故漠然无为而无不为也。所谓无为者,不先物为也,所谓无不为者,因物之所为也"。老子认为"道常无为而无不为",因而提倡"恬淡为上"。我们可以这样理解,凡合乎道,即合乎自然规律的事情都属于"无为之事",凡"无为之事"都可为之,而且都能成功,这就是所谓"无不为"。如此看来,其说的"无为"并不是消极的,相反,从某种意义理解则是非常积极的。

因之,古代医学家根据老子之道,提出了"为无为之事,乐恬淡之能,从欲快志于虚无之守,故寿命无穷,与天地终,此圣人之治身也"(《素问·阴阳应象大论》)的养生学说,《素问·上古天真论》说:"'活淡虚无,真气从之,精神内守,病安从来。是以志闲而少欲,心安而不惧,形劳而不倦,气从以顺……其民故曰朴。是以嗜欲不能劳其目,淫邪不能惑其心,愚智贤不肖,不惧于物,故合于道。所以能年皆度百岁,而动作不衰者,以其德全不危也。"这种观点显然受到《庄子,刻意》的影响:"夫恬淡、寂寞、虚无、无为,此天地之平而道德之质也。"《庄子,刻意》曰:"圣人休休焉则平易矣,平易则恬淡矣。平易恬淡,则忧患不能入,邪气不能袭,故其德全而神不亏。"《黄帝内经》提倡"虚无"、"恬淡",以之治身防病,这就是所说的"无为而无不为"。

(2)清心寡欲

《老子·十六章》提出:"归根曰静。"老子认为万物的本性是虚静的,"清静为天下正。"回归事物的根本就是静。因此提出要"致虚极,守静笃。"只有做到"虚极"、"静笃",才能抗拒各种的诱惑,保持万物的本来面目。老庄这种"恬淡"、"守静"的观点对《黄帝内经》中调神摄养的养生理论有着深刻的影响。如《素问·生气通天论》:"故风者,百病之始也,清静则肉滕闭拒,虽有大风苛毒,弗之能害,此因时之序也。"在庄子笔下,"欲"主要是指心智作用的巧诈之欲,也包括本能性的自然欲望和各种需求。老子认为,人的一切灾祸皆由贪欲所致,故《道德经·四十六章》云:"祸莫大于不知足,咎莫大于欲得,故知足之足,常足矣。"人作为万物之首,必须以天地及自然法则为准绳,而天地根木则是清静,所以养生的关键是要以"清静为天下正"。老子的养生观,概而言之,就是养神观,其养神原则有三:一是以清静为本,强调"不欲以静""致虚极,守静笃";第二是"少私寡欲""知足不辱,知止不殆,可以长久""去甚、去奢、去泰";第三,在世俗中保持内心平静超脱,力争做到"虽有荣观,燕处超然"。老子认为养生应当节欲,他说"五色令人目盲,五音令人耳聋;五味令人口爽:驰骋田猎令人心发狂,难得之货令人行妨。是以圣人之治也,为腹而不为目,故去彼就此。"因此,他主张"去甚,去奢,去泰""见素抱朴,少私寡欲"。他认为追逐荣利,嗜欲过多,都是招灾惹祸、百病由生的根源。《素问》也指出:"以酒为浆,以忘为常,醉以入房,以欲竭其精,以耗散其真,不知持满,不时御神,务快其心,逆于生乐,起居无节,故半百而衰也。"

庄子认为:养生莫善于寡欲养精,《庄子·达生》:"人之所畏者,枉席之上,饮食之间;而不知为之戒者,过也。"《庄子·刻意》曰:"形劳而不体则弊,精用而劳则竭。"说明嗜欲对人体养生的危害之大。人们过度地沉迷于各种欲望之中,将会导致自己无法自拔,最终身心俱疲、形神兼衰。《庄子》强烈反对这种"倒置之民"的生活方式,所以有效地控制人的生理欲望对保养生命具有重要的意义。《庄子》提倡在尘世中保持内心平和、平静超脱的生活状态,尽量做到"虽有荣观,燕处超然"的境界。正如《齐物论》所言:"至人神矣! 大泽焚而不能热,河汉而不能寒,疾雷破山,飘飞振海而不能惊。若然着,而游乎四海之外,死生无变与已,而况利害之端乎!"《庄子·刻意》中还有"纯粹而不杂,静一而不变,淡而无为,动而以天行,此养神之道也"的论述。《内经》提醒人们要"是以嗜欲不能劳其目,淫邪不能惑其心,愚智贤不肖,不惧于物","处天地之和,从八风之理适嗜欲于世俗,无患慎之心,行不欲离于世……外不劳形于事,内无思想之患,以'活愉为务,以自得为功,形体不敝,精神不散。"这与《庄子·齐物论》"圣人不从事于务,不违害,不喜求,不缘道"不谋而合。《庄子》又进一步阐述"大道不称,大辩不言,大仁不仁,大廉不谦,大勇不伎"的处世态度,继承了《老子》"是以圣人去甚、去奢、去泰"的观点,排除一切功利目的,达到无己、无功、无名的至高境界,'引。

《黄帝内经》非常重视精神对人体健康的重要性,如《灵枢·本藏》中就有"意志者,所以御精神,收魂魄,适寒温,和喜怒者也……意志和,则精神专直,魂魄不散,悔怒不起,五藏不受邪"的论述。而《素问·汤液醪醴论》云:"嗜欲无穷,而忧患不止,精神驰坏,荣泣卫除,故神去之而病不愈也。"《素问·上古天真论》亦曰:"以酒为浆,以妄为常,醉以人房,以欲竭其精,以耗散其真,不知持满,不时御神,务快其心,逆于生乐,起居无节,故半百而衰也。"则指出欲望无穷,不仅导致衰老和致病,亦可使病重而不愈;并同时指出人只有为无为之事,乐恬淡之能,寿命才能无穷与无终。这一养生观,后世医家也认为是至关重要的。如东汉着名医家张仲景在《伤寒论·序》中就痛斥了那些"竞逐荣势,止踵权豪,孜孜汲汲,唯名利是务,崇饰其末,忽弃其本,华其外而悴其内"的人。晋代医家葛洪也主张"念醇守朴,无欲无忧"。唐代医家孙思邈亦极力主张"少欲",认为"多欲则智昏""纵情态欲……皆损寿命"。所以,老子告诫人们要"甘其食,美其服,安其居,乐其俗",恬淡清心,节制嗜欲。这样才会"真气从之,精神内守,病安从来"。

有一点需要指出的是,汉代道家在反对倡导寡欲之益,嗜欲之害时,并不是完全摒弃人的欲望,相反,道家对人的合理欲望不但不反对,还予以提倡,主张"适情、适欲",即应当满足人的先天而有的正常的人生之欲,如《淮南子》:"若夫至人,量腹而食,度形而衣:容身而游,适情而行;余天下而不贪,委万物而不利;处大廓之宇,游无极之野;登太皇,冯太一,玩天地于掌握之中……适情辞余,以已为度,不随物而动。"道家不仅倡导适情适欲,而且反对违背人性的绝欲、禁欲,认为禁欲迫性,不但不会使人长寿,而且由于强制性的灭绝了人的合理欲望,违背了养生之本,也违背了自然之理,其结果只能是使生命遭到损害,导致和嗜欲一样的恶果—不能终其天年,享受完整的人生"不本其所以欲,而禁其所欲;不原其所以乐;而闭其所乐;是犹决江河之源,而障之以手也。夫牧民者,犹畜禽兽也。不塞其囿垣,使有野心,系绊其足,以禁其动,而欲修生寿终,岂可得乎?夫颜回、季路、子夏、冉伯牛、孔子之通学也。然颜渊夭死,季路葅于卫,子夏失明,冉伯牛为厉,此皆迫性拂情,而不得其和也。故子夏见曾子,一耀一肥,曾子问其故,曰:'出见富贵之乐而欲之,入见先王之道又说之。两者心战,故耀;先王之道胜,故肥。'推此志,非能不贪富贵之位,不便侈靡之乐,直宜迫性闭欲,以义自防也。虽情心郁噎,形性屈竭,犹不得已自强也,故莫能终其天年。"

还有一点需要说明的是,道家思想主张无为恬淡、清心寡欲,但对于达到这种目的的方法有些却是比较消极的,其思想只是比较被动地顺应自然规律,主张想象到虚无缥缈的太虚世界去遨游,与世无争,作为一种哲学观点在现实中是不可能实现的。而中医养生学说正是在吸取其有益因素的基础上又加入了新的思想。例如,道家思想多是消极被动地顺应自然界的规律,忽视了人的主观能动作用,而中医学则是在顺应自然界规律的基础上发挥人的主观能动作用,吸取了儒家的一些积极入世的思想,造就了为数众多的儒医群体。

7. 重视修德

《道德经·五十一章》中说:"道生之,德畜之,物形之,势成之。是以万物莫不尊道而贵德。"德是道之用,道是德之体,道因德而化生出大千世界。自然而然的宇宙运行法则就是道,以有形之品物来彰显宇宙运行法则就是德。人的德本来自于道,心慈行善最近于道。故《道德经·七十九章》说:"天道无亲,常与善人。"人若想长寿,就应当心慈行善;而心毒行恶则远离"天道",就会减寿损年。如《抱朴子》云:"人欲地仙。当立三百善;欲天仙,立千二百善。""若德行不修,而但务方术,皆不得长生也。"《抱朴子养生论》亦言:"行欺诈则神悲,行争竞则神沮;轻侮于人当减算,杀害于物必伤年:行一善则魂神乐,构一恶则魄神欢。常以宽泰自居,恬淡自守,则身形安静,灾害不干……养生之理尽于此矣"。因此,人应当心慈于物,与人为善,以近于道,从而达到健康长寿的目的。

古代许多学者都提出了养德养生可长寿的观点。春秋时的孔子最早指出"仁者寿",认为仁德者必获高寿。《黄帝内经》解释其原因是:"内无思想之患,以恬愉为务,以自得为功,形体不敝,精神不散,亦可以百数。"明代医家王文禄认为"存仁完心也,志定而气从;集义顺心也,气生而志固:致中和也,勿妄助也,疾由安作"。仁者之所以能长寿,是因为心境安定,意志不乱,气机调和,血流畅达,这样自然有利于健康长寿。从现代观点来说,大德之人不患得患失,不谋私利,经常保持乐观的生活态度,机体生理活动就能保持有规律地进行,如此则形体强壮,精神饱满,形与神俱从而得以长寿。西汉学者董仲舒亦指出:"仁者之所以多寿者,外无贪而内清净,心平和而不失中正,取天地之美以养其身。"古人这些观点确有道理。道德修养好的人对一些事情都能胸襟开阔,坦坦荡荡,光明磊落,所以无忧无虑,无患无求,身心处于淡泊宁静的良好状态。善良的品性能使自己心境平和,不为世俗势利所动,更不会为此而蝇营狗苟。德高者多遵守社会公德规范,具有良好的人际关系,乐于助人,尊重他人,充满信心与责任感,互谅互助,宽厚待人,妥善解决人际交往中的各种关系,在他们与人为善的助人行为中会引起他人对自己的感激、喜欢和热情,由此而产生内心温暖和愉快的感觉,根据研究这有助于增强人体免疫力,使身体各系统功能保持在最佳状态,从而促进身心健康,而那些"孜孜汲汲,追名逐利,千诈万巧,以求虚誉者",就好似戴上了一副沉重的精神枷锁,内心难以安定,必然加速衰老。经常做坏事的人既要算计别人,还得防备别人暗算或报复,终日不得安宁,陷入紧张恐惧不安的状态之中,种种不良情绪的长期压抑,必将生病,如同俗语所说:"多行不义必自毙。"加强道德修养是有利于身心健康的,有助于达到延年益寿的目的,古今中外的许多事例都证明了这一点。古代的孙思邈寿高一百多岁,就是个医德高尚的人,他撰写的《大医精诚》历代以来成为医生的行为准则,现代医务工作者仍将他视为学习楷模。现代的著名经济学家、教育学家、人口学家马寅初享年100岁,他人生经历坎坷,在遇到一般人难以承受的逆境时却仍能泰然处之,这与他高尚的道德情操是分不开的。巴西医学家马丁斯经过10年对长寿老人进行研究发现,大凡长寿者,其90%左右的老人都是德高望重者;世界卫生组织已将"道德健康"纳入到健康新概念之中。

所谓生,就是生命、生存、生长之意;所谓养,即保养、调养、培养、补养、护养之意。养生是通过养精神、调饮食、练形体、慎房事、适寒温等各种方法去实现的,是一种综合性的强身益寿活动。

中医养生学是在中医理论的指导下,探索和研究中国传统的颐养身心,增强体质,预防疾病,延年益寿的理论和方法,并用这种理论和方法指导人们保健活动的实用科学。

自古以来,人们把养生的理论和方法叫作"养生之道"。例如《素问·上古天真论》说:"上古之人,其知道者,法于阴阳,和于术数,食饮有节,起居有常,不妄作劳,故能形与神俱,而尽终其天年,度百岁乃去"。此处的"道",就是养生之道。能否健康长寿,不仅在于能否懂得养生之道,而更为重要的是能否把养生之道贯彻应用到日常生活中去。历代养生家由于各自的实践和体会不同,他们的养生之道在静神、动形、固精、调气、食养及药饵等方面各有侧重,各有所长。从学术流派来看,又有道家养生、儒家养生、医家养生、释家养生和武术家养生之分,他们都从不同角度阐述了养生理论和方法,丰富了养生学的内容。

在中医理论指导下,养生学吸取各学派之精华,提出了一系列养生原则。加形神共养、协调阴阳、顺应自然、饮食调养、谨慎起居、和调脏腑、通畅经络、节欲保精、益气调息、动静适宜等等,使养生活动有章可循、有法可依。例如,饮食养生强调食养、食节、食忌、食禁等;药物保健则注意药养、药治、药忌、药禁等;传统的运动养生更是功种繁多,如动功有太极拳、八段锦、易筋经、五离戏、保健功等,静功有放松功、内养功、强壮功、意气功、真气运行法等;动静结合功有空劲功、形神桩等,无论选学那种功法,只要练功得法,持之以恒,都可收到健身防病、益寿延年之效。针灸、按摩、推拿、拔火罐等,亦都方便易行,效果显著。诸如此类的方法不仅深受中国人民喜爱,而且远传世界各地,为全人类的保健事业作出了应有的贡献。

二、中医养生特点

中医养生学是从实践经验中总给出来的科学,是历代劳动人民智慧的结晶,它经历了五千年亿万次实践,由实践上升为理论,归纳出方法,又回到实践中去验证,如此循环往复不断丰富和发展,进而形成一门独立的学科。从内容上来看,中医养生学涉及现代科学中预防医学、心理医学、行为科学、医学保健、天文气象学、地理医学、社会医学等多学科领域,实际上它是多学科领域的综合,是当代生命科学中的实用学科。

中医养生学以其博大精深的理论和丰富多彩的方法而闻名于世。它的形成和发展与数千年光辉灿烂的传统文化密切相关,因此具有独特的东方色彩和民族风格。自古以来,东方人、西方人对养生保健,都进行了长期的大量的实践和探讨。但由于各自的文化背景不同,其养生的观点也有差异。

(一)独特的理论体系

中医养生理论,都是以"天人相应""形神合一"的整体观念为出发点,去认识人体生命活动及其与自然、社会的关系。特别强调人与自然环境与社会环境的协调,讲究体内气化升降,以及心理与生理的协调一致。并用阴阳形气学说、脏腑经络理论来阐述人体生老病死的规律。尤其把精、气、神作为人体之三宝,作为养生保健的核心,进而确定了指导养生实践的种种原则,提出养生之道必须"法于阴阳,和于术数"、"起居有常"。即顺应自然,保护生机遵循自然变化的规律,使生命过程的节奏,随着时间、空间的移易和四时气候的改变而进行调整。

（二）和谐适度的宗旨

养生保健必须整体协调，寓养生于日常生活之中，贯穿在衣、食、住、行、坐、卧之间，事事处处都有讲究。其中一个突出特点，就是和谐适度。使体内阴阳平衡，守其中正，保其冲和，则可健康长寿。例如，情绪保健要求不卑不亢，"不偏不倚"，中和适度。又如，节制饮食、节欲保精、睡眠适度、形劳而不倦等，都体现了这种思想。晋代养生家葛洪提出"养生以不伤为本"的观点，不伤的关键即在于遵循自然及生命过程的变化规律，掌握适度，注意调节。

（三）综合、辩证的调摄

人类健康长寿并非靠一朝一夕、一功一法的摄养就能实现的，而是要针对人体的各个方面，采取多种调养方法，持之以恒地坚持，才能达到目的。因此，中医养生学一方面强调从自然环境到衣食住行，从生活爱好到精神卫生，从药饵强身到运动保健等，进行较为全面的、综合的防病保健。另一方面又十分重视按照不同情况区别对待，反对千篇一律、一个模式，而是针对各自的不同特点有的放矢，体现中医养生的动态整体平衡和审因施养的思想。历代养生家都主张养生要因人、因时、因地制宜，全面配合。例如，因年龄而异，注意分阶段养生；顺乎自然变化，四时养生；重视环境与健康长寿的关系，注意环境养生等。又如传统健身术的运用原则，提倡根据各自的需要，可分别选用动功、静功或动静结合之功，又可配合导引、按摩等法。这样，不但可补偏救弊、导气归经，有益寿延年之效，又有开发潜能和智慧之功，从而收到最佳摄生保健效果。

（四）适应范围广泛

养生保健实可与每个人的一生相始终。人生自妊娠于母体之始，直至耄耋老年，每个年龄阶段都存在着养生的内容。人在未病之时，患病之际，病愈之后，都有养生的必要。不仅如此，对不同体质、不同性别、不同地区的人也都有相应的养生措施。因此，养生学的适应范围是非常广泛的。它应引起人们的高度重视，进行全面普及，提高养生保健的自觉性，把养生保健活动看作是人生活动的一个重要组成部分。

中医学一贯重视对体质的研究，早在《内经》中就对体质辩证进行了深入的分析，它从五行属性、阴阳大小、体形肥瘦、察性勇怯等多个方面对体质进行分类，而且认为根据体质类型确立治病方法是提高临床疗效的重要途径。不仅如此，人们的养生保健亦与体质类型有密切关系，如同样的致病条件，有的人感而生病，有的人安然无恙，而既病之后，病的症候又各不相同，从而说明体质决定着对某些致病因素的易感性，这就为针对不同体质类型采取不同养生保健方法提供了重要根据。

《素问·经脉别论》曰:"诊病之道,观人勇怯骨肉皮肤,能知其情,以为诊法也。"强调了临床辩证中体质因素的重要性。如体胖丰腴、肌肤柔白者,多阳虚;形瘦尖长、皮色憔悴者,多阴虚。再如《素问·疏五过论》云:"圣人之治病也……从穷人事,必明经道,贵贱贫富,各异品理;问年少长,勇怯之理,审于分部,知病本始。"中医学强调治病求本,从体质辩证论治便是求本之治。从养生保健方面来看,同样如此。当不论何人,都采用同一种方法进行养生保健时,会因体质不同而出现不同的效果。因此,只有首先辨别和掌握体质特点,才能抓住本质,才能提高养生保健的准确性。

中医非常强调人体体质的差异性与疾病治疗原则的关系。如《素问·至真要大论》曰:"寒者热之,热者寒之,微者逆之,甚者从之,坚者削之,客者除之,劳者温之,结者散之……"。《素问·阴阳应象大论》又曰:"形不足者,温之以气;精不足者,补之以味。"《灵枢·五变》云:"肉不坚,腠理疏,则善病风……五脏皆柔弱者,善病消瘅,……粗理而肉不坚者,善病痹。"说明人体脏腑组织有坚脆刚柔的不同,从而决定了体质的差异性。如临床常见,肥人多痰湿,善病中风;瘦人多火,易得痉嗽;素体脾胃虚弱,饮食不节即腹泻便溏,或经常感冒伤风等。所以在养生保健时,对形体白胖、怕寒喜暖的阳虚体质者,采取扶阳祛寒、温补脾肾的养生指导原则;对形体消瘦、手足心热的阴虚体质者,采取补阴清热、滋养肝肾的养生指导原则。简言之,随人体体质阴阳强弱差异而采取不同的养生指导原则。

体质不同决定个体对药物耐受性和反应性的不同,所以养生保健用药时,必须审度人体体质,依人而养。《素问·五常政大论》曰:"病有久新,方有大小,有毒无毒,固宜常制矣。"《灵枢·论痛》又曰:"胃厚、色黑、大骨及肥者,皆胜毒;故其瘦而薄胃者,皆不胜毒也。"说明病有新旧之异,方有大小之别,药有峻缓之分。应根据体质不同,而决定用药程度。一般来说,强壮者用药宜略重,娇弱者用药宜略轻,用药时皆根据不同体质特点和邪正消长情况进行。同样,就阴虚体质而言,在药物调养上,肺阴虚者宜选百合固金汤,心阴虚者选天王补心丸,肾阴虚者选六味地黄丸,肝阴虚者选一贯煎等。做到"固宜常制""因人制宜"。

针灸养生保健是中医独有的养生方法。《灵枢·逆顺》云:"上工刺其未生者也。"把掌握针灸保健技术的医生称为"上工"。体质差异与针刺的耐受性和反应性亦有很大关系。如《灵枢·逆顺肥瘦》曰:"年质壮大,血气充盈,肤革坚固,因加以邪,刺此者,深而留之。此肥人也。广肩腋、项肉薄、厚皮而黑色,唇临临然,其血黑以浊,其气涩以迟,其为人也,贪于取与,刺此者,深而留之,多益其数也。"说明年轻体壮,血气旺盛,皮肤坚实而又外感实邪时,应深刺而久留针。对于肩宽体胖,身体魁梧,皮肤黑色,气行涩滞的人,要深刺久留,并增加针刺的次数。"瘦人者,皮薄色少,肉廉廉然,薄唇轻言,其血清气滑,易脱于气,易损于血,刺此者,浅而疾之。"说明体质消瘦而又敏感的人,针刺时,应浅刺而快速出针。"刺常人奈何……视其白黑,各为调之。其端正敦厚,其血气和调,刺此者,无失常数也。"说明对一般正常人应用常规方法。一般地说,形体充实,正气旺盛者,对针刺耐受性较强,进针宜深,刺激宜大,留针时间宜长;而瘦弱之体,正气不足,对针刺的耐受性较弱,进针宜浅,刺激量相应宜小,不留针或短暂留针。总之,在针灸养生上应针对不同的体质状态,施以相应的处方和手法,关系到针灸养生保健的得失成败。

三、中医养生理论体系

相对于其他国家的养生学体系而言,发源于中国的中医养生学体系由于受到我国古代哲学思想的影响和中医基本理论的指导,不但具有深厚的文化底蕴,而且蕴含丰富的哲学思维模式,因而更显其博大精深。该体系是在中国传统文化的大背景下,以中医学基本理论为指导,汇集儒、道等先秦各家的思想精华,不仅具有益寿延年的实用价值,而且映射着中国传统文化和思维模式的光辉。

(一)中医养生理论体系的形成和发展

1. 体系建构的标志—《内经》成书

《内经》的问世,全面对先秦诸子的养生思想与实践进行了总结,从理论原则和具体方法诸方面进行了系统阐述,首次站在医学的角度来讨论养生问题。《内经》全书渗透着以人为本的思想,这正是其对养生高度重视的原因所在,《内经》的问世是中医养生学形成的标志。

强调精、气、神的作用《内经》认为精是构成人体的基本物质,《灵枢·本神》谓:"生之来谓之精,两精相搏谓之神。"气,是不断运动着的充养人体的精微物质,是维持生命活动的动力和功能,正如《灵枢·决气》所言:"上焦开发,宣五谷味,熏肤、充身、泽毛,若雾露之溉,是谓气。"神为生命活动现象的总称,是精神、意识、知觉、运动等一切生命活动的集中表现。正如《素问·移精变气论》所说的"得神者昌,失神者亡"。《内经》在强调精、气、神的基础上,提出了比较完整的生命学说理论,奠定了中医养生学的理论基础,使养生学从一开始就建立在唯物论的基础上。

寿夭论和衰老论《内经》在对人体生长、发育、衰老过程及其机制深刻认识的基础上,分别提出了"寿夭论"和"衰老论"的学术思想,为养生保健提供了人体自身特点方面的理论依据。《内经》所论寿夭论和衰老论,虽未直言养生,但所蕴含的对人体生长、发育、衰老规律的客观认识为中医养生学奠定了科学的生理基础和理论依据,尤其为老年养生提供了必要的理论支持。

前瞻性地提出"治未病"理念《内经》明确提出"治未病"思想的当数《素问·四气调神大论篇》:是故圣人不治已病治未病……《内经》首次提出治未病的理念,可以说是治病的一种极高境界,是中医养生理论的精华所在。治未病主要包括未病先防和既病防变两方面,其中前者更接近养生的真谛。这种未雨绸缪、防患于未然的预防思想对后世养生产生了深远的影响。

2. 中医养生理论体系的发展和完善

《内经》奠定了中医养生的理论基础,初步建构了中医养生理论体系的雏形,又经后世医家的发展和补充,逐渐走向完善。从秦汉至隋唐,是我国封建社会的前期发展阶段,也是佛家、道家养生文化的兴盛时期,出现了炼丹术、神仙术、服石法、房中术之类的养生法。

大约在两汉之际传入我国的佛教,其中的一些养生观点和方法被汉唐时期的养生家们纳入到了中医养生体系之中。东汉以降,张仲景、华佗、葛洪、陶弘景、孙思邈等著名医家,以及后来的金元四大家、明清诸医家,均站在医学角度,从不同方面和层面充实、发展了中医养生理论。

(二)传统思维在中医养生理论体系建构中的作用和意义

1. 传统思维模式的特点

中国传统思维,在商周时期即已确定了它的基本走向,到春秋战国时期则已基本趋于成型,具有鲜明中国传统文化特色的思维方法,不但影响着中医养生理论的发生,并且直接参与该理论的建构,甚至渗透到该理论的各个层面。

整体性思维模式是中国传统思维模式的最显著特点之一作为中国文化两大主干的儒、道两家,无论是老子的"天人合道"还是孔子的"天人合德"都强调了统一整体的观念。这种思维特征在具体内容上表现为"天人合一"、"万物一体"的宇宙观。整体思维的最大特征就在于把自然界的万事万物和整个人类社会,包括人类主体自身在内,统统看作一个有机和谐的整体。

中国传统思维又表现为直觉性、取象性、辩证性和经学性倾向直觉思维是指依靠个人的意会和体悟,对客观事物的本质和规律迅速、直接地理解和掌握的思维过程。中国哲学史上重要流派和哲学家大都推崇直觉。而直觉思维也贯穿于中医养生学的理论与实践之中,是中医养生理论体系建构的突出特征。

取象思维是一种运用相似、象征手段进行思维运动的思维模式,其最明显的体现

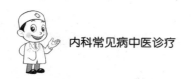

可见于易学和汉字。取象思维也是古代医家获取知识、经验，建构理论体系的重要方法《内经》通过对"象"，的把握来认识人体生理、病理变化，进而形成自身独具特色的养生理论体系。

中国传统思维模式蕴涵丰富的辩证法思想。老子把对立面的相互依存和相互转化看作是自然界的根本法则，强调"有无相生，难易相成，长短相较，高下相倾"，不只是中国人对物质世界的总看法，而且还体现在中医养生学的基本理论之中。

经学思维模式主要表现为崇拜圣人和崇拜经典，这种思维模式的基本特征是在观念上把传统视为绝对权威，同时又外化为一种具有明确形式的经学模式。中国传统哲学与传统文化有儒、道、释三大体系，它们各自有自己所尊崇和信奉的经典。

2. 传统思维对中医养生理论体系建构的影响

整体思维在中医养生理论体系建构中的作用和意义从根本上说，养生是一种整体干预，它要求人们顺应自然四时的变化，调和形体与精神的关系，沟通人体各部的联系，使人体处于天人相应、内外一致的最佳状态。详而言之，中医养生理论体系中的整体思维模式，主要表现在以下几个方面：

天人合一观：天人合一观作为中国传统文化的核心思想，强调人与自然界的统一性，这种哲学思想渗透到中医养生理论中，使其建立了顺应自然的养生原则。在天人合一观指导下建立起来的顺应自然养生原则与方法主要有"春夏养阳，秋冬养阴""顺时起居"等。

形神整体观：形和神是标志人的结构和生命本质的一对范畴。在该观点的影响下，中医养生在建构自己的理论体系时，没有割裂形神关系，而是在形神一体的整体思维模式下，建构了更为客观和全面的形神共养的养生原则和方法，主要有"形神共养""保养真气""调畅情志"等。人身整体观：人体生命活动是以脏腑功能为中心进行的。在脏腑功能活动过程中，十二脏腑还通过经络形成一个有机的整体。它们在心的主导下，互相依赖，互相配合，因此，协调脏腑功能在养生中就具有十分重要的意义。在该观点指导下建立起来的养生理论有"协调脏腑"、"积精全神，保养真气"等。

取象思维在中医养生理论体系建构中的作用和意义取象思维，是通过"象"的直观与比类，并运用心智的体悟把握被研究对象的一种思维活动。主要包括观物取象、据象类比、据象类推和据象比附四种基本形式。这四种形式，也是类比思维发展的四个不同阶段。但它们在实际运用中，密不可分，统一于取象思维之中。中医养生理论体系中的取象思维，主要表现在以下几个方面：

（1）顺应四时

《吕氏春秋》曰："天生阴阳,寒暑燥湿,四时之化……而年寿得长焉。"可见,一年之中自然气候呈现规律性的变化,这对生物界有很大影响,由此推论人体阴阳气血同样受到天时变化的影响。

（2）调和阴阳

《素问·生气通天论》说："凡阴阳之要,阳密乃固,两者不和,若春无秋,若冬无夏,因而和之,是谓圣度。"强调协调阴阳是最好的养生方法。

（3）协调脏腑

中医理论认为人与自然相统一,人体的生理功能和病理变化相应地要受自然界的影响,即《素问·六节藏象论》所曰："心者,生之本,神之变也……通于土气。"在中医养生理论中,五脏六腑的功能正常协调是健康的重要保证,尤其重视对作为先天之本的肾和作为后天之本的脾的调养。

第四节 中药药理学

一、基础理论

中药的使用已有几千年的历史,中药的"药理"一词,在古代中医药书籍已出现,如宋代的《圣济经》中,就有"药理篇",但是运用现代科学方法研究中药的作用,是从20世纪20年代才开始,用实验药理学进行中药药理研究。

中药药理学(Pharmacology of Traditional Chinese Medicine)是以中医药理论为指导,运用现代科学方法,研究中药与机体相互作用及其作用规律的学科。其基本研究范畴包括:中药药效学、中药药代动力学和中药毒理学。中药药效学研究传统中药功效的现代科学内涵及中药产生作用的机制和物质基础;中药药动学研究中药、中药复方及其所含化学成分,尤其活性成分的体内过程及动态变化规律;中药毒理学研究中药毒性作用及其机制和物质基础。

药理学是研究药物与机体之间相互作用规律的一门科学。据中药药理学的学科创立过程可知,它是从药理学中分化出来的一个分支学科。实则在早期医药文献中,已可见"药理"这一名词,当然古时的概念和现代并不完全一致。传统的药性理论与中药药理学具有高度的相关性,众多学者从实验药理角度验证传统药性理论,并揭示了其中一些特点,如有学者对 26 种酸味药的一般药性特征及其配伍作用做了研究,表明酸味药归肝经最多,其药效范围以在收敛类药中所占比例最大,这与传统理论相吻合。有学者指出,药性与药理是中药治疗作用的两个不同方面,"中药药性及传统功效为中药药理研究提供了丰富的内容,并起着导向作用;中药药理研究必须依靠和运用现代科技手段与医药学理论来进行,以便客观揭示中药药性实质,阐明中药功效物质基础及药理作用,从而扩大中药的功效与应用范围。"川药学史研究者实际上将药性理论纳入药理的范畴,如傅维康编著《中药学史》在论及宋元时期的药物研究进展时,将《日华子诸家本草》《宝庆本草折衷》《本草衍义》《珍珠囊》《用药法象》等著作中体现出来的药物性能、辨识、药理、归经、引经报使等方面的成绩归纳为中药药性药理的进步,将药性药理作为同义复合词,来概括宋元时期的中药理论研究方向;再如,郑金生所著之《药林外史》,将金元时期中药研究特点概括为"金元药理探讨新风",这一时期的成无己、刘完素、张元素、李东垣、王好古、朱丹溪等医家从《素问》等早期医学理论著作中汲取营养,建构起了药理体系,促进了中医从经验用药走向理论用药。因此,广义"中药药理研究"研究,可分为传统思辨方法的研究与近代实验方法的研究。现代药理学著作对于"中药药理学"的定义,特指后者,含义编狭,可视为狭义的"中药药理学"。

中药药理学作为一个完整而独立的学科,是在 1985 年正式确立的。然而在学术界取得共识,国内中药药理研究始于 1923 年陈克恢自美留学归国后在协和医学院药理系与史米特、伊博恩等共同研究当归、麻黄的药理作用,中国的中药药理学史以此为上限。近代的中药药理研究至 1935 年时达到顶峰,当年各大研究机构发表相关论文数十篇,后由于抗日战争以及战后经济萧条的影响,研究逐步停顿下来。近代以来,中药药理学史研究集中在研究机构、人员、成果及评价 4 个方面。

(一)中药发展史

1. 古代药物知识的起源和积累

中国劳动人民几千年来在与疾病作斗争的过程中,通过实践,不断认识,逐渐积累了丰富的医药知识。由于太古时期文学未兴,这些知识只能依靠师承口授,后来有了文字,便逐渐记录下来,出现了医药书籍。这些书籍起到了总结前人经验并便于流传和推广的作用。中国医药学已有数千年的历史,是中国人民长期同疾病作斗争的极为丰富的经验总结,对于中华民族的繁荣昌盛有着巨大的贡献。由于药物中草类占大多数,所以记载药物的书籍便称为"本草"。据考证,秦汉之际,本草流行已较多,但可惜这些本草都已亡佚,无可查考。现知的最早本草著作称为《神农本草经》,著者不详,根据其中记载的地名,可能是东汉医家修订前人著作而成。

《神农本草经》全书共三卷,收载药物包括动、植、矿三类,共 365 种,每药项下载有性味、功能与主治,另有序例简要地记述了用药的基本理论,如有毒无毒、四气五味、配伍法度、服药方法及丸、散、膏、酒等剂型,可说是汉以前中国药物知识的总结,并为以后的药学发展奠定了基础。

到了南北朝,梁代陶弘景(公元 452—536 年)将《神农本草经》整理补充,著成《本草经集注》一书,其中增加了汉魏以下名医所用药物 365 种,称为《名医别录》。每药之下不但对原有的性味、功能与主治有所补充,并增加了产地、采集时间和加工方法等,大大丰富了《神农本草经》的内容。

到了唐代,由于生产力的发展以及对外交通日益频繁,外国药物陆续输入,药物品种日见增加。为了适应形势需要,政府指派李勣等人主持增修陶氏所注本草经,称为“唐本草”后又命苏敬等重加修正,增药 114 种,于显庆四年(公元 659 年)颁行,称为《新修本草》或《唐新本草》,此书由当时的政府修订和颁行,所以可算是中国也是世界上最早的一部药典。这部本草载药 844 种,并附有药物图谱,开创了中国本草著作图文对照的先例,不但对中国药物学的发展有很大影响,而且不久即流传国外,对世界医药的发展作出了重要贡献。

以上所述是中国古代药物知识的三次总结,以后每隔一定时期,由于药物知识的不断丰富,便有新的总结出现。如宋代的《开宝本草》《嘉祐补注本草》,都是总结性的。到了北宋后期,蜀医唐慎微编成了《经史证类备急本草》(简称证类本草)。他将《嘉祐补注本草》与《图经本草》合并,增药 500 多种,并收集了医家和民间的许多单方验方,补充了经史文献中得来的大量药物资料,使得此书内容更为充实,体例亦较完备,曾由政府派人修订三次,加上了“大观”“政和”“绍兴”的年号,作为官书刊行。

明代的伟大医药学家李时珍(公元 1518—1593 年),在《证类本草》的基础上进行彻底的修订,“岁历三十稔,书考八百余家,稿凡三易”,编成了符合时代发展需要的本草著作——《本草纲目》,于李时珍死后三年(1596 年)在金陵(今南京)首次刊行。此书载药 1892 种,附方 11000 多个。李时珍在这部书中全面整理和总结了 16 世纪以前中国人民的药物知识,并作了很大发展。他改绘药图,订正错误,并按药物的自然属性,分为十六纲,六十类,每药之下,分释名、集解、修治、主治、发明、附方及有关药物等项,体例详明,用字严谨,是中国本草史上最伟大的著作,也是中国科学史中极其辉煌的成就。李时珍长期亲自上山采药,远穷僻壤,遍询土俗,足迹踏遍了大江南北,对药物进行实地考察和整理研究,并用实事求是的科学态度力辟迂儒之谬论,痛斥方士之邪说,纠正了古代本草中不少药物品种和药效方面的错误,才使《本草纲目》一书达到前代一切本草远未达到的水平,这部书在十六世纪初就流传中外,曾经多次刻印并被译成多种文字,不但对世界医学作出了伟大的贡献,也是研究动植矿物的重要典籍。清代乾隆年间赵学敏编成《本草纲目拾遗》一书,对《本草纲目》作了一些正误和补充,增药716种。由汉到清,本草著作不下百余种,各有所长,但可称为总结性的,只有上述几书。其余如地方性的《滇南本草》(明·兰茂)、专记外来药物的《海药本草》(唐·李珣)。记载食物疗法的《食疗本草》(唐,孟诜)、记载救荒植物的《救荒本草》(明·朱橚)、侧重药物鉴别的《本草衍义》(宋·寇宗奭)、侧重药物炮炙的《炮炙论》(南北朝刘宋·雷敩)以及便于学习诵读、翻检查阅或临症参考的中小型本草多种。清代道光年间,吴其浚的两部专论植物的著作:《植物名实图考》和《植物名实图专长编》问世,前者记载植物1714种,后者描述了植物838种。对于每种植物的形色性味、用途和产地叙述颇详,并附有精确插图,尤其着重植物的药用价值与同名异物的考证,所以虽非药物专著,亦有重要的参考价值。此外,中国古代人民关于药物的知识还收载在许多医学和方剂学的著作中。例如东汉张仲景所著的《伤寒论》和《金匮要略》、东晋葛洪的《肘后备急方》、唐·孙思邈的《千金备急方》和《千金翼方》、宋·陈师文等所编的《太平惠民和济局方》、明·朱橚等的《普济方》等等,不胜枚举。

这些书籍中收载的药物和方剂,很多至今还被广泛地应用着,具有很好的疗效。很多中草药的疗效不但经受住了长期医疗实践的检验,而且也已被现代科学研究所证实。有些中草药的有效成分和分子结构等也已经全部或部分地研究清楚。例如麻黄平喘的有效成分麻黄碱、常山治疟的有效成分常山碱、延胡索止痛的主要成分四氢掌叶防己碱、黄连和黄柏止痢的主要成分小檗碱、黄芩抗菌的主要成分黄芩素、大黄泻下的有效成分番泻甙等等。为了保证药物的疗效,中国劳动人民在长期的实践中,对于药物的栽培、采收、加工、炮制、贮藏保管等方面,也都积累了极为丰富的经验。大量事实证明,中国古代劳动人民通过长期实践所积累起来的医药遗产是极为丰富、极为宝贵的。我们应当珍视这个祖国医药学的伟大宝库,努力发掘,加以提高。

反观国外药物知识的发展,以埃及和印度为最早。公元前1500年左右埃及的"papytus"(纸草本)及其后印度的"Ajurveda"(阿育吠陀经)中均已有药物的记载。希腊、古罗马、阿拉伯在医药的发展中也有悠久的历史,如希腊医生 Dioscorides 的"Materia Medica"(药物学),古罗马的 Galen(公元131—200年)所著"Materia Medica"(药物学),阿拉伯医生 Avicenna(公元980年)所著"Canon Mediclnae"(医药典)等都是专门的药物学著作,对古代医药学的发展都有较大的影响。

2. 现代中药科学的发展和概况

在孙中山领导下结束了两千多年的封建君主统治,但是中国仍未改变半封建半殖民地的社会性质。加之国家连年战争,社会动荡,经济衰退,致使中国科技发展缓慢而不平衡,远远落后于欧美、日本等,失去了16世纪以前中国在世界科技上普遍领先地位。在西方科技文化大量涌入的情况下,出现了中西药并存的局面。与此相应,社会和医药界对传统的中国医药逐渐有了"中医""中药"之称,对现代西方医药也因此逐渐称为"西医""西药"。

由于国民党政府采取废止中医的政策,阻碍了中医药的发展,因而引发了中医药界的普遍抗争。在学术医药工作者奋发进取,尽管困难重重,本草学或中药学仍然有所发展。

据不完全统计,现存民国时期的中药专著有260多种,大多体例新颖、类型多样、注重实用。由于它们的论述范围、体例、用语等与传统本草有所不同,或为了通俗的原因,一般都不以本草命名。其间综合性中药著作和讲义较多,内容多数偏于临床实用。前者以蒋玉柏《中国药物学集成》较有代表性。该书有总论、各论两大部分。总论概述了中药有关基本理论知识;各论按功效分类,分别记述了400余种药物的别名、气味、形状、功用、制法、有毒无毒、用量、禁忌、处方等。其体例和内容与前者基本相似,但更简明实用。如秦伯未《药物学讲》,分为发散、利尿、理气、理血、温热、寒凉药等12类加以介绍,如张山雷《本草正义》,属于传统药论性质。该书结合个人用药体验论述了中药的药性、功用以及鉴别、炮制、煎煮法等,有较好的影响。

属于传统的地方本草亦有多种,以肖步丹《岭南采药录》、高宗岳《泰山药物志》较有特色,也丰富了药物的品种。食疗本草有较大的进步,大多内容丰富、实用。如秦伯未《饮食指南》,以传统、简要为特点;杨志一、沈仲圭《食物疗病常识》、陆观豹《食用本草学》,则多为经验之谈。其他方面,如经曹炳章据清末郑肖岩所撰《伪药条辨》补订而成的《增订伪药条辨》,载药110种,就产地、形态、气味、主治等以论述或比较,为辨识药物真伪优劣提供了宝贵经验。杨华亭《药物图考》,摘引本草文献,对药物品种作了科学的考证,并附有图谱,有很大的参考价值。炮制制药方面,如杨叔澄《中国制药学》、周复生《增订药业指南》,有关内容均较切合实际。当时的中药学著作,除了传统的表述外,还产生了中西药汇通之作。汇通派医药学家,利用自然科学和西方医药学的某些成果,补充表达中药的基源、成分、功效及其药理等,或以中西药理互为解说;其间深浅、得失参差不齐。在各种著作中,以郭望《汉药新觉》、温敬修《最新实验药物学》及阮其烃、王一仁、董克仁的《本草经新注》等较有代表性。

鉴于此期中药数量众多、知识广泛，对中药的学习与传播已有诸多不便，故不仅便读、歌曲一类中药入门书籍不少，而且新产生了中药辞书。其中影响较大的是 1935 年陈存仁编著的《中国药学大辞典》。全书 270 万字，收药目 4300 条，每药分别介绍命名、古籍别名、基本、产地、形态、性质、成分、效能、主治、历代记述考证、辨伪、近人学说、配合应用、用量、施用宜忌、参考资料等 21 项。资料丰富、全面，汇集了古今有关论述，并有附图。它是中药发展史上第一部大型辞典。除上述外，反映在本草或中药学术的进步，值得特别提出的是：功效和主治已明确分别开来，功效表述较准确，增加了中药剂量，以及逐渐用科、属、种名表示中药基源等。

这一时期药用植物学、生药学已成为研究植物类中药的自然来源（分类）、性状或鉴别等新兴的学科，并取得了突出的成就。如赵燏黄《中国新本草图志》、《祁州药志》、《现代本草生药学》和裴鉴《中国药用植物志》等，均很有代表性。与此同时，也从化学成分、药理等方面对若干常用中药进行了许多研究工作。其中以陈克恢对麻黄成分、药理的研究最深入，而且引起了国内外的重视。其他学者对洋金花、延胡索、黄连、常山、槟榔、鸦胆子、益母草、乌头、川芎、当归等百余种中药进行了成分、药理或临床研究，开拓了中药现代研究的道路。

民国时期有许多中医药社团、院校，虽属民办，但在传播学术、交流经验，培养人才等方面发挥了不可忽视的作用。

1927 年以来，在中国共产党领导的地区，十分重视中医药事业的普及与发展，在研制药品、防治疾病中，大量采用中医药，取得了不少经验和成绩。它为中华人民共和国成立后的中医药事业奠定了基础。

3. 中华人民共和国成立以来

1949 年中华人民共和国成立以后，由于中国共产党和中国人民政府对中医药事业的高度重视，制定了以团结中西医和继承中医药学为核心的中医政策，并采取了一系列有力措施发展中医药事业。随着现代自然科学和中国经济、文化、教育事业的迅速发展，中药学也因此取得了长足进步。

从 1954 年起，国家有计划地整理、出版了一批重要的本草古籍，计有《本经》《新修本草》《证类本草》《纲目》等数十种。20 世纪 60 年代以来又辑复了《吴普本草》《别录》《新修本草》《本草拾遗》等十余种，对研究和保存古本草文献有重大意义。

随着中药事业和学术的发展，新的中药著作大量涌现，范围广、门类齐全。其中一批中药著作反映了当代水平：

中国医学科学院药物研究所等编写的《中药志》，原书分四册，修订后全书分六册,其中一、二册为根与根茎类,收载药物 206 种;三册为种子果实类,收载药物 138 种;四册为全草类,收载药物 135 种;五册为叶、花、皮、藤木、树脂、藻菌、其他类,收载药物 148 种;六册为动物、矿物类,待出。每册药物均附有墨线图、照片及彩色图照。每一药物介绍了历史、原植(动)物、采制、药材及产销、化学成分、药材鉴别、性味及功效、药理作用及临床应用、附注等内容。

20 世纪 70 年代由《全国中草药汇编》编写组编写的《全国中草药汇编》共收载中草药 2288 种,附墨线图 2100 余幅。各药介绍了来源、形态特征、生境分布、栽培或饲养要点、采集加工、炮制、化学成分、药理作用、性味功能、主治用法、处方等,内容全面、简要。比较广泛地反映了当时全国中草药资源与应用。

经过长期努力由江苏新医学院编写的《中药大辞典》,共收载中药 5767 种。每一药物分药名、性味、归经、功能主治、选方、临床报道、各家论述等 19 项加以记述。它包含了所载中药古今有关内容。

由原色中国本草图鉴编纂委员会编著的《原色中国本草图鉴》,全书共 25 册,收载彩绘中药的 5000 种,并附文字解说,包括基原、植物(动物)形态、采集加工、化学成分、药理、性味效能、主治用法、用量、附注等内容。

由卫生部药品生物制品检定所、云南省药品检验所等编纂的《中国民族药志》首次介绍了中国多民族药物 1200 多种。每一药物分民族药名、来源、民族药用经验、药材检验、科研资料等项,具体介绍了药物的基原、学名、药用部分、形态及附图、历史现状、功用,以及成分、药理、临床应用等。此外,徐国钧《生药学》、谢宗万《中药材品种论述》、刘寿山《中药研究文献摘要》等均从不同角度反映了中药研究成果,在国内外有较大影响。

新中国成立以来,政府先后多次组织力量资源进行了大规模调查和资料的搜集。这些成果大部分都反映在全国和各地中药志或药用植物志、动物志等著作中。现已知中药资源总有 12807 种,其中用植物 11146 种,药用动物 1581 种,药用矿物 80 种。在中药资源调查基础上,一些进口药材国产资源的开发利用也取得了显著成绩,如萝芙木、安息香、沉香等已在国内生产。中药资源保护、植物药异地引种、药用动物和药用动物的驯化及中药的综合利用也颇见成效。西洋参、天麻、鹿茸、熊胆和人参、钩藤等就分别是这些方面的典型事例。

4. 中药的现代研究大多取得了瞩目进展

中药的基本理论得到了系统、全面整理,对药性、归经、十八反等做了大量研究,十八反的实验研究取得较大成果。但这方面的研究难度较大,有不少问题有待解决。

生药学和中药鉴定学,在中药鉴定方面除一般来源、性状鉴定外,还普遍采用显微、理化等手段。而且鉴定技术已向用少量检品达到迅速、准确的方向发展。

通过中药炮制技术与原理的现代研究,中药炮制学得到了较大的发展。与此相应,对许多中药的炮制、作了改进和规范,并采用了许多先进的设备与技术,提高了饮片质量。

建立了中药化学,对中药的化学成分进行了广泛的研究。多数常用中药明确了主要有效成分,部分弄清了化学结构。

建立了中药药理学。对多数常用中药的药理进行了系统研究;抗菌、抗病毒、抗肿瘤、解热、利尿、降压等方面进行了大量药物筛选。过去不被注意的多糖类、鞣质、氨基酸、多肽等,现已发现有多种生物活性。它在阐明中药功效方面发挥了重要作用。随着中药制剂的发展,新剂型的增多,以及质量检测控制手段的提高,中成药生产已走向现代化。

为了统一制定药品标准,卫生部及早成立了药典编纂委员会,后改为中国药典委员会,于 1953 年、1963 年、1977 年、1985 年、1990 年和 1995 年先后出版发行了六版《中华人民共和国药典》。从 1963 年开始,药典分"一部"、"二部"编写。"一部"为中药部分,主要收载中药材、中药成方制剂,另有凡例与附录的制剂通则、中药检定方法等。所收载的中药各版均有调整。1995 年版药典"一部"共收 920 种,其中药材、植物油脂等 522 种,中药成方及单味制剂 398 种。有关中药内容,根据品种和剂型的不同分别依次列有:中文名、汉语拼音与拉丁名、来源、处方、制法、性状、鉴别、检查、浸出物、含量测定、性味与归经、功能与主治、用法与用量、注意、规格、贮藏、制剂等。附录的内容以及先进的检测方法等大为增加。与此同时,国家一直重视药政法的建设工作,先后制定了多个有关中药的管理办法,并于是 1984 年国家通过了《中华人民共和国药品管理法》。药品管理法的颁布对保护人民健康,发展中国医药卫生事业,提高中国药品在国际市场的竞争力有着重要意义。

中医药教育、科研事业有了空前发展。中国现有 20 余所中医学院、药学院设有中药专业,近 60 所医药学校、卫校设置了有关中药的专业;国家一级和许多省市成立了中医药研究院所。在开展科研和人才培养(含药剂士、学士、硕士、博士、工程师、药师等)等方面发挥了巨大的作用。

中医药学的中、外交流增加,近三十年来这种交流尤为频繁。国际中医药学术会如亚细亚中医药学术大会、国际中草药学会均召开了多次。中外药学科研人员互派或应邀进行学术交流也不少。中国中医药事业的发展,使中药学在国外也日益受到重视,除日本、朝鲜、马来西亚等东南亚国家使用与研究中药防治疾病外、在西方一些国家也逐渐采用与研究中药防治疾病。

(二)中医药学

对于中药的概念一直以来存在争议,随着时代的发展和研究的不断深入,不同的研究者对中药的概念有着不同的认识。王丰认为中药隶属中医药理论体系,中医中药是不可分割的,但各具特色、相对独立,中药的应用是以中医药理论为基础,并有其独特的理论体系,应用形式及发展规律,包括传统的天然药物及加工品、炮制品,也包括开发的新药源、成药制品、提纯品及粗制剂,也应包括草药中用、西药中用的那部分药物,此定义突出了中药相对于狭义中医学的独立性。黄辉将中药概括为能够在中医用药理论指导下应用的传统药物!引,此定义突出的是中医理论的指导性。李佛基给中药下这样的定义:我国各民族在防治疾病的实践中发现、运用,历代不断予以补充的天然药及基本不改变其理化属性的简单加工品因,这突出了广义中药的概念。秦旭华等将中药理解为在现代中医药理论的指导下,认识、研制、使用的各种剂型的药物,包括传统中药及其现代衍生物,这指明了中药理论是一个开放的体系,突出了中药随着时代发展而不断创新的特性。李学林等归纳的中药的概念和王氏有相似之处,主要强调概念的外延,这就是:在中医药理论指导下,用于疾病预防、诊断、治疗和康复的天然药物及其制品,包括中药材、中药饮片(中药配方颗粒)、中成药(中药注射剂)等。上述是学术界对于中药概念的争鸣,高学敏主编新世纪全国高等中医药院校规划教材《中药学》的定义是:在中医理论指导下,用于预防、治疗、诊断疾病并具有康复与保健作用的物质。

理论体系的形成是一门科学诞生的标志。中医药学理论体系的建立以成书于战国至秦汉的中医四大经典著作——《黄帝内经》《难经》《神农本草经》和《伤寒杂病论》的问世为标志。《黄帝内经》(简称《内经》)约成书于战国时期,是现存最早的中医学经典著作,分为《素问》和《灵枢》两部分,共18卷,收载162篇医学论文,系统阐述了当时人们对人体生理病理的认识以及防病治病的经验。它运用精气、阴阳、五行学说,比较系统地总结和阐述了中医的基本理论原则,把人体作为一个整体,用联系的方法加以观察,叙述了脏腑、经络、气血、精神等的生理功能和作用。《内经》认为人体健康的主要特征应该是,脏腑协调、气血畅通、精神安和、形体强固,它用虚、实、寒、热来描述人体疾病,并注意从客观自然界和人体内部两方面来分析。以后的中医学基础理论,主要还是导源于《内经》。《难经》是东汉时期的中医学经典著作,解释了《内经》中的81个疑难问题,补充和发展了《内经》的内容。《内经》和《难经》共同奠定了中医学的理论基础。《神农本草经》(简称《本经》)是现存最早的药物学专著。它是秦汉时期众多医家对以往中草药的第一次系统总结,最终成书于东汉。这本药书概括提出了中药学的基本理论——四气五味、君臣佐使、七情和合,记载了 365 种药物的功效主治,对药物的来源、采集、鉴别、炮制、贮藏及服用方法作了论述,奠定了中药学发展的基础。战国以来,从单味药到复方药,又发展到有理论指导的复方组成及其广泛应用是中医药发展的重大进步。东汉末期,张仲景所作的《伤寒杂病论》是我国第一部临床医学专著,它确立了中医辩证施治的原则,奠定了临证治疗学的基础。后人将其分为《伤寒论》、《金医要略》二书。《伤寒杂病论》特别注重理论联系实际,它系统分析了各种疾病的病因、病机、临床表现和诊断、治疗方法,把不同的症状归纳为症候类型,创造性地确立了对伤寒病的"六经分类"的辩证施治原则,奠定了理、法、方、药的理论基础。书中还精选了三百多方,这些方剂的药物配伍比较精炼,主治明确,如麻黄汤、桂枝汤、柴胡汤、白虎汤、青龙汤、麻杏石甘汤。这些著名方剂,经过千百年临床实践的检验,都证实有较高的疗效,并为中医方剂学提供了发展的依据。《黄帝内经》、《难经》包括了中医的基础理论医学,《神农本草经》介绍了中药药理,《伤寒杂病论》主要代表了中医的"辩证施治"的诊断学和治疗学。这四部医书的著成基本确立了中医药学理论体系的形成,为中医药学不断发扬光大奠定了坚实的理论基础。

自汉以后,历代中医在中医理论体系的指导下,对疾病的认识、医方的创制、新药的发现等方面不断充实内容,从而在临床实践中形成了分析内伤杂病的脏腑辩证学说,完善了辩证施治体系。唐宋时期出现了很多方剂和"方书",主要著作有《脉经》《巢氏病源》《备急千金要方》《外台秘要》等。其中,唐代著名医学家孙思遂所著的《备急千金要方》(简称《千金方》),内容丰富,可称为我国最早的一部临床实用百科全书,素为后世医学家所重视。《新修本草》又名《唐本草》,是我国也是世界上最早的国家药典,作者是唐代苏敬等 23 人。此书记载药物 844 种,并附有药物图谱,反映了唐代药物学的辉煌成就。由宋代官办药局收集名医秘方编成的《太平惠民和剂局方》是我国历史上第一部由政府编制的成药药典,收录了成药处方 788 首,其中许多成药至今仍在广泛使用。金元时期,中医理论上又有突破和创新,临床上也有较大的发展,其中以"金元四大家"——刘完素、张从正、李果和朱震亨为主要代表,他们分别建立了"清热派""攻下派""补土派"和"滋阴派"四大医学流派,在医学理论和实践上都有突破性创新,大大推动了中医学的发展,对国内外均产生了相当的影响。

明代至近代,是我国医学史上集大成而又有创新的重要时期。许多医家通过对前人医学成就的总结,并结合个人临证经验,编撰了大量的医籍,发明了不少具有重要意义的医学创造。明代医学家张景岳(1563—1640年)是明代温补学派的代表人物,他总结前辈经验,发展了中医阴阳学说,丰富了中医理论体系。其所著《景岳全书》内容丰富,囊括理论、本草、成方、临床各科疾病,是一部全面而系统的临床参考书。李时珍(1518—1593)是明代伟大的医药学家,他所著《本草纲目》一书在中国药学史上具有重要里程碑意义,对我国和世界药物学的发展均有重大贡献和深远影响。该书载药1892种,内容空前丰富,对我国16世纪以前的药物学知识作了全面总结,并广泛介绍了植物学、动物学、矿物学、冶金学等多学科知识,至今还有很高的科学价值。清代赵学敏(1719—1805)的《本草纲目拾遗》和吴其浚(1789—1847)的《植植物名实图考》进一步补充发展了这时期的药物学。清代名医程钟龄(1662—1735)的《医学心悟》,是清代以来中医入门者的必读之书。书中明确提出辩证八纲、施治八法理论,并对伤害及内、外、妇、五管疾病做了全面论述。叶天士(1666—1745)所作的《温热论》为温病学说的形成开创了理论和辩证的基础,指出温病的病理变化主要是卫气营血的病机变化。明清时代形成的温病派,是这一时期对中医学的突出贡献,它提出的关于温热病发展规律的卫气营血辩证,和关于湿热病不同阶段的三焦辩证,使中医辩证施治体系更趋完善。

以上所简要列举的是中医药史中具有代表性的一些成就,这些成就所体现的关于脏腑、经络、气血、津液等生理学说以及正气、邪气、虚实、寒热等病理学说的基本理论都没有超出中医药学理论体系的范围,而是对其渐进性的完善和发展。中世纪的西方医学和中医都属于经验医学,但中医理论体系的完整性、丰富性、实践性和一脉相承性使两者产生了巨大的差别。其实世界各民族都有自己的传统医学,但至今为止,未被现代西方医学所替代的,恐怕只有中医学;其原因就在于中医学具有相当完备的理论体系,并贯其始终。

进入19世纪,中国历史的量变积累达到某种质变的程度,中国的医学似乎也要发生一些突破性的进展。王清任(1768—1831)是清代一位具有革新精神的重要医家。由于受封建礼教和中医"援物比类"思想方法的影响,中医的解剖学一直未能充分发展,但到了王清任,人体解剖开始为中国医家所重视。"清代医学,多重考古,当道光中,始译泰西医书,王清任著医林改错。以中国无解剖之学,宋、元后相传脏腑诸图,疑不尽合,于刑人时,考验有得,参证兽畜"。他强调只有通过解剖才能明晰人的身体构造和人的生命活动之间的关系,"著书不明脏腑,岂不是痴人说梦;治病不明脏腑,何异于盲子夜行"。他顶住社会的舆论压力,突破世人的保守思维,多次到疫病暴死者乱葬岗中和死刑场观察人体内脏结构,对尸体进行解剖和研究,纠正了前人关于人体脏腑记载的某些错误,并于 1830 年著成《医林改错》,这在中医药史上具有突破性意义。书中描述了人体腔由隔膜分为胸、腹两腔,而非古书图中所给两个隔膜,三个体腔(三焦);又改正了古图中肺有六叶两耳二十四管的错误;肝有四叶,胆附于肝右第二叶,纠正了古图肝为七叶的错误。另外,关于胰腺、胆管、幽门括约肌、肠系膜等的描绘也更符合实际。

由此可以试想,随着历史的进步和中医学自身的创新精神,中医学也可能发展出自己的解剖学,说不定也会发展出具有中国特色的现代医学来。然而,中国近代"三千年未有之变局"和近代西医学的传入打破了这种可能性。

在中国近代没有统一的"中药"的概念,据相关文献统计,著作以"本草"命名者26 种,以"中药"或"药物学"或"国药"命名者 60 种,这说明当时的学者并不注重中药概念的研究。

(三)中药药理学

当代中药药理学的概念是,在中医药理论指导下,运用现代科学方法研究中药与机体相互作用及其作用规律的学科。这里面的要素有三:

①研究对象是中药和机体。

②指导思想是中医药理论。

③研究方法是现代科学实验的方法。

参考这一定义,根据中药的药理研究在我国开展的过程,确定"以动物实验的方法研究中药药效"为中药药理学。在近代中药药理学发展过程中,初期多不参考中医药理论,至 20 世纪 30 年代中期才比较注意引述历代本草主治。

(四)中国传统"药理"概念

早期本草著作中,未有"药理"一词。论及药物本身属性时,多曰"药性"如陶弘景《本草经集注·序》引《神农本草经》原文"药性(敦煌本无此字)有宜丸者,宜散者,宜水煮者,宜酒渍者,宜膏煎者,亦有一物兼宜者,亦有不可入汤酒者,并随药性,不得违越"上习。后论述药性之本草著作逐渐产生,如曾被陶氏引用的约成书于后汉之《雷公药对》及署名张仲景之《药辨诀》,大约是论述药物配合使用之作。

"药理"一词最早见于南朝梁陶弘景《本草经集注》一书,"其气爽有相关感,多如此类,其理不可得而思之……药理既昧,所以不效(敦煌本无此二字),人多轻之。今按方处治,必恐卒难(敦煌本为'恐不必卒能')寻究本草,更复抄出其事在此,览略看之,易可知验。""药理既昧"指药物配伍之"相恶""相反",此药理之"理"当与上文"其理"之"理"同解,是为道理之意。此"药理"意为药物的配伍使用。

中药药性理论之四气五味、有毒无毒、君臣佐使、七情和合等,《神农本草经》早已述之,但及至北宋,本草书中并没有将药效与上述理论原则结合。北宋初年《开宝本草》,运用性味理论解释药效,如"龙眼"条下谓其别名益智,"盖甘味归脾而能益智"。但类似的药效解释比较零散,没有成为体系。北宋末年,宋徽宗赵佶撰《圣济经》,其第九卷名为"药理篇",这是中医最早的药理专论。

"药理篇"之药理学说可归纳为"性味"和"法象"两部分。"性味"论既是《神农本草经》所载之四气五味,属于药物的内在性质;而"法象"则是药物的外部现象,包括药物基原外部特征(外形、颜色、质地等),也涉及习性、作用、自然界物种间的克制关系等,文曰"有因其性而为用者,有因其用而为使者,有因其所胜而为制者,其类不同,然通之皆有权,用之皆有法也"。后例证此等药理:"蝉吸风,用以治风;蛇饮血,用以治血;弩牙速产,以机发而不括也;柞糠下噎,以柞筑而下也;鸿鹅制鱼,以之下鲤;鹰制狐,以之祛魅"。

"药理篇"将性味药理与法象药理熔为一炉,性味药理尚含有中医临床用药经验的性质,而法象药理则着眼于药物的外部特征或附属的文化特质,成为一种"文化药理",自此中药的药性理论具有了很强的人文特征,这种影响传至民国。

北宋末年寇宗奭著《本草衍义》,在中药药性理论方面有许多创见,对金元药学影响甚大。他将《内经》中的基础理论运用于解释中药药性理论,结合个人临床用药实际经验,对《伤寒论》中医方进行理论分析,如"桂"项下曰"《素问》云辛甘发散为阳,故汉张仲景桂枝汤治伤寒表虚,皆须此药,是专用辛一甘之意也。《本草》第一又云,疗寒以热药……独有一字桂,《本经》一言甘辛大热,此正合《素问》辛甘发散为阳之说"利,这就把《内经》《伤寒论》《神农本草经》三者结合起来。寇氏的药理解说虽然未成体系,但他以《内经》和《伤寒论》为基础探讨药效原理,和此后金、元药理学说是相通的,有人谓"本草之学,自此一变"。

金代医家成无己著《注解伤寒论》,全书虽说是注解方剂,实际也在阐发药性。"彰显药性之主,别气味之所宜",药效论说详细,胜于寇宗奭。在其另一著作《伤寒明理论》中,首篇"序"中既阐发了"一物之内,气味兼有;一药之中理性具焉"的思想,此外,还以《素问》中的理论作为重要依据,逐方解释处方用药之理。

与成氏同一时代的刘完素,对中药的药性进行了初步的归纳。他的《素问药注》虽不存,但《素问病机气宜保命集·本草论》中已充分表达了他的药性理论观。"本草论"与《伤寒明理论》一样,都是将《素问》中的相关理论用来阐释药性,其中最突出的就是药物的气味薄厚补泻说,如"附子、干姜,味甘温大热,味纯阳之药,为气厚者也;丁香、木香,味辛温平薄,为阳之阴气不纯者也。故气所厚则发热,气所薄则发泄"。

此外,刘完素在《素问病机气宜保命集·药论》中绘制了药理辨析原则示意图,该图主干为"形、色、性、味、体"五要素,右侧分为五行(金木水火土)、五色(青赤黄白黑)、五性(寒热温凉平)、五味(辛甘酸苦咸)、五体(虚实轻重中);左侧将五要素"形"分为真假,"色"分为深浅,"性"分为急缓,"味"分厚薄,"体"分润枯。这种药性再划分的思想丰富了中药的"四气五味"药性理论,比《圣济经·药理篇》也实用,因此,有学者誉刘完素为"金元药理体系化的带头人"张元素之《珍珠囊》中专有"引经报使"一节,总结了 12 经 39 如:足太阳膀胱经药为羌活、藁本,足少阳胆经为柴胡、青皮等。"种药物,引经报使"指的是,某经之病,可由某药的指引,带领其他药共同奏效。药物归经、归脏腑,甚至归身体某一部分的记载早已有之,但都是零星记载,继张元素之后,归经乃成为后世本草中的一个重要内容。该书还对药性的气味、阴阳薄厚和升降沉浮作了理论上的发挥和具体规定;对五味与五脏"苦欲"关系进行了新的论述,如,同为苦味药,白术补脾,黄荅泻肺,黄柏补肾,其补泻作用依各脏苦欲不同而不同。

李东垣《用药法象》一书,分为《药类法象》和《用药心法》两篇。用《素问》中气味薄厚阴阳、清浊与四时、脏腑苦欲的关系,五运六气的五味补泻等学说来解释药物的功效,如,《药类法象》中"用药法象"指出"四气象于天,温、热者,天之阳也。凉、寒者,天之阴也";"药类法象"中指出"风:升,生(味之薄者,阴中之阳,味薄则通,酸苦咸平是也)。热:浮,长(气之厚者,阳中之阳,气厚则发热,辛甘温热是也)等"《用药心法》中"用药根梢身例"提出"大凡药根有中下。人身半已下,大之阳也,用头;在中焦用身,在身半已下,地之阴也,用梢。述类象形也",这种学说把自然界、人体、药物结合在一起,用以推导药物的功效和主治范围。

王好古之理论多继承张元素、李东垣之说,在《汤液本草》"序"中即指出"源出于洁古老人《珍珠囊》也"。《汤液本草》分为上、下两卷,上卷先引李东垣《用药法象》,使得此书借《汤液本草》以传世,后叙述中药药性、方剂理论的五宜、五伤、五走、服药可慎、论药所主、天地生物有薄厚堪用不堪用、气味生成流布、七方等;下卷为药物各论,载常用药 242 种,根据各药所入三阴三阳经特点,结合气味薄厚,升降沉浮性能进行阐述。是书辩明气味阴阳、详述苦欲补泻、阐发药类法象、发展归经理论、简化用药法式、强调辩证用药、重视配伍应用,有学者概括其成就为"阐发《内经》蕴义,发展药性理论,搜集各家经验,总结诸药功能"。

元代南方医家朱丹溪的药性探讨方式不同于刘完素、张元素等北方医家,在朱氏

《本草衍义补遗》"药物"条下,传统的性味地位降低了,药物的五行属险被放在首要的位置。例如"半夏:属金、属土","常山:属金而有火与水"等。他没有采取北方医家讲究气味薄厚、升降沉浮的理论,而是给药物赋以五行属性,再根据自己的临床用药经验,突出各药的主要功效,并略为解释其产生功效的原因。

近现代的实验药理学起源于欧洲,但是李时珍的《本草纲目》里记载了一些科学观察和动物实验等药学实践活动,堪称与传统思辨方式不同的研究方法。

属于科学观察性质的有:卷9无名异项下"昔人见山鸡被网损其足,脱去,衔一石摩其损处,遂愈而去。乃取其石理伤折,大效,人因传之";卷12淫羊藿项下引陶弘景语"西川北部有淫羊,一日百遍合,盖食此蕾所致,故名淫羊藿。"

属于动物实验的有:卷7冬灰"发明"曰"凡蝇溺水死,试以灰埋之,少顷即便活。盖灰性暖而能拔水也";卷8赤铜"发明"下引陈藏器语"及六畜有损昔,细研酒服,直入骨损处,六畜死后,取骨视之,犹有焊痕,可验";同卷自然铜下"发明"引寇宗爽曰"有人以自然铜饲折翅胡雁,后遂飞去。"

尝以动物试验药之毒性,卷17蓖麻子下发明"但内服不可轻率尔。或言捣膏以著点于鹅马六畜舌根下,即不能食,或点肛内,即下血死,其毒可知矣";卷28越瓜下气味项,时珍曰"按萧子真云,菜瓜能暗人耳目。观驴马食之即眼烂,可知矣。"

综上,中国传统本草学中的"药理"概念主要指药物的自然属性及药物的配伍使用之理。至金元时期,药理探讨风盛,著述颇多,以易水学派为主的气味薄厚、法象药理学说成为当时药学理论之主流,这种潮流促使了中医从经验用药走向理论用药,虽然其中一些理论"以某药专派入某经",属穿凿附会之为,深为明清医家抨击,但他们的大部分理论传承下来,已成为中医药学的经典。及至明末,《本草纲目》中记载了部分药理研究的动物实验,尤其是毒理试验,似与当今无异,但是,这种研究方法甚为初步,不是本草学术研究的主流,即使是李时珍也仅将其放入"发明"等项下,作为一种趣事或小故事聊作谈资而已,与近代欧洲兴起的实验药理学还是有着本质的区别的。

二、中药药性

药物治病的基本作用不外是祛除病邪,消除病因;恢复脏腑功能的协调,纠正阴阳偏胜偏衰的病理现象,使之在最大程度上恢复到正常状态。药物之所以能够针对病情,发挥上述基本治疗作用,乃是因为各种药物各自具有若干特性和作用,前人也称为药物的偏性,意思是说以药物的偏性纠正疾病所表现的阴阳偏盛或偏衰。把药物治病的多种多样的性质和作用加以概括,主要有性、味、归经、升降沉浮及有毒、无毒等方面,统称为药物的性能。

药物性能的认识和论定,是前人在长期实践中对为数众多的药物的各种性质及其医疗作用的了解与认识不断深化,进而加以概括和总结出来的,并以阴阳、脏腑、经络、治疗法则等医学理论为其理论基础,创造和逐步发展了中药基本理论。是整个中医学理论体系中一个重要组成部分。

药物都具有一定的性和味。性与味是药物性能的一个方面。自古以来,各种中药书籍都在每论述一药物时首先标明其性味,这对于认识各种药物的共性和个性,以及临床用药都有实际意义。药性是根据实际疗效反复验证然后归纳起来的,是从性质上对药物多种医疗作用的高度概括。至于药味的确定,是由口尝而得,从而发现各种药物所具不同滋味与医疗作用之间的若干规律性的联系。因此,味的概念,不仅表示味觉感知的真实滋味,同时也反映药物的实际性能。

寒、热、温、凉四种药性,古时也称四气。其中温热与寒凉属于两类不同的性质。而温与热,寒与凉则分别具有共同性;温次于热,凉次于寒,即在共同性质中又有程度上的差异。对于有些药物,通常还标以大热、大寒、微温、微寒等词予以区别。药物的寒、热、温、凉,是从药物作用于机体所发生的反应概括出来的。是与所治疾病的寒、热性质相对而言。能够减轻或消除热证的药物,一般属于寒性或凉性,如黄芩、板蓝根对于发热口渴、咽痛等热证有清热解毒作用,表明这两种药物具有寒性。反之能够减轻或消除寒证的药物,一般属于温性而上,如附子、干姜对于腹中冷痛、脉沉无力等寒证有温中散寒作用,表明这两种药物具有热性。在治疗方面,《神农本草经》云:"疗寒以热药,疗热以寒药。"《素问,至真要大论》云:"寒者热之,热者寒之。"这是基本的用药规律。

此外,还有一些平性药,是指药性寒、热之性不甚显著、作用比较和缓的药物。其中也有微寒、微温的,但仍未越出四性的范围;所以平性是指相对的属性,而不是绝对性的概念。

五味,就是辛、甘、酸、苦、咸五种味。有些药物具有淡味或涩味,实际上不止五种。但是,五味是最基本的五种滋味,所以仍然称为五味。不同的味有不同的作用,味相同的药物,其作用也有相近或共同之处。至于其阴阳属性,则辛、甘、淡属阳,酸、苦、咸属阴。综合历代用药经验,其作用有如下述。

辛:有发散、行气、行血作用。一般治疗表证的药物,如麻黄、薄荷,或治疗气血阻滞的药物,如木香、红花等,都有辛味。

甘:有补益、和中、缓急等作用。一般用于治疗虚证的滋补强壮药,如党参、熟地;

和拘急疼痛、调和药性的药物,如饴糖、甘草等,皆有甘味。甘味药多质润而善于滋燥。

酸:酸有收敛、固涩作用。一般具有酸味的药物多用于治疗虚汗、泄泻等证,如山茱萸、五味子涩精敛汗,五倍子涩肠止泻。

涩:与酸味药的作用相似。多用以治疗虚汗、泄泻、尿频、精滑、出血等证,如龙骨、牡蛎涩精,赤石脂能涩肠止泻。

苦:有泄和燥的作用。泄的含义甚广,有指通泄的,如大黄,适用于热结便秘;有指降泄的,如杏仁,适用于肺气上逆的喘咳;有指清泄的,如栀子,适用于热盛心烦等证。至于燥,则用于湿证。湿证有寒湿、湿热的不同,温性的苦味药如苍术,适用于前者;寒性的苦味药如黄连,适用于后者。此外,前人的经验,认为苦还有坚阴的作用,如黄柏、知母用于肾阴虚亏而相火亢盛的痿证,即具有泻火存阴(坚阴)的意义。

咸:有软坚散结、泻下作用。多用以治疗瘰疬、痰核、痞块及热结便秘等证,如瓦楞子软坚散结,芒硝泻下通便等。

淡:有渗湿、利尿作用。多用以治疗水肿、小便不利等证,如猪苓、茯苓等利尿药。

由于每一种药物都具有性和味,因此,两者必须综合起来看。例如两种药物都是寒性,但是味不相同,一是苦寒,一是辛寒,两者的作用就有差异。反过来说,假如两种药物都是甘味,但性不相同,一是甘寒,一是甘温,其作用也不一样。所以,不能把性与味孤立起来看。性与味显示了药物的部分性能,也显示出有些药物的共性。只有认识和掌握每一药物的全部性能,以及性味相同药物之间同中有异的特性,才能全面而准确地了解和使用药物。

中医学认为,任何疾病的发生发展过程都是致病因素作用于人体,引起正邪斗争,导致阴阳气血偏盛偏衰或脏腑经络机能失常的结果。故中药的治疗作用,主要是扶正祛邪、消除病因、纠正紊乱的脏腑气机及阴阳气血的偏盛偏衰现象,恢复脏腑经络的正常生理功能,达到治愈疾病的目的。中药所以能治病,与药物自身的性能(药性)有关,而前人认为药物多有偏性,故明代张景岳说:"人之为病,病在阴阳偏盛耳,欲救其偏,则惟气味之偏者能之。"是说只有用药物的偏性,才能纠正疾病的偏胜。清代徐大椿(洄溪)总结说:"凡药之用,或取其气,或取其味……或取其所生之时,或取其所生之地,各以其所偏胜,而即资之疗疾,故能补偏救弊,调和脏腑,深求其理,可自得之。"药性来自药物自身所含的有效成分、生物活性及其药理作用,与药物的品种、产地和自然环境等多种因素有关。

研究中药药性产生的机制及其运用规律的理论称中药药性理论,又称中药药理,现已发展成中药药理学这一专门学科。它是中国历代医家在长期医疗实践中,以阴阳五行学说和脏腑经络学说为依据,根据药物所产生的不同治疗作用所总结出来的用药理论。

（一）中药药性研究概论

中药药性研究一直是中医药基础研究的难点和热点,特别是近3年来,国家科技部连续将中药药性理论研究纳入"973"计划中医专项并投入巨资,吸引了来自全国各地的中医药及相关专业的科技精英加盟攻关。但是至今为止,中药药性理论尚未取得实质性进展,尚未建立一套可为各家公认、客观可重复的中药药性评价方法和指标,中药药性理论的科学内涵尚未得以有效阐释。在新的形势下,中药药性研究要想在近期内取得重大突破,笔者认为有必要在回顾原有研究的基础上,对中药药性研究的目标与策略、思路与方法等进行认真的反思和科学的规划,以避免走弯路和岔路。

中药药性理论是中药最重要的基本理论之一,是中药形成与发展的重要基础,是中医赖以处方遣药的主要依据,是中药区别于植物药、天然药物的突出标志,是中医与中药之间的桥梁和纽带。中药药性有广义与狭义之分。广义的药性包括四气、五味、归经、升降浮沉、功能主治、配伍禁忌等。狭义的药性主要指中药的4种性气,也就是寒、热、温、凉。然而,药性理论是如何产生的? 药性理论的内涵和外延是什么? 药性是否客观存在,本质是什么? 如何客观准确地测度药性? 如何以药性理论指导中医辩证论治和中药研究开发? 这些问题一直为历代医家所关注和困惑,也一直是中医药基础研究的难点、热点。

"药性"一词最早见于《神农本草经》:"药性有宜散者,宜丸者,宜水煮者,宜酒渍者……并随药性,不得违越"。《本草经集注》曰:"药性所主,为以认识相因";"案今药性,一物兼主十余病者……",其中把药性与药物的功效和主治病症结合起来。后世还专以药性命名之本草书籍,如《述用本草药性》《药性论》《药性本划》等,涉及到性味、毒性、七情配伍、用量等。当代高晓山教授主编的《中药药性论》对中药药性的历史文献和现代研究资料进行了系统的梳理,并认为药性理论有抽象药性、形性药性、功能药性、向位药性、配伍药性、方剂药性、综合药性、修制理论、采收理论等。可以说,历代本草所称药性,对于中药学的理论而言,无一不可包容,无一不可指代。

20世纪70—80年代,中药药性研究方兴未艾,我国及日本学者从不同角度对中药药性特别是寒热药性进行了一系列探索性研究。主要采用药理学方法研究不同药性中药对中枢神经递质、交感神经-肾上腺健皮系统、内分泌系统、基础能量代谢等的影响,并结合寒证、热证中医临床表现以及生理、生化、代谢和病理改变,寻找可以表征中药寒热药性的生物学和化学信息,进而建立中药寒热药性的评价方法和指标。研究显示,温热药对交感神经、肾上腺髓质、皮质功能等有一定增强作用,能提高实验动物脑、肝、肾组织的耗氧量,促进糖原分解。寒凉药可抑制儿茶酚胺类合成,降低交感神经活性,对肾上腺皮质功能等有抑制作用,能降低实验动物脑、肝、肾组织的耗氧量,抑制糖原分解。尚有学者从化学成分特别是微量元素与四性的相关性角度,探讨了中药四性的可能的物质基础。

20世纪90年代,中药药性研究几乎处于停滞和沉寂状态。迈入21世纪,又掀起了新一轮的中药药性研究热。笔者从热力学角度研究中药寒热药性内涵和实质,提出了"中医药热力学观"(Thermody-namics of traditional Chinese medicine),建立了基于生物热力学表达的中药寒热药性评价方法。乔延江等闭建立了中药药性数据库,在此基础上利用统计学分析和模式识别方法,对中药药性理论知识和规律进行了较系统而深入的数据挖掘和整理。盛良川分析中药的四气五味和能量有关,并从量子化学角度提出三个假说:电子得失吸推阳—酸—气、阴–碱–味说;中药四气五味宏观化学成分说;中西药量化结合说。近3年来,科技部连续将中药药性理论研究纳入"973"计划中医专项并投入巨资,人们正在期待中药药性理论研究的新进展、新突破。

中药药性是反应药物的特性,主要包括四气、升降浮沉、五味、有毒无毒、归经这五个方面。中药药理作用是指中药在临床中的疗效,是理论联系实践的桥梁,不仅可以研究中药治疗疾病的原理,解释中药理论的本质,同时也可以指导方剂配伍,完善中药药性理论,如何提高方剂的治疗效果,在临床中极具实用价值。在我国对于中药药性和中药药理作用的研究尚浅,虽然对于药性的报道及研究较多,但研究方法与药物的疗效脱节,没有基于中药药性的为五方面来进行展开。因此中药药性和中药药理作用极具研究价值。在现代科学技术发展迅速,中医药学可以利用现代科技进行更深层次的研究,但两个体系分属不同方面,因此研究起来较为困难。中医药与西药不同,中药侧重于整体观念,强调辩证论治。中医药要成熟的以现代化的方式走向国际化,那么首先应当注重研究中医药学基本理论研究,采用现代科学技术方法,把中医药理论作为指导思想,加强对中药药性理论面向现代化、国际化的研究。对中药药性理论进行科学的诠释已成为制约中医药学现代化的重要问题之一。只有建立科学合理的中药药性体系,才能为中药走向现代化提供充分的理论依据及实践指导,切实提升中医药学为全世界服务的能力。

(二)药性理论

1. 化学成分

中药的化学成分与中药药性存在一定的联系,因此把中药的化学成分进行原子级或分子级分析有利于对中药药性的把握。如附子中的去甲乌药碱,类似肾上腺素可促进人体产生兴奋作用。辛温药则多含有油脂成分,苦寒药主要含有生物碱及苷类成分,甘平药富含含蛋白质和氨基酸,以上的这些成分均可以不同程度的影响新陈代谢功能,增强机体的免疫功能,在中医理论中即为扶正作用。

2. 药理作用

温性药物如附子、十姜等中药组成的药方可改善患者交感及肾上腺系统的功能,促进多巴胺 B-化酶的活性,进而促进儿茶酚胺的分泌,有助于内分泌功能的稳定,而寒性药与温性药作用相反,寒性药如知母、石膏等组成的药方能抑制交感—肾上腺系统的功能,抑制多巴胺 B-化酶的活性,进而抑制儿茶酚胺分泌。酸味药具有收敛作用,药理作用通常在抗病原微生物、吸附等方面尤为显著;苦味药的主要具有抗菌、消炎等功能;甘味药增强机体免疫能力、杀菌、降血脂、降血糖等作用;辛味药具有发散解表作用,药理作用通常表现为解热、发汗等;咸味药有助于镇静、杀菌、解热、抗凝血等作用。补中益气汤可有效治疗子宫脱垂,临床研究证实,补中益气汤能提高狗子宫肌的张力。

3. 临床应用

只有将中药临床使用与药性理论相结合,在应用基础上进行总结,得出的药性理论同时指导中药的临床使用。只有不断地将中药理论灵活的运用于中药的临床中,中药药性理论才能不断地得以补充和完善。

(三)药理作用与中药药性的联系

将中药药理作用作为基础研究中药药性理论,可从药理学角度来解释中药药性的本质,侧重于研究药物与人体细胞之间的作用。以药理作用为基础研究中药药性理论也是将中医药逐步推向现代化的方式,有利于促进中药药性理论的发展。近年来药性理论在中医药界引起了广泛关注,因为药性相关的理论的合理解释了中药本质,同时保证了中药在临床中取得较为满意的疗效。随着药理研究的不断深入,中药的临床应用和与之对应的药理作用也能够很好地进行互通,经中药临床使用的方式可推断相对应的药理作用,反之,经药理作用也可反推出中药临床应用的方式。药性与临床使用的关系、临床使用与药理作用的关系,从而使得中药药性理论与药理作用也有机地结合在一起。中药药理理论的研究当是目前研究药性理论中最能体现中医药理论同时又能结合现代化的手段。

(四)中药药性理论复杂性

中药的药性是药物与疗效(医疗、保健)有关的各种属性和性质,代表了药物能够治疗疾病的性能,广义上的中药药性理论包括四气、五味、归经、升降沉浮、有毒无毒等多方面。一般认为,中药药性理论的发生、发展过程存在以下特点,第一,药性理论与药物本体密切相关,形色质气味是推测药性的来源;第二,阴阳五行、取类比象等哲学思维传统对药性理论的形成和发展具有深远的影响作用;第三,药性理论与药物作用密切相关,临床实践是药性理论的出发点和落脚点。而将这些因素综合起来,便形成了药性理论的复杂性特征。

"复杂"在《辞海》中的定义为:事物的种类、头绪等多而杂;与"简单"相对,指系统或事物的多因素性、多层次性、多变化性等四。实际上,不同学科认识复杂性问题的视角不同,至今没有统一的复杂性定义。从本体论角度看,复杂是指构成要素的数口及相互关系的多样性;从认识论角度看,复杂的研究对象是指难以运用还原论进行描述和预测。

（五）药性形成的多源性

从发生学角度看,中药药性理论来源于临床实践,又在几千年临床实践积累中不断修订、完善,其客观真理性毋庸置疑。但是,在强调药性实践性特点的同时,也应注意到药性形成、发展的客观复杂性,即药性理论形成的多源性特点。这种多源性主要包括2个方而,药性的早期确定途径不唯一;对应于特定药性的功效作用不唯一。

1.药性的早期确定途径不唯一

梳理药性理论源流,不难发现其形成和发展过程始终受到各历史时期哲学思维传统的影响。例如,秦汉时期的《黄帝内经》将五味与五脏、五色相配属《神农本草经》形成四（五）气五味、有毒无毒的理论框架;《金元时期的怪济经》提出"性味药理"和"法象药理",《素问病机气宜保命集》划分"形、色、性、味、体",药理5要素,《珍珠囊》倡导归经引经、气味厚薄理论;而明清以后的诸医家则继续在本草学术三大主题（基原、药理、药效）框架下深入和延展着药物与药性的研究,最终使得原本简单的药性理论得到极大丰富,变得层次繁复。总结这些哲学思维传统,主要包括《易经》的天人相应、象数学和阴阳五行理论,道家的服石炼丹、霜雪剂和制伏配伍理论,以及生成秉受理论和运气学,甚至还有鬼神和巫术等。他们在推动药性理论发展的同时,也带来了主观性、机械性的内容和古代哲学语言,并直接导致药性理论形成过程中出现大量的不全归纳、无限演绎等非形式逻辑命题汇集了多种复杂的成分。也正因为此,药性的早期确定途径是多源而不唯一的,除了药效反推之外,至少还包括考察药物的生长环境、形色质地季节时令,以及正常人的简单口尝和长期服用,甚至学术流派思想等。

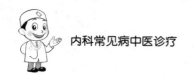

2. 对应于特定药性的功效作用不唯一

中药药性与药物功效密切相关,功效是药性形成的重要源泉《神农本草经》记载"治寒以热药,治热以寒药",《黄帝内经》记载"辛散,酸收,甘缓,苦坚,咸软",表述了四气五味最基本的作用,也即四气五味与功效的相关性。仔细爬梳可知,这种相关性具有一对多的特征,例如辛味能发散、行气、活血,寒性具有清热、凉血、利尿等功效叫;反过来讲,能够治疗身痒或风头眩痛或精魅邪鬼的中药很可能是辛味,而能够除热或治疗烦满或利水道的中药则很可能是寒性。所以,就药效反推法来看,不同中药可以通过不同功效反推得到相同的药性,正所谓"同一热药,而附子之热,与干姜之热,迥乎不同;同一寒药,而石膏之寒,与黄连之寒,迥乎不同"。

(六)药性表达的多样性

在生物医学领域"表达"一词常用于"基因表达""蛋白表达"等术语,其中的"表达"实际上反映了采用一定的方法,将一个本体(物质实体或思维实体)关联映射为另一个本体的过程。据此,本研究提出"药性表达"的概念,即药性的生物学表达,指采用药物干预的方法而将药性关联映射为生物学效应的过程,也是将药性概念所蕴含的作用及功能信息在生物体上表现出来的过程,是药性研究不可缺少的一部分。药性表达同样也具有多样性和不确定性特征。一方而,相同药性的中药因各自功效特点而使其改变生理生化指标的方式有所差异,即药性表达方式的多样性。另一方面,实际药性表达过程受到来自药物方而因素(产地、采收、炮制等)和来自机体方而因素(体质、症候等)的影响,使实际药胜表达的结果变得复杂。

1. 药性表达方式的多样性

由于药性与功效的多选性特征,使得相同药性中药存在着多样的实际药性表达方式(例如指标变化的种类及程度),也即药性表达个性特征的绝对性和共性规律的相对性。这一特点常常隐含在多味相同药性中药的药理学研究结果中,例如 13 味辛温(热)合归脾胃经的中药虽然具有一定的共有药效谱(利胆、抗溃疡等),但这是在"单项在某某变化以上""多项总评"等约束条件下得到的共性规律,且 16 项共检指标中存在 7 个以上指标结果完全一致的情形在所有 13 味中药的 78 对两两比较中也只出现了 1 次,突显出实际药性表达方式的个性与多样性。

2. 药性表达影响因素的多样性

(1)药物因素

要确保真实药材的药性质量,必须要保证其从生长环境、培育时间到采收炮制、加工储存等一系列处理过程的规范与明确,即"阴干、暴干,采治时月生熟,土地所出,真伪陈新,并各有法"。其一,中药的自然属性是效应属性的基础,药用植物的生长环境对于其性效表达具有重要影响,包括气候因子、土壤因子、生物因子、地形因子等。不同产地药材的质量不同,药性也有所差异。其二,来源相同、药用部位相同但采收季节不同的中药,其药性与功效均不相同,例如肉桂与官桂、陈皮与青皮等。其三,炮制对药性也有显著影响,并可用以调控药性。例如调控寒热的胆汁制增寒性,调控五味的蜜制增甘味,调控升降沉浮的酒制升提,调控归经的醋制入肝等。

（2）机体因素

药性表达依托于生物学载体,机体状态不同,药性表达也存在差异,甚至是效/毒的改变。中医理论很早就认识到机体状态（证）对于药性表达的影响,提出"有故无陨,亦无陨也",并强调"病之当服,附子大黄砒霜,皆是至宝;病之不当服,参茋鹿茸枸杞,都是砒霜",阐明了药物干预不同机体状态所产生的不同药性表达,即机体状态对于药性（毒性）表达的决定性作用。另外,现代医学在临床治疗时也关注机体方面的因素,将其概括为年龄、性别、个体差异、精神因素、病理因素、遗传因素、长期用药等方面,并且形成了专门研究机体影响药物疗效的机制的药物代谢动力学。实际上,机体状态（证）始终为药性的现代研究所关注,也有学者通过研究药物代谢酶 CYP3A 活性和仙茅有效成分血药浓度,证实了仙茅对于虚寒证的选择性治疗作用,体现了机体状态在药性表达中的重要地位。

三、中药配伍

配伍是指有目的地按病情需要和药性特点,有选择地将两味以上药物配合同用。配伍不仅是药物的两两搭配,而且包括更多的药物配合。广义的配伍也包括方礼"药有个性之特长,方有合群之妙用",一个或多个配伍有规律的组合就是一个方剂。从《神农本草经》提出"七情和合"理论,到历代医家的总结发展,以及后来中药学的发展,中药配伍理论体系包括:七情和合、配伍宜忌、君臣佐使以及中药配伍的药效学、药剂学、化学效果的现代科学研究。

前人把单味药的应用同药与药之间的配伍关系称为药物为"七情"。"七情"的提法首见于《神农本草经》。其序例云:"药……有单行者,有相须者,有相使者,有相畏者,有相恶者,有相反者,有相杀者。凡此七情,合和视之。"其中首先谈到"单行"。单行就是指用单味药治病。病情比较单纯,选用一味针对性较强的药物即能获得疗效,如清金散单用一味黄芩治轻度的肺热咯血;现代单用鹤草芽驱除绦虫,以及许多行之有效的"单方"等。它符合简便廉验的要求,便于使用和推广。但若病情较重,或病情

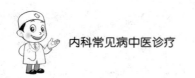

比较复杂,单味应用难以避免不良反应,因此往往需要同时使用两种以上的药物。药物配合使用,药与药之间会发生某些相互作用如有的能增强或降低原有药效,有的能抑制或消除毒副作用,有的则能产生或增强毒副反应。因此,在使用两味以上药物时,必须有所选择,这就提出了药物配伍关系问题。

(一)七情和合

前人总结的"七情"之中,除单行者外,其余六个方面都是讲配伍关系。

1. 相须

即性能功效相类似的药物配合应用,可以增强原有疗效。如石膏与知母配合,能明显增强清热泻火的治疗效果;大黄与芒硝配合,能明显增强攻下泻热的治疗效果;全蝎、蜈蚣同用,能明显增强止痉定搐的作用。

2. 相使

即在性能功效方面有某些共性,或性能功效虽不相同,但是治疗目的一致的药物配合应用,而以一种药为主,另一种药为辅,能提高主药疗效。如补气利水的黄芪与利水健脾的茯苓配合时,茯苓能提高黄芪补气利水的治疗效果;黄连配木香治湿热泄利,腹痛里急,以黄连清热燥湿、解毒止为主,木香调中宣滞、行气止痛,可增强黄连治疗湿热泻的效果;雷丸驱虫,配伍泻下通便的大黄,可增强雷丸的驱虫效果。

3. 相畏

即一种药物的毒性反应或副作用,能被另一种药物减轻或消除。如生半夏和生南星的毒性能被生姜减轻或消除,所以说生半夏和生南星畏生姜。

4. 相杀

即一种药物能减轻或消除另一种药物的毒性或副作用。如生姜能减轻或消除生半夏和生南星的毒性或副作用,所以说生姜杀生半夏和生南星的毒。由此可知,相畏、相杀实际上是同一配伍关系的两种提法,是药物间相互对待而言的。

5. 相恶

即两药合用,一种药物能使另一种药物原有功效降低,甚至丧失。如人参恶莱菔子,因莱菔子能削弱人参的补气作用。

相恶,只是两药的某方面或某几方面的功效减弱或丧失,并非二药的各种功效全部相恶。如生姜恶黄芩,只是生姜的温肺、温胃功效与黄芩的清肺、清胃功效互相牵制而疗效降低,但生姜还能和中开胃治不欲饮食并喜呕之症,黄芩尚可清泄少阳以除热邪,在这些方面,两药并不一定相恶。

两药是否相恶,还与所治症候有关。如用人参治元气虚脱或脾肺纯虚无实之证,而伍以消积导滞的莱菔子,则人参补气效果降低。但对脾虚食积气滞之证,如单用人参益气,则不利于积滞胀满之证;单用莱菔子消积导滞,又会加重气虚。两者合用相制而相成,故《本草新编》说:"人参得莱菔子,其功更神。"故相恶配伍原则上应当避免,但也有可利用的一面。由此可以解释,为什么历代本草文献中所列相恶药物达百种以上,而临床医家并不将相恶配伍通作配伍禁忌对待。

6. 相反

即两种药物合用,能产生或增强毒性反应或副作用。如"十八反""十九畏"中的若干药物。

上述六个方面,其变化关系可以概括为四项,即在配伍应用的情况。

①有些药物因产生协同作用而增进疗效,是临床用药时要充分利用的。

②有些药物可能互相拮抗而抵消、削弱原有功效,用药时应加以注意。

③有些药物则由于相互作用,而能减轻或消除原有的毒性或副作用,在应用毒性药或烈性药时必须考虑用。

④一些药物因相互作用而产生或增强毒副作用,属于配伍禁忌,原则上应避免配用。

基于上述,可知从单味药到配伍应用,是通过很长的实践与认识过程逐渐积累丰富起来的。药物的配伍应用是中医用药的主要形式。药物按一定法度加以组合,并确定一定的分量比例,制成适当剂型,即为方剂。方剂是药物配伍的发展,也是药物配伍应用的较高形式。

(二)宜忌

"宜"指药物适合配伍,关键在于药物配伍后能增效减毒临床通过互根互用、相反相成法则指导中药配伍,通过阴阳互根、寒热共济、气血并治、散敛结合、营卫同调、升降相协、攻补兼施、峻缓相济、动静相宜、刚柔共举、表里兼顾、上下分消等不同方式促进中药的合理使用。

配伍禁忌应包括十八反、十九畏以及服药食忌《本草纲目》提出"相反诸药(凡三十六种):甘草反大戟、芫花、甘遂、海藻;大戟反芫花、海藻;乌头反贝母、括楼、半夏、白蔹、白友;葵芦反人参、沙参、丹参、玄参、苦参、细辛、芍药、狸肉;河豚反煤始、荆芥、防风、菊花、桔梗、甘草、乌头、附子;蜜反生葱;柿反蟹。"后在《珍珠囊补遗药性赋》中提出了著名的十八反歌和十九畏歌。十八反歌:本草名言十八反,半萎贝蔹友攻乌,藻戟遂芫俱战草,诸参辛芍叛葵芦""十九畏歌:硫黄原是火中精,朴硝一见便相争;水银莫与砒霜见;狼毒最怕密陀僧;巴豆性烈最为上,偏与牵牛不顺情;丁香莫与郁金见;牙硝难合荆三棱;川乌草乌不顺犀;人参最怕五灵脂;官桂善能调冷气,若逢石脂便相欺;大凡修合看顺逆,炮炙搏莫相直"《药鉴》也有"人参芍药与沙参,细辛玄参及紫参,苦参丹参并前药,一见葵芦便杀人,白友白蔹并半夏,瓜蒌贝母五般真,莫见乌头与乌缘,逢之一反疾如神,大戟芫花并海藻,甘遂已上反甘草,蜜蜡莫与葱根睹,云母体见石决明"的描述。

服药食忌:中药服药食忌是指用中药期间的饮食禁忌,汉代《五十二病方》治脉方云"服药时禁毋食肉、鲜鱼"治痈方云"敷药毋食肉、《伤寒论》桂枝汤方后注也有"禁生冷、豁滑、肉面、五辛、酒酪、臭恶等物"的描述《金匮要略·卷下·禽兽鱼虫禁忌第二十四》:"所食之味,有与病相宜,有与身为害,若得宜则益体,害则成疾,以此致危例皆难疗。"同时也提出"肝病禁辛,心病禁咸,脾病禁酸,肺病禁苦,肾病禁甘。"葛洪在《钥寸后备急方》中列杂果菜诸忌项。服药食忌理论首次明确提出,是南北朝梁代陶弘景的《本草经集注》。《新修本草》全面继承了陶弘景的理论,后世医家也多相关论述。李时珍在《本草纲目》中全面系统地总结整理了历代有关服药食忌的论述。

(三) 君臣佐使

一般认为是方剂配伍结构形式,但也有文章认为方剂是研究两味药以上的配伍,简单的方剂就是一种配伍组成,所以中药配伍是方剂配伍的基础,方剂配伍是中药配伍的高级形式《方剂学》中将君臣佐使归纳为:"君药,即针对主病或主证起主要治疗作用的药物。臣药:有两种意义。辅助君药加强治疗主病或主证作用的药物;针对重要的兼病或兼证起主要治疗作用的药物。佐药:有三种意义。佐助药,即配合君、臣以加强治疗作用,或直接治疗次要兼证的药物;佐制药,即用以消除或减弱君、臣药的毒性,或制约君、臣药峻烈之性的药物;反佐药,即病重邪甚,可能拒药时,配用与君药性味相反而又能在治疗中起相成作用的药物,以防止药物格拒。使药:有两种意义。引经药,即能引领方中诸药至特定病所的药物;调和药,即具有调和方中诸药作用的药物。"

君臣佐使最早见于《神农本草经》:"上药一百二十种为君,主养命以应天,无毒,多服久服不伤人。欲轻身益气,不老延年者,本上经。中药一百二十种为臣,主养性以应人,无毒、有毒斟酌其宜。欲遏病补虚羸者,本中经。下药一百二十五种为佐使,主疗病以应地,多毒不可久服。欲除寒热邪气、破积聚、愈疾者,本下经。药有君臣佐使,以相宣摄。合和者,宜用一君、二臣、五佐,又可一君、三臣、九佐也"《素问·至真要大论》:"主病之谓君,佐君之谓臣,应臣之谓使。"明朝何塘在《医学管见》里论述君臣佐使"大抵药之治病,各有所主。主治者,君也;辅治者,臣也;与君相反相助者,佐也;引经及治病之药至于病所者,使也。"张从正以"官有正师司旅,药有君臣佐使。君药者,主药也,如六官之有长,如三军之有帅,可以控驭群药,而执病之权。臣药者,辅药也,如前疑、后压、左辅、右弼,匡之、直之、辅之、翼之。佐药者,引经之药,从治之药也。引经者,汇众药而引入一经,若军旅之有前驱,宾客之有傧相。从治者,热因寒用,寒因热用,消中有补,补中有消,既立之监,或佐之史,沉潜刚克,高明柔可,制其偏而用其长,斯能和衷而共济。使药者,驱遣之药也,若身之使臂,臂之使指,占小善者率以录,名一艺者无不庸,俱收并蓄,待用无遗……方虽出于古人,药仍进于医手,安可抱残守缺,以某方治某病? 必求几希之合,而昧化裁之妙哉!"来形象地论述君臣佐使。

在使用中药配伍过程中要注意重视从整体配伍、注意扶正顾胃、分清主次先后、贵在知常达变等方面,中药配伍不是简单的功效相加,不可盲目堆药,杂乱无章,"有药无方",也不可不顾具体病症的变化,照抄方剂,"有方无药"。临床中"方有七,大、小、缓、急、奇、偶、复也"的七方就说明了这个问题。中药配伍对药效的影响主要表现为三个方面:一是增强药效;二是缓解毒性;三是剂量改变,功效也会改变。现代实验研究证明影响中药配伍药效的因素有以下几种:合煎与单煎:有研究甘草与芫花合煎液与合并液色谱图对比推测两种制药方式,芫花甘草的煮出成分产生不同的变化。通过研究川芎—白芍单煎及共煎液中有效成分的变化,发现共煎液中阿魏酸含量比川芎单煎液中平均升高 24.04 %,芍药普含量比白芍单煎液中平均升高 17.47%,证明两药合煎的合理性。以及当归—红花共煎液中有效成分的含量也高于各单煎液中含量,证明两者配伍的合理性。芍药甘草合煎的药效也明显高于单味药。配伍比例:关于配伍比例有不同的实验结果,有研究认为配伍比例对药物的有效成分的煎出影响很小,黄答—柴胡药对按照(0:1,1:1,1:2,2:1,1:0)比例进行提取,发现不同比例的配伍对提取液中黄答普的含量影响较小。另有研究证明竹叶与关木通以 1:4 配比,竹叶对关木通马兜铃酸 A 的溶出量降低最明显。实验研究证明白术获等等量时对小鼠 VIP 下调作用明显,其他比例时反使 VIP 含量升高,证明等量运用二药的合理性。剂型:有研究证明北细辛 3 种制剂的小鼠毒性强度依次为散剂、挥发油、水煎剂炮制方法:不同的炮制方法也容易影响药物的功效,延胡索炮制后有效成分易于煎出,醋制品止痛效力增加,酒制品活血作用提高。溶剂:不同的溶剂对中药有效成分的提取的影响也是不一样的。水提、醇提对黄答普提出率影响不大,对柴胡皂普的提出率影响较大,对柴胡皂普 a 的提取,醇提优于水提,且水提不能将柴胡皂普 d 提出,但若对黄答柴胡共煎能提高柴胡皂普的提出率。

讲究中药配伍不仅在处方遣药上获得显著的疗效,而且不少配伍经验已经得到科学实验研究证实。因此,对于中药配伍如能进行深入研究,必能对中医振兴发展有重大影响。

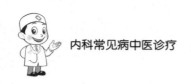
第二章 中医内科学

第一节 中医内科

一、中医内科学概论

中医内科学是以中医理论阐述内科疾病的病因病机、症候特征、辩证论治及预防、康复、调摄规律的一门临床学科。

中医内科学既是一门临床学科，又是学习和研究中医其他临床学科的基础，为中医学的一门主干学科，具有非常重要的学科地位。

中医内科古称"疾医""杂医""大方脉"，即中医内科学研究的范围很广，传统将其研究的疾病分为外感病和内伤病两大类。一般说来，外感病主要指《伤寒论》及《温病学》所说的伤寒、温病等热性病，它们主要由外感风寒暑湿燥火六淫及疫疠之气所致，其辩证论治是以六经、卫气营血和三焦的生理、病理理论为指导。内伤病主要指《金匮要略》及后世内科专著所述的脏腑经络病、气血津液病等杂病，它们主要由七情、饮食、劳倦等内伤因素所致，其辩证论治是以脏腑、经络、气血津液的生理、病理理论为指导。随着时代的前进，学术的发展，学科的分化，原来属于中医内科学范畴的外感病如伤寒、温病等热性病已另设专科。内科的部分急症则编入《中医急诊学》。本版自考教材所讨论的内容主要是内伤杂病和部分外感病。即以脏腑、经络、气血津液疾病为主要研究和阐明的对象，按其体系分为肺病证、心脑病证、脾胃病证、肝胆病证、肾膀胱病证、气血津液病证、经络肢体病证和癌症，时行杂感列为外感病证。研究和阐明的内容包括每一体系疾病共同的主要症候及特征、病因病机、治疗要点；每一病症的基本概念、认识沿革、本病症与西医疾病的关系、病症的症候特征、病因病机、诊断及鉴别诊断、辩证论治规律及方法、病症的转归预后、预防与调摄规律及方法等内容。

二、中医内科学的发展

自远古至五四运动的漫长历史长河中，我国人民在同疾病的斗争中不断实践、探索，由经验上升为理论，并不断发展提高，创建了灿烂的祖国医学，同时也创建和发展了中医内科学。中医内科学的发展史，大体经历了萌芽阶段、奠基阶段、充实阶段和成形阶段。

（一）中医内科学的萌芽阶段（殷周时期）

早在原始社会，人们在生产斗争的同时便开始了原始的医药活动，"当此之时，一日而遇七十毒"（《淮南子·修务训》）。随着医药活动的增加，进入奴隶社会，中医内科学开始萌芽，在殷代的甲骨文里已有"疾首""疾身""疾足""风疾""疟疾""蛊"等一些内科疾病的记载，殷商时期已发明汤液药酒治疗疾病。周朝对医学进行分科，有了疾医、疡医、食医、兽医分工不同的医师，其中的疾医可谓最早的内科医师。

（二）中医内科学的奠基阶段（春秋战国至秦汉时期）

春秋战国时期，出现了《脉法》《五十二病方》（现名）《治百病方》（现名）《上下经》《扁鹊内经》等医学著作，医学体系逐步形成。始于战国而成书于西汉的《黄帝内经》是这一时期的代表作，全面阐述了中医关于解剖、生理、病因、病理、诊法、治疗、摄身及阴阳五行、人与自然等一系列重要观点，不仅为中医内科学奠定了理论基础，还论述了200多种内科病症，一般都能从病因、病机、转归、传变及预后等方面加以论述。汉代张仲景总结前人经验，并结合自己的临床实践，着成《伤寒杂病论》，书中伤寒部分（后人将其整理成《伤寒论》）以六经分证概括、认识外感热病；书中杂病部分（后人将其整理成《金匮要略》）按脏腑经络体系概括、认识内伤杂病。《伤寒杂病沦》创造性地建立了包括理、法、方、药在内的六经辩证论治理论体系和脏腑辩证论治理论体系，为中医内科学的形成奠定了基础。

（三）中医内科学的充实阶段（魏晋至金元时期）

病因学、症状学、治疗学的充实和发展魏晋以还，内科疾病的病因学有较大发展，许多疾病的病因得到充实。如隋代巢元方《诸病源候论》对不少疾病的病因观察与认识已经比较深入，其对"寸白虫候"（绦虫病）的感染途径是饮食不当，食生猪牛肉片；瘿病（甲状腺肿大）的发生与水土和情志有关；消渴病者"必数食甘美而多肥"的论述已得到今天的证实。葛洪着《肘后备急方》对尸注（结核病）、癞（麻风病）、沙虱（恙虫

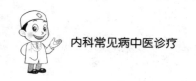

病)等传染病的发病也有较深刻的认识。南宋陈无择《三因极一病症方论》在病因上首分内因、外因、不内外因三类;金元时期对中风的病因认识已从既往的"内虚邪中"发展为以"内风"立论。

在症状学方面,《诸病源候论》论及的病候已达784条,对许多疾病的症状学特征描述得详细、准确,如《诸病源候论·淋病诸侯》指出"石淋者,淋而出石也""膏淋者,淋而有肥,状似膏",对淋证病症状学的描述与现在的观察基本一致。唐代孙思邈的《千金要方》对消渴病易发疮痈有所认识。王焘的《外台秘要·消中消渴肾消》还认识到消渴病"每发即小便至甜"的症候特征。这一时期,对伤寒、疟疾、肺痨等传染病都在症状学上有详细的论述,对中风、痹病、心痛、虚劳、脚气、水肿等内科疾病的辩证水平均有较大的提高。

在治疗学方面,有些病症的治疗在当时已很先进,如晋,《肘后方》用青蒿治疗疟疾,用海藻、昆布治疗瘿病。唐《千金要方》和《外台秘要》使内科的治疗更加丰富多彩。如《千金要方》肯定了《神农本草经》用常山、蜀漆治疗疟疾,肯定了《金匮要略》用白头翁治疗痢疾,并用苦参治疗痢疾,用槟榔治疗寸白虫病,用谷皮煎汤煮粥治疗脚气病等,极大地提高了这些疾病的临床治疗效果。宋《太平圣惠方》《圣济总录》收集整理了大量治疗内科疾病的方药,反映了当时的研究水平和成就。这一时期还出现了一些内科病的专题论著,如《脚气治法总要》《十药神书》等,极大地提高了相关专病的辩证论治水平。

学术理论的创新金元时期,涌现出不同学术流派,如刘完素倡"六气皆从火化"的火热病机学说,治疗主用寒凉;张从正认为疾病皆"邪气加诸身",倡用汗吐下三法攻邪治病;李东垣倡"内伤脾胃,百病由生"学说,治疗多用补脾升阳法;朱丹溪力倡"阳常有余,阴常不足"学说,治病主用滋阴降火。学术的争鸣,促进了内科学术理论的创新和发展。

（四）中医内科学的成形阶段（明清时期）

明代,薛己的《内科摘要》是首先用"内科"命名的著作,王纶在《明医杂着》中指出:外感法仲景,内伤法东垣,热病用完素,杂病用丹溪。反映当时内科的学术理论已成体系。明清时期,内科的重要著作有《医学纲目》《杂病症治准绳》《症因脉治》《医宗必读》《张氏医通》《杂病源流犀烛》《古今图书集成医部全录·诸疾》《医宗金鉴,杂病心法》《临证指南医案》等,这些著作作为中医内科学已初具规模,它们在体例上将疾病分门别类,在内容上多数含有疾病的概念、病因病机、辩证论治、治疗方药和医案等。

明清时期,杂病和外感病的理论有很大的发展。杂病方面,《景岳全书,杂证谟》

主张"人体虚多实少",慎用寒凉攻伐;赵献可强调命门之火;叶天土有"久病人络"之论。这一时期的专病论著明显增多,如《慎柔五书》《理虚元鉴》《疟论疏》《血证论》《中风论》等,对中医内科学的形成均起到了很大的促进作用。尤其温病学家的成就,如叶天士的《外感温热篇》首创卫气营血辩证,成为后世诊治温病的准绳;薛生白的《湿热病篇》对湿热病症的发挥,充实了温病学说的内容;吴鞠通的《温病条辨》提出三焦辩证,完善了内科热病学术体系。

这一时期,理论上已不限于一家之言,而是博采历代众家之长,结合自己的经验加以发挥,创造性地建立并完善了热病和杂病的证治体系,使中医内科学术理论更臻成熟与完备。

中医内科学是随着历史的进程和医学实践的发展而逐步形成和完善的,它也必将在新的历史时期得到更大的发展。

三、内科疾病发病因素

中医理论认为,机体与外部环境之间,机体各组织结构之间,机体内部各种功能活动之间,都处于和谐、协调、"阴阳匀平"的平衡状态,如果由于各种内外因素的作用,这种平衡状态受到破坏,机体不能发挥正常的生理功能,则发生疾病。内科疾病发生与否以及发生的形式等,取决于正气与邪气盛衰以及邪正相互作用的结果。即正能胜邪,病邪难以侵入,机体的阴阳平衡得以保持,则不发病,若病一般也很轻浅,易于康复,此即《素问遗篇·刺法论》所谓"正气存内,邪不可干";正不胜邪,邪气乘虚而入,机体的阴阳平衡遭到破坏,疾病发生,此即《素问,评热病论》所说"邪之所凑,其气必虚",若邪气较盛,正气较弱,则发病较重。

疾病的发生形式、轻重缓急、病症属性、演变转归等,往往也受到下列因素的影响或制约。

(一)体质因素

体质特殊性个体脏腑组织有坚脆刚柔的不同,由于体质的特殊性,往往导致对某种致病因素或疾病的易感性。如《灵枢·五变》说:"肉不坚,腠理疏,则善病风。……五脏皆柔软者,善病消瘅","小骨弱肉者,善病寒热"。临床上常可见到肥人多痰湿,善病胸痹、中风;瘦人多火热,易患痨嗽、便秘;年迈肾衰之人,易患腰痛、耳鸣、咳嗽;阳气素虚者,易患寒病;阴气素衰者,易患热病等,这些都是体质的特殊性导致对某种致病因素或疾病的易感性。

体质差异邪气总是作用于人体后才能发病,由于体质的差异性,邪正之间的相互作用也就有差异,决定了其发病及疾病的发展变化有不同的趋势。清代医家章虚谷指出"六;气之邪……随人身之阴阳强弱变化而为病"。《医宗金鉴》亦说:"人感邪气虽一,因其形脏不同,或从寒化,或从热化,或从虚化,或从实化,故多端不齐也。"临床常见同一种致病因素作用于不同的体质,其发病也不同。如正气较强之人感受寒邪,可出现发热、头痛、恶寒等御邪于肌表的太阳证;而阳气素虚之人感受寒邪,则出现不发热但恶寒、四肢逆冷、下利清谷的邪陷三阴证。

(二)病邪因素

影响病怔属性除少数由于先天因素和因虚致病外,邪气是绝大多数内科疾病发生的重要条件,有时甚至是发病的决定因素,而且邪气还影响所发病症的病理属性。一般来说,阳邪易导致实热证,阴邪易致虚寒证。邪气影响病症的属性具有一般性的原则。例如湿热致病,常以热证为多,寒证较少;寒邪致病常以寒证为多,至于化热则大多数需要经历一定的过程。

影响发病形式一般来说,感受风燥暑热、酸疠之邪,或食物中毒,或强烈的精神情志刺激,往往可使气血顿生逆乱,故发病较急;而饮食失调、情志抑郁、劳倦过度等,大多是逐渐引起脏腑气血失和,所以一般发病较缓慢;外感寒湿之邪,因其性质属阴而沉滞,故发病也多缓慢。可见病邪对于发病的形式有重要影响。

影响发病部位六淫之邪;病,多从皮毛而人,其发病多在肌表;情志致病、饮食所伤,发病多从气血和脏腑开始。《灵枢·百病始生》云:"清湿袭虚,则病起于下;风雨袭虚,则病起于上";"忧思伤心,重寒伤肺,忿怒伤肝;醉以人房,汗出当风,伤脾;用力过度,若入房汗出浴,则伤肾"。说明邪气对发病的部位有重要影响,即不同的病邪致病,其首发病位各不相同。

(三)情志因素

情志是机体对外界刺激的客观反映,当喜则喜,当怒则怒,正常的情志反应不仅不为病,反而有益于身心健康。因情志是以脏腑的功能活动为基础,过于激烈的、持久的情志活动,则往往引起脏腑功能紊乱而发病。暴发性的情志障碍如暴怒、暴喜、暴忧、暴恐,气血突然逆乱,常可引起眩晕、心痛、中风、癫狂等疾病发生;长期忧思不解、情怀抑郁,常致气结不行,气血"一有拂郁,诸病生焉"(《丹溪心法》),如出现噎膈、呕吐、郁病、心悸、失眠、胸痹等病症。

(四)行为因素

良好的行为习惯,是健康的重要保证。《素问·上古天真论》云:"食饮有节,起居有常,不妄作劳,故能形与神俱,而尽终其天年"。"逆于生乐",不良的行为习惯,即不良的生活方式是内科疾病发病的重要因素,例如嗜食肥甘厚味,加上贪逸少动,容易发生胸痹心痛病;不吃早餐,或长时间紧张工作,就容易发生胆胀、胃脘痛病;性生活不节或不洁,可导致阳痿、早泄;长期过量吸烟与肺癌发病有关,等等。行为因素对发病的影响,越来越被人们所认识,国际上已将行为因素引发的内科疾病,归属于不良生活方式影响的疾病,以提示人们对不良生活方式可以引发疾病加以重视。

（五）时间因素

内科疾病的发生及其演变,与年、季、月、日、时的阴阳盛衰消长变化和五行生克规律有着一定的内在联系。按运气学说观点,每年运气的太过或不及影响着发病,如《素问·气交变大论》云:"岁木太过,风气流行,脾土受邪,民病飧泄食减,体重烦冤,肠鸣腹支满。"四季气候主令不同,每季的常见病也不一样。春季多风、气温转暖,多发风病、热病;夏季炎热多雨,多病湿热、泻痢;秋季多燥、天气转凉,多发燥病、咳喘;冬季寒冷,多病肾虚、痹病。又如月相的周期变化也影响着人体的生理和发病,月满时血气充实,皮肤腠理致密,一般不易发病;月亏时人体气血较虚,体表卫气较疏薄,则邪气较易侵害肌体而发病。近年来,随着中医时间医学研究的深入,发现许多内科疾病的发病、转归、病死的时间分布有着明显的规律性。如肺胀发病或病情变化的高峰时间在冬季。就一日而言,大多疾病一般有旦慧、昼安、夕加、夜甚的变化规律。有些疾病则有特殊的变化规律,如哮喘发作的时间多在寅时。寅为肺经主时,此时足厥阴之气交于手太阴肺经,又为少阴肾经对应时。肺肾气虚,阳不能制阴,故哮喘患者多寅时发作或病情加重。

（六）地域因素

内科疾病的发病与地域有密切的关系,不同地域的自然环境可使某些疾病的发病率不同。如通过全国流行病学调查,中风病发病率有从南向北逐渐增高的趋势。再如,我国北方高寒地区,气候寒冷,多病痹痛、哮喘等病;南方湖泊地区,气候炎热多雨,多病湿热、温病。久居潮湿之地,易患风湿、湿阻等病症。《诸病源候论·瘿候》说:"诸山水黑土中,出泉流者,不可久居,常食令人作瘿病",指出瘿病的发生与水土有关。疾病发生以后,不会停留在一种状态,而是要发生传变,其传变规律除伤寒按六经,温病按卫气营血或三焦,内伤杂病按脏腑病机规律传变外,还存在"久病入络""久病入血""久病及肾"等传变规律。疾病发生以后,病理性质也会发生转化,如寒热转化、虚实转化、阴阳转化;疾病的转归有病情好转、痊愈或迁延、加重、死亡等多种形式。疾病的传变、转化、转归等病理变化,同样取决于正气与邪气之间的相互作用,一般规律是正能胜邪,疾病由里出表、由阴转阳、由虚转实,由重转轻,向着痊愈的方向转变;若正不胜邪,疾病则由表入里、由阳转阴、由实转虚,由轻转重,向着迁延不愈甚至死亡

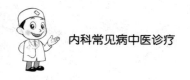

的方向发展。

四、中医内科病治疗原则

治疗学是研究疾病的治疗原则、治疗方法和手段的一门实用学科。治疗原则是在中医基本理论和辩证论治精神指导下制定的,对疾病治疗的立法、选方、用药等具有指导意义的法则。治疗方法则从属于治疗原则,包括在治疗原则指导下制定的对某一疾病的治疗大法和对某一症候的具体治法。前者如汗、吐、下、和、温、清、补、消等法,后者如清热化湿、理气止痛、辛凉解表、益气活血等法。治疗手段则指与治疗有关的药物、给药途径及其治疗器具等。

(一)治病宜早

治病宜早有两层意思:一是早期治疗,轻病防重,即疾病的早期应及时治疗,防止病情发展。一般情况下,疾病的发展总是由轻到重,由比较单纯到错综复杂。

疾病的早期,机体正气比较盛,及时地予以早期治疗,容易收到较好的疗效,能尽快地解除病人的疾苦。则,随着疾病的发展,病情复杂多变,虚实互见,寒热错杂,给治疗带来许多困难,甚至产生严重的后果。正如《素问·阴阳应象大论》说,"邪风之至,疾如风雨,故善治者治皮毛,其次治肌肤,其次治筋脉,其次治六腑,其次治五脏。治五脏者,半死半生也。"《素问·八正神明论》又说:"上工救其萌芽……下工救其已成,救其已败",即不仅把早期治疗视作应该遵循的基本治疗原则,也把它作为衡量医生服务态度和业务水平的一个标准。

二是预治其疾病将影响的脏腑气血等,即治疗"务在先安未受邪之地"(《温热经纬·外感温热篇》),这一精神又称"治未病"。脏腑经络是相互联系的,疾病也是不断变化的,机体某一部位发生病变,必然要向相邻的部位或有关脏器发生传变。这种传变一般是有规律的,如《素问·玉机真藏论》指出:"五脏受气于所生,传之于其所胜,气舍于其所生,死于其所不胜。"治未病的原则,就是要求医生根据疾病的传变规律,从全局的观点、动态的观点,对可能受到传变的脏器和可能受到影响的气血津液,采取预防性的治疗措施,阻断和防止病变的转移、扩大和传变,把病变尽可能控制在较小的范围内,以利于病变的最终治愈。

(二)标本缓急

标本,是指疾病的主次本末。一般认为,标是疾病的枝节和表象,本是疾病的本质,症候是标,病机是本。缓急有两义:一为病症缓急,指病症的发展速度和危害性;二为治疗缓急,指治疗应有计划、有步骤地进行。这里主要指治疗有缓急原则,《素问·至真要大论》说:"病有盛衰,治有缓急",何病急治,何证缓治,何方先施,何药后用,是施治前须综合考虑的问题,"否则前后不循缓急之法,虑其动手便错"(《温热经纬》《感温热篇》)。决定治疗先后步骤的因素是标本,一般按照"急则治其标,缓则治其本,标本俱急者,标本同治"的原则进行治疗。

急则治其标是指在疾病的发展过程中,如果出现了紧急危重的症候,影响到病人的安危时,就必须先行解决危重症候。如脾虚所致的鼓胀,则脾虚为本,鼓胀为标,但当鼓胀加重,腹大如釜,二便不利,呼吸困难时,就应攻水利尿,俟水去病缓,然后再健脾固本。

缓则治其本是指一般病情变化比较平稳,或慢性疾病的治疗原则。如阴虚燥咳,则燥咳为标,阴虚为本,在热势不甚,无咯血等危急症状时,当滋阴润燥以止咳,阴虚之本得治,则燥咳之标自除。

标本兼治是指标本俱急的情况下,必须标本同治,以及标急则治标,本急则治本的原则。如见咳喘、胸满、腰痛、小便不利、一身尽肿等症,其病本为肾虚水泛,病标为风寒束肺,乃标本俱急之候,所以必须用发汗、利小便的治法,表里双解。如标证较急,见恶寒、咳喘、胸满而二便通利,则应先宣肺散寒以治其标;如只见水肿腰痛、二便不利,无风寒外束而咳嗽轻微,则当以补肾通利水道为主,治其本之急。

(三)扶正祛邪

扶正指采用如益气、养血、滋阴、助阳等种种有助于扶持、补益正气的治疗方法;祛邪指采用如发表、攻下、渗湿、利水、消导、化瘀等种种有助于祛除、消灭病邪的治疗方法。

疾病的过程,在某种意义上可以说是正气与邪气相争的过程,邪胜于正则病进,正胜于则病退。治疗上扶持正气有助于抗御、祛除病邪,而祛除病邪有助于保存正气和正气的恢复。因此,扶正祛邪的治疗原则旨在改变邪正双方力量的对比,使之有利于疾病向痊愈转化。在一般情况下,扶正适用于正虚邪不盛的病症,而祛邪适用于邪实而正虚不甚的病症。

扶正祛邪同时并举,适用于正虚邪实的病症,但具体应用时,也应分清以正虚为主,还是以邪实为主,以正虚较急重者,应以扶正为主,兼顾祛邪;以邪实较急重者,则以驱邪为主,兼顾扶正。若正虚邪实以正虚为主,正气过于虚弱不耐攻伐,倘兼以驱邪反而更伤其正,则应先扶正后祛邪:若邪实而不甚虚,或虽邪实正虚,倘兼以扶正反会助邪,则应先祛邪后扶正。总之,应以扶正不留邪,祛邪不伤正为原则。

(四)脏腑补泻

内科疾病无论外感病还是内伤病、躯体病还是脏腑病都是以脏腑为中心的病变,因此扶正祛邪离不开脏腑补泻,补即是扶正,泻即是祛邪。脏腑补泻的治则,有直接对某脏腑进行补泻,如肺病直接补肺、泻肺的治法;和间接对脏腑进行补泻,如肺病采用补脾、泻肝的治法。间接补泻法,是充分利用脏腑间的生克表里、阴阳消长等相互联系,相互影响的机理对脏腑进行补泻。大体有虚则补其母,实则泻其子;壮水制阳,益火消阴;泻表安里,开里通表,清里润表等治则。

虚则补其母、实则泻其子虚则补其母是指当某脏虚衰时,除直接补益该脏外,应注意补益其母脏,使母能生子,该脏得到尽快的恢复。如肺气不足,经常感冒、汗出、咳嗽等,除直接补肺外,重视补脾,使土能生金,则肺虚能尽快得到康复。

实则泻其子是指某脏之病因子实引起时,除直接泻该脏外,泻其子脏也是重要的治法。如肝火偏盛,影响肾的封藏功能,而致遗精梦泄,在治疗上就应清泻肝火之实,使肝火得平,则肾的封藏功能也就恢复,遗精梦泄可随之而愈。

壮水制阳、益火消阴壮水制阳是指采用滋阴壮水的治法,治疗一般寒凉治法不能控制的阳亢证,适用于因肾阴不足不能制阳引起的一系列阳亢证。如头晕目眩,舌燥喉痛,虚火牙痛等症,非因阳亢实证,须用咸寒之品如六味地黄丸之属滋肾水以制虚阳。滋水涵木以抑肝阳上亢的治法,也是由此治则而派生的。

益火消阴是指采用补益命门之火的治法,治疗一般温热治法不能控制的阴寒证,适用于肾之真阳不足所引起的阳虚内寒证。如畏寒怯冷,腰痛腿软,小腹拘急,小便清长或夜尿多,水肿等症,非因一般生冷寒凉所致的寒实证,须用温补肾阳之剂如金匮肾气丸之属益火之源以消阴翳才能控制此类阴寒虚证。

泻表安里、开里通表、清里润表这是将脏腑的表里关系运用于治疗上的治则。适用于脏与腑之间表里俱病的情况。如肺与大肠互为表里,当阳明实热,大便燥结而致肺气壅阻时,只从肺治很难见效,就可采用凉膈散泻表(大肠)而安里(肺)。又如肺气壅阻不宣,致大便燥结者,只从大肠施治,亦难见效,在治疗上就可采用瓜蒌桂枝汤加减以开里(肺)通表(大肠)。再如肺阴虚而生燥,津液被耗所致大便秘结,在治疗上就可采用二冬汤加减以清里(肺)润表(大肠)。

(五)异法方宜

异法方宜治则,指治疗疾病不能固守一法,对不同的个体、时间、地域等情况应采取不同的治疗方法,方为适宜。这种因人、因时、因地制宜的治疗原则,是具体问题具体分析,是治病的原则性与灵活性相结合。

因人制宜根据病人的性别、年龄、体质等不同特点,来考虑治疗用药的原则,称"因人制宜"。如不同性别,妇女区别于男性,有月经、怀孕、产后等生理特点,治疗用药必须加以考虑。年龄不同,生理机能及病变特点亦有差别,老年人血气虚少,机能减退,患病多虚证或正虚邪实,虚证宜补,而邪实须攻者亦应慎重,以免损伤正气。不同体质间有强弱、偏寒偏热之分,以及有无宿疾的不同,所以虽患同一疾病,治疗用药亦应有所区别,阳热之体慎用温补,阴寒之体慎用寒凉等。

因时制宜四时气候的变化,对人体的生理功能、病理变化均产生一定的影响,根据不同季节的时令特点,以考虑用药的原则,称"因时制宜"。如春夏季节,阳气升发,人体腠理疏松发散,治疗应避免开泄太过,耗伤气阴;而秋冬季节,阴盛阳衰,人体腠理致密,阳气敛藏于内,此时若病非大热,应慎用寒凉之品,以防苦寒伤阳。

因地制宜根据不同地区的地理环境特点,来考虑治疗用药的原则,称"因地制宜"。如我国西北地区,地势高而寒冷少雨,故其病多燥寒,治宜辛润;东南地区,地势低而温热多雨,其病多湿热,治宜清化。说明地区不同,患病亦异,治法应当有别,即使患有相同病症,治疗用药亦应考虑不同地区的特点。如辛温发表药治外感风寒证,在西北严寒地区,药量可以稍重,而东南温热地区,药量就应稍轻。

第二节　内科

一、内科简介

内科学是临床医学的一个专科,几乎是所有其他临床医学的基础,亦有医学之母之称。

内科学的内容包含了疾病的定义、病因、致病机转、流行病学、自然史、症状、征候、实验诊断、影像检查、鉴别诊断、诊断、治疗、预后。内科学的方法是透过病史询问或面谈后,进行理学检查,根据病史与检查所见做实验诊断与影像检查,以期在众多鉴别诊断中排除可能性较低者,获得最有可能的诊断;获得诊断后,内科的治疗方法包含追踪观察、生活方式、药物、介入性治疗(如心导管、内视镜)等,根据病人的状况调整药物之使用,防止并处理副作用及并发症。

内科学在临床医学中占有极其重要的位置,它不仅是临床医学各科的基础,而且与它们存在着密切的联系。内科学的知识来源于医疗实践,以前的医学家在治病救人的过程中,经过不断地积累经验,去伪存真、去粗采精,从实践中不断提高认识水平,通过多年的长期积累,逐渐形成有系统的诊治疾病的方法。经过一代又一代的医学家将这些实践得来的知识,经过整理和归纳。并加以系统地研究(包括循证医学的研究),才发展为内科学。一个优秀的临床医生,不但要有为人民服务的心愿,还要有为人民

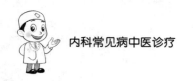

服务的本领。要获得治病的本领,既要善于读书,又要勤于实践,并在实践中不断地总结经验和教训,如此多年的深研苦钻,才能成材。

内科的检查意义:用于了解胸部、心肺听诊、肠鸣音、心率、杂音、心律、肝、脾腹壁静脉曲张等情况。

(一)内科的简单分类

内科可以分为以下几类:呼吸内科,消化内科,心血管内科,神经内科,内分泌科,血液内科,传染病科,小儿科等等等。

呼吸内科:包括的疾病有感冒、肺炎、肺气肿、肺结核、支气管扩张、哮喘、肺癌、肺心病、呼吸衰竭、慢性支气管炎、气胸、肺脓肿、胸腔积液、间质性肺疾病。

内分泌科:是医院中一个专门治疗内分泌科疾病的地方,以下症状就应该去看内分泌科了:体重改变:体重减轻或增加,如消瘦、肥胖;体格发育障碍:生长发育障碍,如过度矮小或巨大;精神症状:精神兴奋、烦躁易怒、抑郁、少言寡语;骨骼系统改变:不明原因的骨痛、腰腿痛、骨质疏松、易骨折;消化道症状:食欲减退、亢进、腹胀、大便次数增多;尿量改变:口渴、多饮、多尿、夜尿增多;浮肿:尤其是伴有皮肤干燥、唇厚舌大者;症状性高血压:尤其伴有多血质外貌、痤疮、周期性下肢肌无力或阵发性高血压。

血液内科:很专业的科室,主要治疗贫血(一些病因复杂的贫血)、白血病、血友病、淋巴瘤、骨髓增殖性疾病以及一些属于血液科范畴的并发症的处理。比如说有时候 DIC 需要血内处理。传染病科:是治疗传染病的部门。常见传染病有菌痢、伤寒、霍乱、甲型毒性肝炎、流脑、猩红热、百日咳、流感、麻疹、丝虫病、乙型脑炎、血吸虫病等。

二、内科学

内科学是对医学科学发展产生重要影响的临床医学学科。它是一门涉及面广和整体性强的学科。它是临床医学各科的基础学科,所阐述的内容在临床医学的理论和实践中有其普遍意义,是学习和掌握其他临床学科的重要基础。其任务是通过教学使学生掌握内科常见病、多发病的病因、发病机制、临床表现、诊断和防治的基本知识、基本理论和实践技能。医科大学生的内科学课程,分为系统学习和毕业实习两个阶段。

系统学习包括按照教学大纲所规定的课堂系统讲课和与其相结合的临床见习,临床实习。临床实习是在执业医师指导下,作临床诊疗实践。要将书本上学到的理论用于临床实践,来解决临床上的实际问题。在内科学系统学习和临床实习整个学习过程中,努力提高医师素质,关心爱护病人,培养人民医生的高尚医德,应能进行自学和开展科学研究等,不断提高理论知识水平和防治疾病的能力。

内科学在临床医学中占有极其重要的位置,它是临床医学各科的基础学科,所阐述的内容在临床医学的理论和实践中有其普遍意义,是学习和掌握其他临床学科的重要基础。它涉及面广,包括呼吸、循环、消化、泌尿、造血系统、内分泌及代谢、风湿等常见疾病以及理化因素所致的疾病。

　　内科学是对医学科学发展产生重要影响的临床医学学科。它是一门涉及面广和整体性强的学科。它是临床医学各科的基础学科,所阐述的内容在临床医学的理论和实践中有其普遍意义,是学习和掌握其他临床学科的重要基础。其任务是通过教学使学生掌握内科常见病、多发病的病因、发病机制、临床表现、诊断和防治的基本知识、基本理论和实践技能。医科大学生的内科学课程,分为系统学习和毕业实习两个阶段。系统学习包括按照教学大纲所规定的课堂系统讲课和与其相结合的临床见习。毕业实习是在上级医师指导下,作临床诊疗实践,要将书本上学到的理论用于临床实践,来解决临床上的实际问题。在内科学系统学习和毕业实习整个学习过程中,努力提高医师素质,关心爱护病人,培养人民医生的高尚医德,培养正确的临床思维方法和工作方法。在毕业时能独立地防治常见病。在毕业后通过临床实践,应能进行自学和开展科学研究等,不断提高理论知识水平和防治疾病的能力。

　　内科学在临床医学中占有极其重要的位置,它是临床医学各科的基础学科,所阐述的内容在临床医学的理论和实践中有其普遍意义,是学习和掌握其他临床学科的重要基础。它涉及面广,包括呼吸、循环、消化、泌尿、造血系统、内分泌及代谢、风湿等常见疾病以及理化因素所致的疾病。与外科学一起并称为临床医学的两大支柱学科,为临床各科从医者必须精读的专业。

　　内科学教学的任务和目的是通过教学使学生掌握内科常见病、多发病的病因、发病原理、临床表现、诊断要点和防治的理论知识及技能,为日后学习其他临床学科和从事临床医学实践或基础研究奠定坚实的基础。

　　内科学课程,分为系统学习和毕业实习两个阶段。系统学习包括按照教学大纲所规定的课堂系统讲课和与其相结合的临床见习。毕业实习是在上级医师指导下,作临床诊疗实践,要将书本上学到的理论用于临床实践,来解决临床上的实际问题,并从临床实践中检验书本知识的正确性。

　　在内科学整个学习过程中,除了掌握理论基础知识,还应努力提高医生的职业素质,培养高尚的医德,培养正确的临床思维方法和工作方法。在毕业时能独立地防治常见病。在毕业后通过临床实践,能进行自学和开展科学研究等,不断提高理论知识水平和防治疾病的能力。

　　内科学是利用现代医学的科学方法研究疾病的病因和发病机制、临床表现、诊断

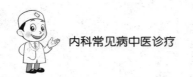

和鉴别诊断、治疗及预防,其重点是诊断及治疗;通常包括呼吸系统疾病、循环系统疾病、消化系统疾病、泌尿系统疾病、血液系统疾病、内分泌系统疾病、代谢疾病、结缔组织病和风湿性疾病以及理化因素所致疾病等模块。

内科学是临床医学的一个专科,几乎是所有其他临床医学的基础,亦有医学之母之称。内科学是临床医学中的核心学科,临床医学的共性诊断与治疗思维,集中表达在内科学中;且在临床实践中,内科疾病也最为常见,内科学是临床各学科的基础课程。其内容涉及面广,整体性强,它既有自身的理论体系,又与基础医学密切相关,其诊疗原则与方法亦适用于其他临床各科。

内科学包含了心脏血管,胸腔及重症照护,肝胆肠胃,肾脏,血液,内分泌及新陈代谢,感染,免疫风湿,神经等次专科。广义的内科学更包含了皮肤,复健,精神,环境及职业病等非用外科方式治疗之专科。

内科学是二级学科,包括呼吸病学、循环病学、消化病学、泌尿系统疾病学、血液病学、内分泌代谢病学、风湿免疫病学及中毒部分。内科学的内容包含了疾病的定义、病因、制病机转、流行病学、自然史、症状、征候、实验诊断、影像检查、鉴别诊断、诊断、治疗、预后。

内科学的方法是透过病史询问或面谈后,进行理学检查,根据病史与检查所见做实验诊断与影像检查,以期在众多鉴别诊断中排除可能性较低者,获得最有可能的诊断;获得诊断后,内科的治疗方法包含追踪观察,生活方式,药物,介入性治疗(如心导管,内视镜)等,根据病人的状况调整药物之使用,防止并处理副作用及并发症。内科学是临床医学中的核心学科,临床医学的共性诊断与治疗思维,集中表达在内科学中;且在临床实践中,内科疾病也最为常见,因此学好内科学不仅对学习、掌握其他学科有所裨益,而且更是大多数病人的需要。

(一)任务及目的

内科学教学的任务和目的是通过教学使学生掌握内科常见病、多发病的病因、发病原、临床表现、诊断要点和防治的理论知识及技能,为日后学习其他临床学科和从事临床医学实践或基础研究奠定坚实的基础。

(二)课程分类

在内科学整个学习过程中,除了掌握理论基础知识,还应努力提高医生的职业素质,培养高尚的医德,培养正确的临床思维方法和工作方法。在毕业时能独立地防治常见病。在毕业后通过临床实践,能进行自学和开展科学研究等,不断提高理论知识水平和防治疾病的能力。

内科学是利用现代医学的科学方法研究疾病的病因和发病机制、临床表现、诊断和鉴别诊断、治疗及预防，其重点是诊断及治疗；通常包括呼吸系统疾病、循环系统疾病、消化系统疾病、泌尿系统疾病、血液系统疾病、内分泌系统疾病、代谢疾病、结缔组织病和风湿性疾病以及理化因素所致疾病等模块。

（三）课程地位

内科学是临床医学的一个专科，几乎是所有其他临床医学的基础，亦有医学之母之称。内科学是临床各学科的基础课程。其内容涉及面广，整体性强，它既有自身的理论体系，又与基础医学密切相关，其诊疗原则与方法亦适用于其他临床各科。

（四）课程内容

内科学是二级学科，包括呼吸病学、循环病学、消化病学、泌尿系统疾病学、血液病学、内分泌代谢病学、风湿免疫病学及中毒部分。内科学的内容包含了疾病的定义、病因、制病机转、流行病学、自然史、症状、征候、实验诊断、影像检查、鉴别诊断、诊断、治疗、预后。

（五）课程前景

内科学的方法是透过病史询问或面谈后，进行理学检查，根据病史与检查所见做实验诊断与影像检查，以期在众多鉴别诊断中排除可能性较低者，获得最有可能的诊断；获得诊断后，内科的治疗方法包含追踪观察，生活方式，药物，介入性治疗（如心导管，内视镜）等，根据病人的状况调整药物之使用，防止并处理副作用及并发症。内科学是临床医学中的核心学科，临床医学的共性诊断与治疗思维，集中表达在内科学中；且在临床实践中，内科疾病也最为常见，因此学好内科学不仅对学习、掌握其他学科有所裨益，而且更是大多数病人的需要。

（六）学科意义

内科学是对医学科学发展产生重要影响的临床医学学科。它是一门涉及面广和整体性强的学科。它是临床医学各科的基础学科，所阐述的内容在临床医学的理论和实践中有其普遍意义，是学习和掌握其他临床学科的重要基础。其任务是通过教学使学生掌握内科常见病、多发病的病因、发病机制、临床表现、诊断和防治的基本知识、基本理论和实践技能。医科大学生的内科学课程，分为系统学习和毕业实习两个阶段。系统学习包括按照教学大纲所规定的课堂系统讲课和与其相结合 的临床见习。

内科学课程，分为系统学习和毕业实习两个阶段。系统学习包括按照教学大纲所规定的课堂系统讲课和与其相结合的临床见习。毕业实习是在上级医师指导下，作临床诊疗实践，要将书本上学到的理论用于临床实践，来解决临床上的实际问题，并从临

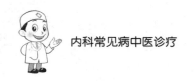

床实践中检验书本知识的正确性。

内科学包含了心脏血管,胸腔及重症照护,肝胆肠胃,肾脏,血液,内分泌及新陈代谢,感染,免疫风湿,神经等次专科。广义的内科学更包含了皮肤,复健,精神,环境及职业病等非用外科方式治疗之专科。

第三节　常见内科病病症

外感病症的主要症候有邪在肺卫、湿邪困脾、肠道湿热、邪在少阳以及肺热证、胆热证、胃热证、腑实证、膀胱热证等。这些症候的共同特征是具有季节性、发病急、病程短,均不外是由于外邪袭表、外邪人里和外邪留恋引起相应脏腑功能失常所致的症候。但不同外感病症因其病邪性质不同,脏腑受损有异,它们的症候特征也各有区别。

(一)病机述要

外感病症的病因为六淫病邪,或时行疫毒,从发病来看,中医强调正气存内,邪不可干,外邪作用于人体后是否发病,决定于机体正气与病邪相互抗争的结局,邪胜正并引起机体脏腑功能失常则发病,一般外感病邪侵入,大多由表人里,有相应的转化或传变过程,但也有旋即转成里证者。因外感病邪的性质和作用部位的不同,引起功能失调的脏腑和症候特征就有差异,于是发生不同的外感病症。因此,外感病症的基本病机为外邪侵袭,正邪相争,脏腑功能失常。如外邪袭表则肺卫不和而病感冒,湿困中焦则脾胃不和而病湿阻,湿热滞肠则腑气不和而病痢疾,邪犯少阳则枢机不利而病疟疾,正邪相争则常有寒热表现。

(二)治疗要点

外感病症是外邪所伤,所以外感病症的治疗要点,首先是及时有效地祛除外邪。随外邪性质和症候特征不同,而分别采用疏风、散寒、清热、化湿、祛暑、通腑、截疟等治法,注意祛邪务净,此所谓"治外感如将"之意。其次要调理失常的脏腑功能。调理脏腑功能不仅有助于促进失调的脏腑功能早日恢复,也有助于祛除外邪。如外邪束肺,辅以宣肺治疗,不仅直接调顺肺气,宣肺也有助解表祛邪;又如湿伤脾气,当健运脾气,不仅直接恢复失调的脾胃功能,运脾也有助化湿祛邪,此所谓"治脏腑如相"之意。未病防病,既病防变,是外感病症治疗的又一重要特点。故注意防寒保暖、饮食卫生、搞好灭蚊等,对预防和护理时行感冒、痢疾、疟疾等外感病症都非常重要;既病之后,要密切观察如体温等病情的变化,及时作出相应的处理,以免变生他病。

一、感冒

感冒是感受触冒风邪或时行病毒,引起肺卫功能失调,出现鼻塞,流涕,喷嚏,头痛,恶寒,发热,全身不适等主要临床表现的一种外感疾病。感冒又有伤风、冒风、伤寒、冒寒、重伤风等名称。

感冒为常见多发病,其发病之广,个体重复发病率之高,是其他任何疾病都无法与之相比的。一年四季均可发病,以冬春季为多。轻型感冒虽可不药而愈,重症感冒却能影响工作和生活,甚至可危及小儿、老年体弱者的生命,尤其是时行感冒暴发时,迅速流行,感染者众多,症状严重,甚至导致死亡,造成严重后果。而且,感冒也是咳嗽、心悸、水肿、痹病等多种疾病发生和加重的因素。故感冒不是小病,须积极防治。中医药对普通感冒和时行感冒均有良好疗效,对已有流行趋势或流行可能的地区、单位,选用相应中药进行预防和治疗,可以收到显著的效果。

早在《内经》已经认识到感冒主要是外感风邪所致。《素问·骨空论》说:"风从外入,令人振寒,汗出,头痛,身重,恶寒。"汉《伤寒论》已经论述了寒邪所致感冒的证治,所列桂枝汤、麻黄汤为感冒风寒轻重两类症候的治疗作了示范。隋《诸病源候论·风热候》指出:"风热之气,先从皮毛入于肺也……其状使人恶风寒战,目欲脱,涕唾出……有青黄脓涕",已经认识到风热病邪可引起感冒并较准确地描述其临床症候。《诸病源候论》所指的"时气病"之类,应包含有"时行感冒"。至于感冒之病名,则首见于北宋《仁斋直指方·诸风》篇,兹后历代医家沿用此名,并将感冒与伤风互称。元《丹溪心法·伤风》明确指出本病病位在肺,治疗"宜辛温或辛凉之剂散之"。明《万病回春·伤寒附伤风》说:"四时感冒风寒者宜解表也"。清代不少医家已认识到本病与感受时行病毒有关,《类证治裁·伤风》就有"时行感冒"之名。《证治汇补·伤风》等对虚人感冒有了进一步认识,提出扶正祛邪的治疗原则。

感冒有普通感冒与时行感冒之分,中医感冒与西医学感冒基本相同,普通感冒相当于西医学的普通感冒、上呼吸道感染,时行感冒相当于西医学的流行性感冒,故西医感冒可参考本节辩证论治。

(一)病因病机

六淫病邪风寒暑湿燥火均可为感冒的病因,因风为六气之首,"百病之长",放风为感冒的主因。六淫侵袭有当令之时气和非时之气。由于气候突变,温差增大,感受当令之气,如春季受风,夏季受热,秋季受燥,冬季受寒等病邪而病感冒;再就是气候反常,春应温而反寒,夏应热而反凉,秋应凉而反热,冬应寒而反温,人感"非时之气"而病感冒。

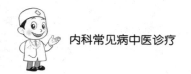

淫之间可单独致感冒,但常常是互相兼夹为病,以风邪为首,冬季夹寒,春季夹热,夏季夹暑湿,秋季夹燥,梅雨季节夹湿邪等。由于临床上以冬、春两季发病率较高,故而以夹寒、夹热为多见而成风寒、风热之证。

时行病毒时行者指与岁时有关,每2~3年——小流行,每10年左右——大流行的邪气;病毒者指一种为害甚烈的异气,或称疫疠之气,具有较强传染性的邪气。《诸病源候论·时气病诸侯》:"因岁时不和,温凉失节,人感乖戾之气而生病者,多相染易",即指时行病毒之邪。人感时行病毒而病感冒则为时行感冒。

六淫病邪或时行病毒能够侵袭人体引起感冒,除因邪气特别盛外,总是与人体的正气失调有关。或是由于正气素虚,或是素有肺系疾病,不能调节肺卫而感受外邪。即使体质素健,若因生活起居不慎,如疲劳、饥饿而机体功能状态下降,或因汗出衣裹冷湿,或餐凉露宿,冒风沐雨,或气候变化时未及时加减衣服等,正气失调,腠理不密,邪气得以乘虚而入。

因此,感冒是否发生决定于正气与邪气两方面的因素,一是正气能否御邪,有人常年不易感冒,即是正气较强常能御邪之故,有人一年多次感冒,即是正气较虚不能御邪之故,"邪之所凑,其气必虚",提示了正气不足或卫气功能状态暂时低下是感冒的决定因素;二是邪气能否战胜正气,即感邪的轻重,邪气轻微不足以胜正则不病感冒,邪气盛如严寒、时行病毒,邪能胜正则亦病感冒,所以邪气是感冒的重要因素。

以风为首的六淫病邪或时邪病毒,侵袭人体的途径或从口鼻而入,或从皮毛而入。因风性轻扬,《素问·太阴阳明论》说:"伤于风者上先受之",肺为脏腑之华盖,其位最高,开窍于鼻,职司呼吸,外主皮毛,其性娇气,不耐邪侵,故外邪从口鼻、皮毛入侵,肺卫首当其冲。感冒的病位在肺卫,其基本病机是外邪影响肺卫功能失调,导致卫表不和,肺失宣肃,尤以卫表不和为主要方面。卫表不和,故见恶寒、发热、头痛、身痛、全身不适等症;肺失宣肃,故见鼻塞、流涕、喷嚏、喉痒、咽痛等症。

由于四时六气不同,人体素质之差异,在临床上有风寒、风热和暑热等的不同症候,在病程中还可见寒与热的转化或错杂。感受时行病毒者,病邪从表入里,传变迅速,病情急且重。

(二)临床表现

感冒起病较急,骤然发病,无潜伏期(或潜伏期极短)。病程短,少者3~5天,多者7~8天。以肺卫症状为主症,如鼻塞、流涕、喷嚏、咳嗽、恶寒、发热、全身不适等。症状表现呈多样化,以鼻咽部痒、干燥、不适为早期症状,继则喷嚏、鼻塞、鼻涕或疲乏、全身不适等,轻则上犯肺窍,症状不重,易于痊愈;重则高热、咳嗽、胸痛,呈现肺卫症候。

时行感冒起病急,全身症状较重,高热,体温可达39℃~40℃,全身酸痛,待热退之

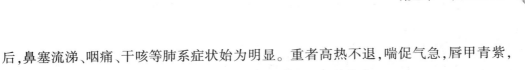

后,鼻塞流涕、咽痛、干咳等肺系症状始为明显。重者高热不退,喘促气急,唇甲青紫,甚则咯血,部分患者出现神昏谵妄,小儿可发生惊厥,出现传变。

(三)分证论治

1.风寒感冒

症状:恶寒重,发热轻,无汗,头痛,肢节酸疼,鼻塞声重,时流清涕,喉痒,咳嗽,痰吐稀薄色白,舌苔薄白,脉浮或浮紧。

治法:辛温解表,宣肺散寒。

方药:荆防败毒散。

本方以荆芥、防风解表散寒;柴胡、薄荷解表疏风;羌活、独活散寒除湿,为治肢体疼痛之要药;川芎活血散风止头痛;枳壳、前胡、桔梗宣肺利气;茯苓、甘草化痰和中。风寒重、恶寒甚者,加麻黄、桂枝,头痛加白芷,项背强痛加葛根;风寒夹湿,身热不扬,身重苔腻,脉濡者,用羌活胜湿汤加减;风寒兼气滞,胸闷呕恶者,用香苏散加减;表寒兼里热,又称"寒包火",发热恶寒,鼻塞声重,周身酸痛,无汗口渴,咽痛,咳嗽气急,痰黄黏稠,或尿赤便秘,舌苔黄白相兼,脉浮数,解表清里,用双解汤加减。

风寒感冒可用成药如午时茶、通宣理肺丸等,轻证亦可用生姜10克,红糖适量,煎水服用。

2.风热感冒

症状:发热,微恶风寒,或有汗,鼻塞喷嚏,流稠涕,头痛,咽喉疼痛,咳嗽痰稠,舌苔薄黄,脉浮数。

治法:辛凉解表,宣肺清热。

方药:银翘散。

本方以金银花、连翘辛凉透表,兼以清热解毒;薄荷、荆芥、淡豆豉疏风解表,透热外出;桔梗、牛蒡子、甘草宣肺祛痰,利咽散结;竹叶、芦根甘凉轻清,清热生津止渴。发热甚者,加黄芩、石膏、大青叶清热;头痛重者,加桑叶、菊花、蔓荆子清利头目;咽喉肿痛者,加板蓝根、玄参利咽解毒;咳嗽痰黄者,加黄芩、知母、浙贝母、杏仁、瓜蒌壳清肺化痰;口渴重者,重用芦根,加花粉、知母清热生津。

3.时行感冒

呈流行性发生,寒战高热,全身酸痛,酸软无力,或有化热传变之势,重在清热解毒,方中加大青叶、板蓝根、蚤休、贯众、石膏等。

风热感冒可用成药银翘解毒片(丸)、羚翘解毒片、桑菊感冒冲剂等。时行感冒用板蓝根冲剂等。

4.暑湿感冒

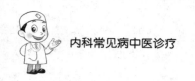

症状:发生于夏季,面垢身热汗出,但汗出不畅,身热不扬,身重倦怠,头昏重痛,或有鼻塞流涕,咳嗽痰黄,胸闷欲呕,小便短赤,舌苔黄腻,脉濡数。

治法:清暑祛湿解表。

方药:新加香薷饮。

本方以香薷发汗解表;金银花、连翘辛凉解表;厚朴、扁豆和中化湿。暑热偏盛,加黄连、青蒿、鲜荷叶、鲜芦根清暑泄热;湿困卫表,身重少汗恶风,加清豆卷、藿香、佩兰芳香化湿宣表;小便短赤,加六一散、赤茯苓清热利湿。

暑湿感冒或感冒而兼见中焦诸症者,可用成药藿香正气丸(片、水、软胶囊)等。

5.体虚感冒

年老或体质素虚,或病后,产后体弱,气虚阴亏,卫外不固,容易反复感冒,或感冒后缠绵不愈,其证治与常人感冒不同。

气虚感冒素体气虚者易反复感冒,感冒则恶寒较重,或发热,热势不高,鼻塞流涕,头痛,汗出,倦怠乏力,气短,咳嗽咯痰无力,舌质淡苔薄白,脉浮无力。治法为益气解表,方用参苏饮加减。药物以人参、茯苓、甘草益气以驱邪;苏叶、葛根疏风解表;半夏、陈皮、桔梗、前胡宣肺理气、化痰止咳;木香、枳壳理气调中;姜、枣调和营卫。表虚自汗者,加黄芪、白术、防风益气固表;气虚甚而表证轻者,可用补中益气汤益气解表。凡气虚易于感冒者,可常服玉屏风散,增强固表卫外功能,以防感冒。

阴虚感冒阴虚津亏,感受外邪,津液不能作汗外出,微恶风寒,少汗,身热,手足心热,头昏心烦,口干,干咳少痰,鼻塞流涕,舌红少苔,脉细数。治法为滋阴解表,方用加减葳蕤汤加减。方中以白薇清热和阴,玉竹滋阴助汗;葱白、薄荷、桔梗、豆豉疏表散风;甘草、大枣甘润和中。阴伤明显,口渴心烦者,加沙参、麦冬、黄连、天花粉清润生津除烦。

二、痢疾

痢疾是因外感时行疫毒,内伤饮食而致邪蕴肠腑,气血壅滞,传导失司,以腹痛腹泻,里急后重,排赤白脓血便为主要临床表现的具有传染性的外感疾病。

痢疾,古代亦称"肠澼""滞下"等,含有肠腑"闭滞不利"的意思。本病为最常见的肠道传染病之一,一年四季均可发病,但以夏秋季节为最多,可散在发生,也可形成流行,无论男女老幼,对本病"多相染易",在儿童和老年患者中,常因急骤发病,高热惊厥,厥脱昏迷而导致死亡,故须积极防治。中医药对各类型痢疾有良好的疗效,尤其是久痢,在辩证的基础上,采用内服中药或灌肠疗法,常能收到显著的效果。

《内经》称本病为"肠澼",对本病的病因、症状、预后等方面都有所论述,如《素问·太阴阳明论》说:"食饮不节,起居不时者,阴受之……阴受之则入五脏……脏则膜满闭塞,下为飧泄,久为肠澼。"指出本病病因与饮食不节有关。《素问,至真要大论》说:"火淫所胜……民病泄注赤白……腹痛溺赤,甚为血便。"指出本病的病因与气候有关,症状为腹痛,便下赤白。汉《金匮要略·呕吐哕下利病脉证并治》将本病与泄泻合称"下利",制定了寒热不同的白头翁汤和桃花汤治疗本病,开创了痢疾的辩证论治,两方一直为后世医家所喜用。隋《诸病源候论》有"赤白痢""血痢""脓血痢""热痢"等20余种痢候记载,对本病的临床表现和病因、病机已有较深刻的认识。唐《备急千金要方》称本病为"滞下",宋《严氏济生方》正式启用"痢疾"之病名:"今之所谓痢疾者,古所谓滞下是也",一直沿用至今。金元时期,《丹溪心法》明确指出本病具有流行性、传染性:"时疫作痢,一方一家之内,上下传染相似",并论述痢疾的病因以"湿热为本"。清代,出现了痢疾专著,如《痢疾论》《痢证论》等,对痢疾理论和临床进行了系统总结,学术上也有所创新。

中医学的痢疾与西医学的痢疾病名相同,部分临床表现一致。包含了西医学中的细菌性痢疾、阿米巴痢疾,以及似痢非痢的疾病,如非特异性溃疡性结肠炎、局限性肠炎、结肠直肠恶性肿瘤等,均可参照本节辩证处理。

(一)病因病机

时邪疫毒时邪,主要指感受暑湿热之邪,痢疾多发于夏秋之交,气候正值热郁湿蒸之际,湿热之邪内侵人体,蕴于肠腑,乃是本病发生的重要因素。《景岳全书·痢疾》说:"痢疾之病,多病于夏秋之交,古法相传,皆谓炎暑大行,相火司令,酷热之毒蓄积为痢。"疫毒,非风、非寒、非暑、非湿,"乃天地间别有一种异气"(《温疫论·序》),"此气之来,无论老少强弱,触之者即病"(《温疫论·原病》),即疫毒为一种具有强烈传染性的致病邪气,故称之疠气。疫毒的传播,与岁运、地区、季节有关。时邪疫毒,混杂伤人,造成痢疾流行。

饮食不节一是指平素饮食过于肥甘厚味或夏月恣食生冷瓜果,损伤脾胃;二是指食用馊腐不洁的食物,疫邪病毒从口而人,积滞腐败于肠间,发为痢疾。痢疾为病,发于夏秋之交,这个季节暑、湿、热三气交蒸,互结而侵袭人体,加之饮食不节和不洁,邪从口人,滞于脾胃,积于肠腑。故痢疾的病理因素有湿、热(或寒)、毒、食等,湿热疫毒之邪为多,寒湿之邪较少。病位在肠腑,与脾胃有关,这是因邪从口而人,经胃脾而滞于肠之故。故《医碥·痢》说:"不论何脏腑之湿热,皆得人肠胃,以胃为中土,主容受而传之肠也。"随着疾病的演化,疫毒太盛也可累及心、肝,病情迁延,也可穷及于肾,《景岳全书·痢疾》说:"凡里急后重者,病在广肠最下之处,而其病本则不在广肠而在脾肾。"痢疾的病机,主要是时邪疫毒积滞于肠间,壅滞气血,妨碍传导,肠道脂膜血络受伤,腐败化为脓血而成痢。肠司传导之职,传送糟粕,又主津液的进一步吸收,湿、热、疫毒等病邪积滞于大肠,以致肠腑气机阻滞,津液再吸收障碍,肠道不能正常传导糟粕,因而产生腹痛、大便失常之症。邪滞于肠间,湿蒸热郁,气血凝滞腐败,肠间脂膜血络受损,化为脓血下痢,所谓"盖伤其脏腑之脂膏,动其肠胃之脉络,故或寒或热,皆有脓血"。肠腑传导失司,由于气机阻滞而不利,肠中有滞而不通,不通则痛,腹痛而欲大便则里急,大便次数增加,便又不爽则后重,这些都是由于大肠通降不利,传导功能失调之故。

由于感邪有湿热、寒湿之异,体质有阴阳盛衰之不同,治疗有正确与否,故临床表现各有差异。病邪以湿热为主,或为阳盛之体受邪,邪从热化则为湿热痢。病邪因疫毒太盛,则为疫毒痢。病邪以寒湿为主,或阳虚之体受邪,邪从寒化则为寒湿痢。热伤阴,寒伤阳,下痢脓血必耗伤正气。寒湿痢日久伤阳,或过用寒凉药物,或阳虚之体再感寒湿之邪,则病虚寒痢。湿热痢日久伤阴,或素体阴虚再感湿热之邪,则病阴虚痢。或体质素虚,或治疗不彻底,或收涩过早,致正虚邪恋,虚实互见,寒热错杂,使病情迁延难愈,为时发时止的休息痢。若影响胃失和降而不能进食,则为噤口痢。

(二)分证论治

1.湿热痢

症状:腹痛阵阵,痛而拒按,便后腹痛暂缓,痢下赤白脓血,黏稠如胶冻,腥臭,肛门。

灼热,小便短赤,舌苔黄腻,脉滑数。

治法:清肠化湿,解毒,调气行血。

方药:芍药汤。

方中黄芩、黄连清热燥湿,解毒止痢;大黄、槟榔荡热去滞,通因通用;木香、槟榔调气行滞;当归、芍药、甘草行血和营,缓急止痛;肉桂辛温,反佐芩、连。大黄之苦寒,共成辛开苦降之势,以散邪气之结滞。痢疾初起,去肉桂,加银花、穿心莲等加强清热解毒之力。有表证者,加荆芥、防风解表散邪,或用荆防败毒散,逆流挽舟。兼食滞者,加莱菔子、山楂、神曲消食导滞。痢下赤多白少,肛门灼热,口渴喜冷饮,证属热重于湿者,加白头翁、黄柏、秦皮直清里热。痢下白多赤少,舌苔白腻,证属湿重于热者,去黄芩、当归,加茯苓、苍术、厚朴、陈皮等运脾燥湿。痢下鲜红者,加地榆、丹皮、仙鹤草、侧柏叶等凉血止血。

湿热痢,也可用成药香连丸治疗。

2.疫毒痢

症状:发病急骤,腹痛剧烈,里急后重频繁,痢下鲜紫脓血,呕吐频繁,寒战壮热,头痛烦躁,精神极其萎靡,甚至四肢厥冷,神志昏蒙,或神昏不清,惊厥抽搐,瞳仁大小不等,舌质红绛,苔黄腻或燥,脉滑数或微细欲绝。临床亦可下痢不重而全身症状重者,突然出现高热,神昏谵语,呕吐,喘逆,四肢厥冷,舌红苔干,脉弦数或微细欲绝。

治法:清热凉血,解毒清肠。

方药:白头翁汤合芍药汤。

本方以白头翁清热解毒凉血,配黄连、黄芩、黄柏、秦皮清热解毒化湿;当归、芍药行血;木香、槟榔、大黄行气导滞。临床可加金银花、丹皮、地榆、穿心莲、贯众等以加强清热解毒的功效。高热神昏,热毒入营血者,合犀角地黄汤,另服神犀丹或紫雪丹以清营开窍。痉厥抽搐者,加羚羊角、钩藤、石决明、生地等熄风镇痉。壮热神昏,烦躁惊厥而下痢不甚者,合大承气汤清热解毒,荡涤内闭。症见面色苍白,四肢厥冷而冷汗出,唇指紫暗,尿少,脉细欲绝,加用生脉(或参麦)注射液、参附青注射液静脉滴注或推注,以益气固脱。

疫毒痢(或湿热痢)可用白头翁汤加大黄等,煎水保留灌肠配合治疗,以增强涤泻邪毒之功效。若厥脱、神昏、惊厥同时出现者,则最为险候,必须采用综合性抢救措施,中西医结合治疗,以挽其危急。

3.寒湿痢

症状:腹痛拘急,痢下赤白粘冻,白多赤少,或纯为白冻,里急后重,脘胀腹满,头身困重,舌苔白腻,脉濡缓。

治法:温中燥湿,调气和血。

方药:不换金正气散。

本方以藿香芳香化湿;苍术、厚朴、法夏运脾燥湿;陈皮、木香、枳实行气导滞;桂枝、炮姜温中散寒;芍药、当归和血。兼有表证者,加荆芥、苏叶、葛根解表祛邪。挟食滞者,加山楂、神曲消食导滞。若湿邪偏重,白痢如胶冻,腰膝酸软,腹胀满,里急后重甚者,改用胃苓汤加减,以温中化湿健脾。

寒湿痢亦可用大蒜烧熟食用治疗。

4.虚寒痢

症状:久痢缠绵不已,痢下赤白清稀或白色粘冻,无腥臭,甚则滑脱不禁,腹部隐痛,喜按喜温,肛门坠胀,或虚坐努责,便后更甚,食少神疲,形寒畏冷,四肢不温,腰膝酸软,舌淡苔薄白,脉沉细而弱。

治法:温补脾肾,收涩固脱。

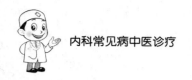

方药：桃花汤合真人养脏汤。

两方以人参或党参、白术、粳米益气健脾；干姜、肉桂温阳散寒；当归、芍药和血缓急止痛；木香行气导滞；赤石脂、诃子、罂粟壳、肉豆蔻收涩固脱，两方合用，兼具温补、收涩、固脱之功，颇合病情。肾阳虚衰者，加附子、破故纸温补肾阳。肛门下坠者，去木香，加黄芪、升麻益气举陷。下痢不爽者，减用收涩之品。滑脱不禁者，加芡实、莲米、龙骨、牡蛎收敛固脱。

虚寒痢，也可配合成药理中丸、归脾丸治疗。

5. 休息痢

症状：下痢时发时止，日久难愈，常因饮食不当、感受外邪或劳累而诱发。发作时，大便次数增多，便中带有赤白粘冻，腹痛，里急后重，症状一般不及初痢、暴痢程度重。休止时，常有腹胀食少，倦怠怯冷，舌质淡苔腻，脉濡软或虚数。

治法：温中清肠，佐以调气化滞。

方药：连理汤。

本方以人参、白术、干姜、甘草温中健脾；黄连清除肠中余邪；加木香、槟榔、枳实调气行滞；加当归和血。发作期，偏湿热者，加白头翁、黄柏清湿热；偏寒湿者，加苍术、草果温中化湿。

休息痢多因寒热错杂，虚实互见，病情顽固者，也可用成药乌梅丸治疗。若大便呈果酱色而量多者，用鸦胆子仁治疗效果较好，成人每服 15 粒，每日 3 次，胶囊分装或用龙眼肉包裹，饭后服用，连服 7~10 日，可单独服用或配合上述方药使用。

休息痢中，若脾胃阳气不足，积滞未尽，遇寒即发，症见下痢白冻，倦怠少食，舌淡苔一白，脉沉者，治宜温中导下，方用温脾汤加减。

若久痢伤阴，或素体阴虚，阴液亏虚，余邪未净，阴虚作痢，痢下赤白，或下鲜血黏稠，虚坐努责，量少难出，午后低热，口干心烦，舌红绛或光红，治宜养阴清肠，方用驻车丸加减。

临床上，还可见噤口痢，即下痢而不能进食，或下痢呕恶不能食者。朱丹溪说："噤口痢者，大虚大热。"基本病机是大实或大虚，致胃失和降，气机升降失常。属于实证者，多由湿热或疫毒，上犯于胃，胃失和降所致，症见下痢，胸闷，呕恶不食，口气秽臭，舌苔黄腻，脉滑数，治宜泄热和胃，苦辛通降，方用开噤散加减。药取黄连、石菖蒲、茯苓、冬瓜仁苦辛通降，泄热化湿；陈皮、陈仓米、石莲子、荷叶蒂健脾养胃。全方合用，升清降浊，开噤进食。属于虚证者，以脾胃素虚，或久痢伤胃，胃虚气弱，失于和降所致，病见下痢频频，呕恶不食，或食入即吐，神疲乏力，舌淡苔白，脉弱无力，治宜健脾和胃。方用六君子汤健脾和胃，再加石菖蒲、姜汁醒脾降逆。若下痢无度，饮食不进，肢冷脉微,当急用独参汤或参附汤以益气固脱。

三、疟疾

疟疾由感受疟邪,邪正交争所致,是以寒战壮热,头痛,汗出,休作有时为特征的传染性疾病,多发于夏秋季。

疟疾是一种严重危害人民健康的传染病,我国大部分地区均有流行,以南方各省发病较多。中医药对疟疾的治疗积累了丰富的经验,具有良好的疗效,尤其是现代研究成功的青蒿素,对疟疾更具有卓效,受到世界的重视。

我国人民对疟疾的认识甚早,远在殷墟甲骨文中已有"疟"字的记载。传染病在古代医籍中记载最详者首推疟疾。早在《素问》就有《疟论》《刺疟论》等专篇,对疟疾的病因、病机、症状、针灸治法等作了系统而详细的讨论。《神农本草经》明确记载常山有治疟的功效。《金匮要略·疟疾脉证并治》篇以蜀漆治疟,并在《内经》的基础上补充了疟母这一病症。其治疟的白虎加桂枝汤和治疟母的鳖甲煎丸,沿用至今。《肘后备急方·治寒热诸疟方》首先提出了瘴疟的名称,并最先采用青蒿治疟。《诸病源候论·间日疟候》明确提出间白疟的病症名称,在《劳疟候》里补充了劳疟这一症候。《千金要方》除制订以常山、蜀漆为主的截疟诸方外,还用马鞭草治疟。《三因极一病症方论·疟病不内外因证治》指明了疫疟的特点:"一岁之间,长幼相若,或染时行,变成寒热,名曰疫疟"。《脉因症治·疟》提出了传染的概念。《证治要诀》将疟疾与其他表现往来寒热的疾病作了鉴别。《证治准绳·疟》对疟疾的易感性、免疫力及南北地域的差异,有所记载。《景岳全书·疟疾》进一步肯定疟疾因感受疟邪所致,并非痰、食引起。《症因脉治·疟疾总论》对瘴疟的症状及病机作了较全面的论述,并将间二日而发之疟疾称为三日疟。《疟疾论》将三日疟称为三阴疟,指出其特点是患病时间较长,病情相对较轻,"无骤死之理"。

疟疾的概念自《内经》即很明确,即疟疾是指由感受疟邪引起的,以恶寒壮热,发有定时,多发于夏秋季为特征的一种传染性疾病。中西医学对疟疾的认识基本相同,即西医学的疟疾属于本病范畴。

(一)病因病机

引起疟疾的病因是感受疟邪,在《内经》亦称为疟气。疟邪具有的特点是:

舍于营气,伏藏于半表半里。如《素问·疟论》说:疟气"藏于皮肤之内,肠胃之外,此营气之所舍也"。《医门法律,疟疾论》说:"外邪得以人而疟之,每伏藏于半表半里,人而与阴争则寒,出而与阳争则热。"

随经络而内搏五脏,横连募原。

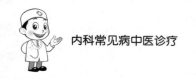

盛虚更替。

与卫气相集则引起发病,与卫气相离则病休。

其中引起瘴疟的疟邪亦称为瘴毒或瘴气,在我国主要存在于南方,所致疾病较重,易于内犯心神及使人体阴阳极度偏盛。

感受疟邪之后,疟邪与卫气相集,邪正相争,阴阳相移,而引起疟疾症状的发作。疟邪与卫气相集,人与阴争,阴实阳虚,以致恶寒战栗;出与阳争,阳盛阴虚,内外皆热,以致壮热,头痛,口渴。疟邪与卫气相离,则遍身汗出,热退身凉,发作停止。当疟邪再次与卫气相集而邪正交争时,则再一次引起疟疾发作。

因疟邪具有虚实更替的特性,疟气之浅深,其行之迟速,决定着与卫气相集的周期,从而表现为病以时作的特点。疟疾以间日一作者最为多见,正如《素问·疟论》所说:"其间日发者,由邪气内薄于五藏,横连募原也。其道远,其气深,其行迟,不能与卫气俱行,不得皆出,故间日乃作也。"疟气深而行更迟者,则间二日而发,形成三阴疟,或称三日疟。

根据疟疾阴阳偏盛、寒热多少的不同,把通常情况下所形成的疟疾称为正疟;素体阳盛及疟邪引起的病理变化以阳热偏盛为主,临床表现寒少热多者,称为温疟;素体阳虚及疟邪引起的病理变化以阳虚寒盛为主,临床表现寒多热少者,称为寒疟。在南方地区,由瘴毒疟邪引起,以致阴阳极度偏盛,寒热偏颇,心神蒙蔽,神昏谵语者,则称为瘴疟。若因疟邪传染流行,病及一方,同期内发病甚多者,则称为疫疟。疟病日久,疟邪久留,使人体气血耗伤,正气不足,每遇劳累,疟邪复与卫气相集而引起发病者,则称为劳疟。疟病日久,气机郁滞,血脉瘀滞,津凝成痰,气滞血瘀痰凝,结于胁下,则形成疟母。

(二)分证论治

1. 正疟症状

先有呵欠乏力,继则寒栗鼓颔,寒罢则内外皆热,头痛面赤,口渴引饮,终则遍身汗出,热退身凉,舌红,苔薄白或黄腻,脉弦。间隔一日,又有相同的症状发作。故其症状特点为:寒战壮热,休作有时。

治法:祛邪截疟,和解表里。

方药:柴胡截疟饮。

方中以小柴胡汤和解表里,导邪外出;常山、槟榔祛邪截疟;配合乌梅生津和胃,以减轻常山致吐的副作用。

口渴甚者,可加葛根、石斛生津止渴。胸脘痞闷、苔腻者,去滞气碍湿之参枣,加苍术、厚朴、青皮理气化湿。烦渴、苔黄、脉弦数,为热盛于里,去辛温补中之参、姜、枣,加石膏、花粉清热生津。

2. 温疟

症状：寒少热多，汗出不畅，头痛，骨节酸疼，口渴引饮，尿赤便秘，舌红，苔黄，脉弦数。

治法：清热解表，和解祛邪。

方药：白虎加桂枝汤。

方中以白虎汤清热生津，桂枝疏风散寒。可加青蒿、柴胡以和解祛邪。津伤较甚，口渴引饮者，酌加生地、麦冬、石斛养阴生津。

3. 寒疟

症状：寒多热少，口不渴，胸脘痞闷，神疲体倦，舌苔白腻，脉弦。治法：和解表里，温阳达邪。

方药：柴胡桂枝干姜汤。

方中以柴胡、黄芩和解表里，桂枝、干姜、甘草温阳达邪，天花粉、牡蛎散结软坚。可加蜀漆或常山祛邪截疟。脘腹痞闷，舌苔白腻者，为寒湿内盛，加草果、厚朴、陈皮理气化湿，温运脾胃。

4. 热瘴

症状：寒微热甚，或壮热不寒，头痛，肢体烦疼，面红目赤，胸闷呕吐，烦渴饮冷，大便秘结，小便热赤，甚至神昏谵语。舌质红绛，苔黄腻或垢黑，脉洪数或弦数。

治法：解毒除瘴，清热保津。

方药：青蒿素合清瘴汤。

青蒿自晋代即被用于治疟，经现代临床及实验研究证实，青蒿素对间日疟、恶性疟均有良好疗效，具有速效、低毒的优点，特别是在救治西医所称的脑型疟及抗氯喹的恶性疟方面，达到国际先进水平。青蒿素为从青蒿中提取的有效成分，对瘴疟的疗效优于青蒿原生药。青蒿素浸膏片 0.1 旷片，每次 0.2g，每日 2 次，连服 4 日。蒿甲醚保持了青蒿素速效、低毒的优点，且制剂稳定。口服首剂 160mg，第二日起每日一次，每次 80mg，连用 5 日。青蒿素油注射液 0.1g 每 ml 一支，首次用量为 0.2g 肌注，分别在 6 小时、24 小时及 48 小时再各注射 0.2g 共 4 次。对其他疟疾症候需要截疟者，亦可采用青蒿素制剂。

清瘴汤为近代用于瘴疟的验方，具有祛邪除瘴、清热解毒、清胆和胃的作用。方中以青蒿、常山解毒除瘴；黄连、黄芩、知母、柴胡清热解毒；半夏、茯苓、陈皮、竹茹、枳实清胆和胃；滑石、甘草、辰砂清热利水除烦。

若壮热不寒，加生石膏清热泻火。口渴心烦，舌红少津为热甚津伤，加生地、玄参、

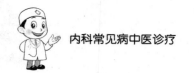

石斛、玉竹清热养阴生津。神昏谵语,为热毒蒙蔽心神,急加安宫牛黄丸或紫雪丹清心开窍。

5.冷瘴

症状:寒甚热微,或但寒不热,或呕吐腹泻,甚则神昏不语,苔白厚腻,脉弦。

治法:解毒除瘴,芳化湿浊。

方药:青蒿素合不换金正气散。

青蒿素的作用及用法已如上述。加味不换金正气散有芳化湿浊,健脾理气之效。方中以苍术、厚朴、陈皮、甘草燥湿运脾;藿香、半夏、佩兰、荷叶芳香化浊,降逆止呕;槟榔、草果理气除湿;菖蒲豁痰宣窍。神昏谵语合用苏合香丸芳香开窍。但寒不热,四肢厥冷,脉弱无力,为阳虚气脱,加人参、附子、干姜益气温阳固脱。

6.劳疟

症状:倦怠乏力,短气懒言,食少,面色萎黄,形体消瘦,遇劳则复发疟疾,寒热时作,舌质淡,脉细无力。

治法:益气养血,扶正祛邪。

方药:何人饮。

方中以人参益气扶正,制何首乌、当归补益精血,陈皮、生姜理气和中。

在疟发之时,寒热时作者,应加青蒿或常山祛邪截疟。食少面黄,消瘦乏力者,可加黄芪、白术、枸杞增强益气健脾养血之功。

7.疟母

症状:久疟不愈,胁下结块,触之有形,按之压痛,或胁肋胀痛,舌质紫黯,有瘀斑,脉细涩。

治法:软坚散结,祛瘀化痰。

方药:鳖甲煎丸。

本方由23种药物组成,攻补兼施,寒热并用,具有活血化瘀、软坚消癥的作用,自《金匮要略》即已作为治疟母的主方。有气血亏虚的症候者,应配合八珍汤或十全大补丸等补益气血,以虚实兼顾,扶正祛邪。

(三)肺病症

1.基本症候与特征

肺为五脏之华盖,其位最高,外合皮毛,肺为娇脏,不耐寒热,又为清肃之脏,不容异物,故外感和内伤因素都易伤损肺脏而引起病变。肺主气,司呼吸,故肺病多以气机升降失常的症候为主,其常见的症候有肺气亏虚、阴津亏耗、寒邪犯肺、邪热乘肺、痰浊阻肺等。

（1）肺气亏虚

主要脉症声音低怯，倦怠懒言，面色少华，极易感冒，恶风形寒，或有自汗，若咳嗽则咳而无力，痰多清稀，舌淡苔白，脉虚弱。

症候特征本证以肺气不足和卫气不固的见症为主，此外，尚有一般的气虚见症。

本证与阴津亏耗证的鉴别是：本证为肺气不足和卫外功能减退，而表现为短气、自汗、畏风、易感冒等症；彼为肺之阴津亏耗，而表现为阴津不足和有热象，如干咳少痰、潮热盗汗等症。

（2）肺阴亏耗

主要脉症干咳少痰，或痰中带血，声音嘶哑，午后颧红，潮热盗汗，形体消瘦，舌质红，苔少，脉细数。

症候特征本证以肺虚气失宣肃、津亏不润及阴虚生热的见症为临床特征。

肺脏阴津亏耗证与燥邪犯肺证的鉴别是：本证为肺脏自病，以阴津亏虚为主症，如干咳少痰、潮热盗汗等；而燥邪犯肺证，以外感燥邪为主，虽亦有肺失清润，干咳少痰，咽喉干燥，但伴有外感表证。

（3）寒邪犯肺

主要脉症咳嗽痰稀薄，鼻塞流清涕，恶寒发热，头身痛楚，无汗，苔薄白，脉浮紧。

症候特征本证除有寒邪束肺，肺气失宣的症候外，尚有恶寒发热等风寒表证。

本证与寒饮内阻证的鉴别是：本证为外感寒邪，肺气失宣，故表现为咳嗽痰稀薄，恶寒发热等；而寒饮内阻证则为饮邪碍肺，肺失宣降，故以咳嗽气急，痰白如沫如涎而量多等症为主要表现，而无外感表证。

（4）邪热乘肺

主要脉症咳嗽，痰黄或黄白相兼，痰不甚黏稠，痰量一般不多，或有鼻塞流黄涕，或恶风身热，咽喉疼痛，苔薄黄，脉浮数。

症候特征本证除有邪热阻肺，肺失清肃的症候外，尚有恶风身热，咽喉疼痛，苔薄黄，脉浮数。

本证与痰热蕴肺证的鉴别是：本证兼具肺失宣肃与风热表证；而痰热蕴肺证则为痰浊化热或热邪灼津为痰，痰与热壅塞于肺，肺失宣肃证，故以咳嗽痰多痰黄，或痰鸣或痰中带脓血等为主要表现，一般无外感表证。

（5）痰浊阻肺

主要脉症咳嗽痰多黏稠，色白或灰白，胸满憋闷，气息急促，喉中痰鸣有声，甚至倚息不能平卧，苔白厚腻，脉弦滑或濡滑。

症候特征本证兼有肺失宣肃和痰浊壅盛的见症。

本证与痰瘀阻肺证的鉴别是：本证肺气上逆和痰浊壅盛证都极为明显；而痰瘀阻肺证以痰瘀阻蔽胸中阳气为主要表现，如心悸、胸闷、唇甲青紫等症，多数情况不以咳嗽气逆等肺气上逆为主证。

2. 病机述要

肺病症的基本病机是由于感受外邪或痰浊等导致邪气壅阻，肺失宣肃，或劳倦久病等导致肺气阴亏虚，肺不主气。因肺失宣肃，故常见咳嗽、喘息等；因肺不主气，故常见短气、自汗、易感冒等；肺朝百脉，助心主治节，因肺气失调，不朝百脉，可引起心血的运行不利，而发为心悸、胸闷、唇甲紫暗等；肺能通调水道，因肺失宣肃，通调失职，可引起水肿、小便不利等。

3. 基本症候的发病机制

肺气亏虚劳伤过度，病后元气未复，或久咳久喘耗伤肺气，或气的生化不足，以致肺气不足，肺气不足则肺失宣肃，肺不主皮毛，而出现咳而短气，声音低怯，恶风自汗。

肺阴亏耗痨虫蚀肺，久病咳喘，气血亏耗，或燥热之邪犯肺，耗伤阴津，以致肺阴不足，阴不足则虚热内生，阴不足则肺失滋润而不能肃降，故见干咳少痰，或痰中带血，潮热盗汗等症。

寒邪犯肺气候寒冷，衣服单薄，或贪凉饮冷而寒邪犯肺，肺为寒束则失于清肃，寒邪着于皮毛则卫表不和，故见咳嗽，咳痰清稀，恶寒发热等症。

邪热乘肺可因外感风热，或寒郁化热，邪热上乘于肺，肺为清虚之脏，热邪蕴肺则肺失宣肃，故见咳嗽，喘逆，痰黄或黄白相兼，或痰有腥臭味等症。

痰浊阻肺常因感受外邪，或久病咳喘，以致肺不布津，聚津为痰而阻于肺，或脾气亏虚，脾不输津，聚湿成痰，上渍于肺。肺为痰阻，宣肃失职，故见咳嗽痰多黏稠，气息急促，甚至倚息不得卧。

4. 治疗要点

①宣降肺气肺病症的基本病机之一是肺失宣肃，因此，宣降肺气为肺病症的治疗要点。《素问·藏气法时论》说："肺苦气上逆，急食苦以泄之"；"肺欲收，急食酸以收之，用酸补之，辛泻之"。

肺气不宣，则以辛散之品，驱散表邪，宣发肺气。肺为清虚之脏而处高位，故宣发肺气应以轻清之品，正如吴鞠通所谓"治上焦如羽，非轻不举"；肺为娇脏，不耐寒热，且肺恶燥，燥则肺气上逆而咳喘，甘润可使肺气自降，清肃之令自行，所以宣散之品又宜辛平甘润。肺气上逆，则用苦降酸收之品，以肃降肺气。酸收意在固摄耗散之肺气，但注意勿收敛邪气。苦降时常与宣散同用，虽有主次，但重在一宣一降，顺其肺之开阖。

②扶正祛邪,邪气壅遏于肺,肺失宣肃,法当祛邪;肺之气阴亏虚,肺不主气,法当补益。故扶正祛邪,为肺病症的治疗要点。常用的治法有补益肺气、滋阴润肺、温肺散寒、清泄肺热、化痰降逆等,此为直接对肺进行补泻法。另外,尚有根据五脏生克关系对肺进行间接补泻法。如虚证有补土生金,即通过补脾(补母)以益肺(补子);有金水相生,即通过滋肾(补子)以益肺(补母)等治法以实现对肺脏的补益。如实证有泻肝的治法,即是通过生克关系治疗木火刑金(肝火犯肺)的病症治法。肺之实证也可通过脏腑表里关系进行治疗,如泻大肠,使肺热或痰浊从大肠下泄以治肺实证。

③重视调护肺病症尤应注意预防感冒,病室要寒暖适宜,气候变化时要及时加减衣服。病室应通风换气,保持空气新鲜,患者尽可能避免接触刺激性气体、粉尘等,更应戒烟。饮食应清淡,易消化,一般忌辛辣醇酒,或生冷肥甘。

四、咳嗽

咳嗽是指外感或内伤等因素,导致肺失宣肃,肺气上逆,冲击气道,发出咳声或伴咯痰为临床特征的一种病症。历代将有声无痰称为咳,有痰无声称为嗽,有痰有声谓之咳嗽。临床上多为痰声并见,很难截然分开,故以咳嗽并称。

咳嗽是内科中最为常见的病症之一,发病率甚高,据统计慢性咳嗽的发病率为3%~5%,在老年人中的发病率可达10%~15%,尤以寒冷地区发病率更高。中医中药治疗咳嗽有较大优势,积累了丰富的治疗经验。

《内经》对咳嗽的成因、症状及症候分类、症候转归及治疗等问题已作了较系统的论述,阐述了气候变化、六气影响及肺可以致咳嗽,如《素问·宣明五气》说:"五气所病……肺为咳。"《素问·咳论》更是一篇论述咳嗽的专篇,指出"五脏六腑皆令人咳,非独肺也。"强调了肺脏受邪以及脏腑功能失调均能导致咳嗽的发生。对咳嗽的症状按脏腑进行分类,分为肺咳、心咳、胃咳、膀胱咳等,并指出了症候转归和治疗原则。汉代张仲景所著《伤寒论》《金匮要略》不仅拟出了不少治疗咳嗽行之有效的方剂,还体现了对咳嗽进行辩证论治的思想。

隋《诸病源候论·咳嗽候》在《内经》脏腑咳的基础上,又论述了风咳、寒咳等不同咳嗽的临床症候。唐宋时期,如《千金要方》《外台秘要》《和剂局方》等收集了许多治疗咳嗽的方剂。明代,《景岳全书》将咳嗽分为外感、内伤两类,《明医杂著》指出咳嗽"治法须分新久虚实",至此咳嗽的理论渐趋完善,切合临床实际。

咳嗽既是独立性的病症,又是肺系多种病症的一个症状。本节是讨论以咳嗽为主要临床表现的一类病症。西医学的上呼吸道感染、支气管炎、支气管扩张、肺炎等以咳嗽为主症者可参考本病症进行辩证论治,其他疾病兼见咳嗽者,可与本病症联系互参。

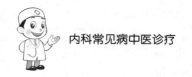

（一）发病机制

咳嗽分外感咳嗽与内伤咳嗽，外感咳嗽病因为外感六淫之邪；内伤咳嗽病因为饮食、情志等内伤因素致脏腑功能失调，内生病邪。外感咳嗽与内伤咳嗽，均是病邪引起肺气不清失于宣肃，迫气上逆而作咳。

外感病因由于气候突变或调摄失宜，外感六淫从口鼻或皮毛侵入，使肺气被束，肺失肃降，《河间六书·咳嗽论》谓："寒、暑、湿、燥、风、火六气，皆令人咳嗽"即是此意。由于四时庄气不同，因而人体所感受的致病外邪亦有区别。风为六淫之首，其他外邪多随风邪侵袭人体，所以外感咳嗽常以风为先导，或挟寒，或挟热，或挟燥，其中尤以风邪挟寒者居多。《景岳全书·咳嗽》说："外感之嗽，必因风寒。"

内伤病因内伤病因包括饮食、情志及肺脏自病。饮食不当，嗜烟好酒，内生火热，熏灼肺胃，灼津生痰；或生冷不节，肥甘厚味，损伤脾胃，致痰浊内生，上干于肺，阻塞气道，致肺气上逆而作咳。情志刺激，肝失调达，气郁化火，气火循经上逆犯肺，致肺失肃降而作咳。肺脏自病者，常由肺系疾病日久，迁延不愈，耗气伤阴，肺不能主气，肃降无权而肺气上逆作咳；或肺气虚不能布津而成痰，肺阴虚而虚火灼津为痰，痰浊阻滞，肺气不降而上逆作咳。

咳嗽的病位，主脏在肺，无论外感六淫或内伤所生的病邪，皆侵及于肺而致咳嗽，故《景岳全书·咳嗽》说："咳证虽多，无非肺病。"这是因为肺主气，其位最高，为五脏之华盖，肺又开窍于鼻，外合皮毛，故肺最易受外感、内伤之邪，而肺又为娇脏，不耐邪侵，邪侵则肺气不清，失于肃降，迫气上逆而作咳。正如《医学三字经·咳嗽》所说："肺为五脏之华盖，呼之则虚，吸之则满，只受得本脏之正气，受不得外来之客气，客气干之则呛而咳矣；亦只受得脏腑之清气，受不得脏腑之病气，病气干之，亦呛而咳矣。"《素问·咳论》说："五脏六腑皆令人咳，非独肺也。"说明咳嗽的病变脏腑不限于肺，凡脏腑功能失调影响及肺，皆可为咳嗽病症相关的病变脏腑。但是其他脏腑所致咳嗽皆须通过肺脏，肺为咳嗽的主脏。肺主气，咳嗽的基本病机是内外邪气干肺，肺气不清，肺失宣肃，肺气上逆迫于气道而为咳。《医学心悟·咳嗽》指出："肺体属金，譬若钟然，钟非叩不鸣，风寒暑湿燥火六淫之邪，自外击之则鸣，劳欲情志，饮食炙赙之火自内攻之则亦鸣。"提示咳嗽是肺脏为了祛邪外达所产生的一种病理反应。

外感咳嗽病变性质属实，为外邪犯肺，肺气壅遏不畅所致，其病理因素为风、寒、暑、湿、燥、火，以风寒为多，病变过程中可发生风寒化热，风热化燥，或肺热蒸液成痰等病理转化。

内伤咳嗽病变性质为邪实与正虚并见，他脏及肺者，多因邪实导致正虚，肺脏自病者，多因虚致实。其病理因素主要为"痰"与"火"，但痰有寒热之别，火有虚实之分，痰可郁而化火,火能炼液灼津为痰。他脏及肺,如肝火犯肺每见气火耗伤肺津,炼津为痰。痰湿犯肺者,多因脾失健运,水谷不能化为精微上输以养肺,反而聚为痰浊,上贮于肺,肺气壅塞,上逆为咳。若久病,肺脾两虚,气不化津,则痰浊更易滋生,此即"脾为生痰之源,肺为贮痰之器"的道理。久病咳嗽,甚者延及于肾,由咳致喘。如痰湿蕴肺,遇外感引触,转从热化,则可表现为痰热咳嗽;若转从寒化,则表现为寒痰咳嗽。肺脏自病,如肺阴不足每致阴虚火旺,灼津为痰,肺失濡润,气逆作咳,或肺气亏虚,肃降无权,气不化津,津聚成痰,气逆于上,引起咳嗽。

外感咳嗽与内伤咳嗽可相互影响为病,病久则邪实转为正虚。外感咳嗽如迁延失治,邪伤肺气,更易反复感邪,而致咳嗽屡作,转为内伤咳嗽;肺脏有病,卫外不固,易受外邪引发或加重,特别在气候变化时尤为明显。久则从实转虚,肺脏虚弱,阴伤气耗。由此可知,咳嗽虽有外感、内伤之分,但有时两者又可互为因果。

临床表现:肺气不清,失于宣肃,上逆作声而引起咳嗽为本病症的主要症状。由于感邪的性质、影响的脏腑、痰的寒热、火的虚实等方面的差别,咳嗽有不同的临床表现。咳嗽的病程,有急性咳嗽和慢性咳嗽。咳嗽的时间,有白日咳嗽甚于夜间者,有早晨、睡前咳嗽较甚者,有午后、黄昏、夜间咳嗽较甚者。咳嗽的节律,有时作咳者,有时咳嗽者,有咳逆阵作、连声不断者。咳嗽的性质,有干性咳嗽、湿性咳嗽。咳嗽的声音,有咳声洪亮有力者,有咳声低怯者,有咳声重浊者,有咳声嘶哑者。咳痰的色、质、量、味等也有不同的临床表现。痰色有白色、黄色、灰色甚至铁锈色、粉红色等。痰的质地有稀薄、黏稠等。有痰量少甚至干咳者,有痰量多者。痰有无明显气味者,也有痰带腥臭者。

治疗原则:咳嗽的治疗应分清邪正虚实。外感咳嗽,为邪气壅肺,多为实证,故以驱邪利肺为治疗原则,根据邪气风寒、风热、风燥的不同,应分别采用疏风、散寒、清热、润燥治疗。内伤咳嗽,多属邪实正虚,故以驱邪扶正,标本兼顾为治疗原则,根据病邪为"痰"与"火",祛邪分别采用祛痰、清火为治,正虚则养阴或益气为宜,又应分清虚实主次处理。

咳嗽的治疗,除直接治肺外,还应从整体出发注意治脾、治肝、治肾等。外感咳嗽一般均忌敛涩留邪,当因势利导,俟肺气宣畅则咳嗽自止;内伤咳嗽应防宣散伤正,注意调理脏腑,顾护正气。咳嗽是人体祛邪外达的一种病理表现,治疗决不能单纯见咳止咳,必须按照不同的病因分别处理。

五、肺痨

肺痨是一种由于正气虚弱,感染痨虫,侵蚀肺脏所致的,以咳嗽、咯血、潮热、盗汗

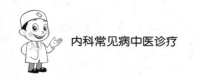

及身体逐渐消瘦等症为主要临床表现、具有传染性的慢性消耗性疾病。

肺痨相当于西医学中的肺结核,是肺病中的常见病。据1985年全国性结核病流行病学抽样调查,本病患病率为550/10万,平均死亡率在30/10万左右。中医治疗肺痨着眼于从整体上辩证论治,针对患者不同体质和疾病的不同阶段,采取与之相适应的治疗方法,目前临床多结合抗结核西药治疗,可以收到标本兼顾,恢复健康的结果。

中医学对肺痨的认识历史悠久,且逐渐深化。《内经》《难经》《金匮要略》等医籍中无肺痨病,大多归于"虚损""虚劳"一类病症中,并描述了与肺痨主症相似的临床表现,如《灵枢·玉版》篇说:"咳,脱形;身热,脉小以疾"。晋代《肘后备急方》进一步认识到本病具有传染性,指出"死后复传之旁人,乃至灭门",并创立"尸注""鬼注"之名。唐代《备急千金要方》把"尸注"列入肺脏病篇章,明确了本病病位在肺,指出本病的病因是"劳热生虫在肺"。《外台秘要》对本病的临床表现观察尤为详细,指出本病有骨蒸、烦躁、食无味、消瘦、盗汗、咳嗽、两颊如胭脂色等症状,还指出本病可见"腹中有块,或脑后近下两边有小结"等兼症。由于本病的传染性和诸多症状,故有很多名称,如尸疰、劳疰、虫疰、传尸、肺痿、劳嗽、骨蒸、伏连、急痨等,直到宋代《三因极一病症方论》始以"痨瘵"定名,并指出与"予事而忧则'肺劳'"为"各一门类,不可不知",从发病学上把痨瘵与一般的虚劳进行了界定。病因方面,在唐代关于肺虫说的基础上,创立了"痨虫""瘵虫"之说;在治疗方面,《仁斋直指方》已提出"治瘵疾,杀瘵虫"的重要观点。元代葛可久《十药神书》为我国现存的第一部治疗肺痨的专著。《丹溪心法·痨瘵》倡"痨瘵主乎阴虚"之说,突出病理重点,确立了滋阴降火的治疗大法。明代《医学入门·痨瘵》指出"潮、汗、咳嗽、见血、遗精、便浊、泄泻,轻者六症间作,重者六症兼作",概要地提示了本病的6个主症。《医学正传·劳极》确立了杀虫与补虚的两大治疗原则,迄今仍然对肺痨病的治疗具有重要的指导意义。

（一）病因病机

肺痨的致病因素主要有两个方面,一为感染痨虫,一为正气虚弱。《古今医统·痨瘵门》即曾指出"凡此诸虫……著于怯弱之人……日久遂成痨瘵之证。"痨虫和正气虚弱两种病因,可以相互为因。痨虫传染是发病不可缺少的外因,正虚是发病的基础,是痨虫入侵和引起发病的主要内因。

感染痨虫早在晋代,葛洪在《肘后备急方》中已认识到本病属于慢性传染性消耗性疾病,提到此病"积年累月,渐就顿滞,乃至于死",而且其传染性很强,甚至可以"灭门"。古人根据本病具有传染的情况,创立了"痨虫"、"瘵虫"之说,如《三因极一病症方论·痨瘵诸证》指出:"诸证虽曰不同,其根多有虫。"明确指出瘵虫传染是形成本病不可缺少的因素,因直接接触本病患者,如问病吊丧,看护,骨肉亲属与患者朝夕相处,

"痨虫"侵入人体而成病,这种认识直到1882年发现结核杆菌才被证实。

正气虚弱肺痨可发生于各种年龄、体质、经济状况的人。一般说来,往往在正气虚弱时罹患肺痨,凡先天禀赋不强,小儿喂养不当;或病后失养,如麻疹、哮喘等病后或外感咳嗽经久不愈,以及产后失于调养等,皆易致痨虫入侵。故《外台秘要·灸骨蒸法图》说:"婴孺之流,传注更苦"。后天摄身不慎,青年早婚,嗜欲无节,耗伤精血;或情志不遂,忧思过度,或劳倦伤脾,而导致正气虚弱,痨虫入侵而发病。正如《古今医统,痨瘵门》说:"凡人平素保养元气,爱惜精血,瘵不可得而传,惟夫纵欲多淫,苦不自觉,精血内耗,邪气外乘",并提出气虚血痿,痨瘵"皆能乘虚而染触"。年老体弱,生活贫困,营养不良,也是罹病的重要原因,如《理虚元鉴·虚症有六因》即曾指出"因境遇者……贫贱而窘迫难堪",易致痨虫侵袭。

痨虫感染和正气虚弱两种病因,可以互为因果。痨虫是发病的原因,正虚是发病的基础。正气旺盛,即使感染痨虫后,也未必发病,正气不足,则感染后易于发病。同时,病情的轻重与内在正气的强弱也有重要关系。另一方面,痨虫感染是发病的必备条件,痨虫既是耗伤人体气血的直接原因,同时又是决定发病后病变发展规律、区别于它病的特殊因素。

本病的发病部位,主要在肺。由于肺开窍于鼻,职司呼吸,痨虫自鼻吸入,直趋于肺而蚀肺,故临床多见肺失宣肃之症,如干咳、咽燥、咯血,甚至喉疮声嘶等。由于脏腑间具有相互资生,互相制约的密切关系,因此肺病日久可以进一步影响到其他脏腑,故有"其邪辗转,乘于五脏"之说。其中与脾肾两脏的关系最为密切。

脾为肺之母,肺痨日久,子盗母气,则脾气亦虚,可伴见疲乏、食少、便溏等症,其甚者可致肺、脾、肾三脏同病。

肾为肺之子,肺虚肾失资生之源,或肾虚相火灼金,上耗母气,则可见肺肾两虚,伴见骨蒸、潮热、男子失精、女子月经不调等肾虚症状;若肺虚不能制肝,肾虚不能养肝,肝火偏旺,则见性情急躁,善怒,胁痛;肺肾阴虚,心火上炎还可伴有虚烦不寐,盗汗等症;如肺虚制节失司,血脉运行不畅,病及于心,可见喘、悸、肿、发绀等症。

本病病理性质的重点,以阴虚火旺为主。因肺喜润恶燥,痨虫蚀肺,肺体受损,首耗肺阴,阴虚则火旺,而见阴虚肺燥之候。故朱丹溪概括痨瘵的病理为"主乎阴虚"。由于阴阳互根,阴虚则火旺,可发展为气阴两虚,甚则阴损及阳。病理的转变,与病情的轻重及病程有关。一般说来,初起病变在肺,肺体受损,肺阴亏耗,肺失滋润,表现为肺阴亏损之候。

继则肺肾同病,兼及心肝,而致阴虚火旺,或因肺脾同病,阴伤及气而致气阴两虚,后期肺脾肾三脏交亏,阴损及阳,可趋于阴阳两虚的严重局面。

临床表现：痨虫侵蚀肺脏所引起的临床表现，以咳嗽、咯血、潮热、盗汗等为主要症状，这些症状可出现于肺痨的各种类型，各症可以间作，或相继发生，或同时兼见。但早期或病变轻微者常无明显症状，有症状者均为病变活动时或病变较重者。

咳嗽，系肺阴不足所致，因此常表现为干咳，少痰，伴咽燥口干，颧红，唇赤，舌红少津，脉细数；但也有因脾虚生痰，痰湿阻肺所致，故也可以出现咳嗽痰多，痰呈泡沫状，伴身重疲乏，胃纳不振，舌苔白腻等症；更有少数表现为痰热咳嗽，症见痰黄且稠，或痰中带血。咯血，多由于热伤肺络，症见血色鲜红，咯血量多；也可挟有瘀血，症见少量咯血，时发时止，血色暗或带紫色血块。发热，为阴虚生内热，多表现为午后发热，一般表现为低热（38.5℃以下），或仅自觉五心烦热，好像热从骨髓中蕴蒸而出，故又称骨蒸，面颧红赤，但也有高热者。发热时间多从午后开始，夜热早凉，发作有时，故称潮热。盗汗，为内热蒸腾，逼津外出，表现为入睡后，汗出遍身，醒后则汗止。唯汗后衣被皆湿，疲乏无力感益加明显。患者亦可表现为气阴两虚，形寒乏力，易汗肢冷，饮食减少，体重减轻，肌肉瘦削，晚期则形销骨立，男性多见遗精，女性多见月经不调或闭经。

治疗原则：补虚培元、抗结核杀虫为治疗肺痨的基本原则。补虚培元，旨在增强正气，以提高抗病能力，促进疾病的康复。就病理性质而言，补虚以滋阴为主，若合并气虚、阳虚者，则当同时兼顾益气、温阳；就脏腑而言，补虚重在补肺，并注意脏腑整体关系，同时补益脾肾。抗结核杀虫，旨在针对本病的特异病因进行治疗。正如《医学正传·劳极》所说："治之之法，一则杀其虫，以绝其根本；一则补虚，以复其真元。"另外，还应适时结合清火、祛痰、止血等法进行治疗。

六、心悸

心悸是因外感或内伤，致气血阴阳亏虚，心失所养；或痰饮瘀血阻滞，心脉不畅，引起以心中急剧跳动，惊慌不安，甚则不能自主为主要临床表现的一种病症。

心悸因惊恐、劳累而发，时作时止，不发时如常人，病情较轻者为惊悸；若终日悸动，稍劳尤甚，全身情况差，病情较重者为怔忡。怔忡多伴惊悸，惊悸日久不愈者亦可转为怔忡。

心悸是心脏常见病症，为临床多见，除可由心本身的病变引起外，也可由它脏病变波及于心而致。

《内经》虽无心悸或惊悸、怔忡之病名，但有类似症状记载，如《素问·举痛论》："惊则心无所依，神无所归，虑无所定，故气乱矣。"并认为其病因有宗气外泄，心脉不通，突受惊恐，复感外邪等，并对心悸脉象的变化有深刻认识。《素问·三部九候论》说："参伍不调者病。"最早记载脉律不齐是疾病的表现。《素问·平人气象论》说："脉绝不至曰死,乍疏乍数日死。"最早认识到心悸时严重脉律失常与疾病预后的关系。汉代张仲景在《伤寒论》及《金匮要略》中以惊悸、心动悸、心下悸等为病症名,认为其主要病因有惊扰、水饮、虚损及汗后受邪等,记载了心悸时表现的结、代、促脉及其区别,提出了基本治则及炙甘草汤等治疗心悸的常用方剂。宋代《济生方·惊悸怔忡健忘门》率先提出怔忡病名,对惊悸、怔忡的病因病机、变证、治法作了较为详细的记述。《丹溪心法·惊悸怔忡》中提出心悸当"责之虚与痰"的理论。明代《医学正传·惊悸怔忡健忘证》对惊悸、怔忡的区别与联系有详尽的描述。《景岳全书·怔忡惊恐》认为怔忡由阴虚劳损所致,且"虚微动亦微,虚甚动亦甚",在治疗与护理上主张"速宜节欲节劳,切戒酒色";"速宜养气养精,滋培根本"。清代《医林改错》论述了瘀血内阻导致心悸怔忡,记载了用血府逐瘀汤治疗心悸每多获效。

心悸是临床常见病症之一,也可作为临床多种病症的症状表现之一,如胸痹心痛、失眠、健忘、眩晕、水肿、喘证等出现心悸时,应主要针对原发病进行辩证治疗。

根据本病的临床表现,西医学的各种原因引起的心律失常,如心动过速、心动过缓、期前收缩、心房颤动或扑动、房室传导阻滞、病态窦房结综合征、预激综合征及心功能不全、神经官能症等,凡以心悸为主要临床表现时,均可参考本节辩证论治。

(一)病因病机

体虚久病禀赋不足,素体虚弱,或久病失养,劳欲过度,气血阴阳亏虚,以致心失所养,发为心悸。

饮食劳倦嗜食膏粱厚味,煎炸炙爝,蕴热化火生痰,或伤脾滋生痰浊,痰火扰心而致心悸。劳倦太过伤脾,或久坐卧伤气,引起生化之源不足,而致心血虚少,心失所养,神不潜藏,而发为心悸。

七情所伤平素心虚胆怯,突遇惊恐或情怀不适,悲哀过极,忧思不解等七情扰动,忤犯心神,心神动摇,不能自主而心悸。

感受外邪风寒湿三气杂至,合而为痹,痹证日久,复感外邪,内舍于心,痹阻心脉,心之气血运行受阻,发为心悸;或风寒湿热之邪,由血脉内侵于心,耗伤心之气血阴阳,亦可引起心悸。如温病、疫毒均可灼伤营阴,心失所养而发为心悸。或邪毒内扰心神,心神不安,也可发为心悸,如春温、风温、暑温、白喉、梅毒等病,往往伴见心悸。

药物中毒药物过量或毒性较剧,损害心气,甚则损伤心质,引起心悸,如附子、乌头,或西药锑剂、洋地黄、奎尼丁、肾上腺素、阿托品等,当用药过量或不当时,均能引发心动悸、脉结代一类症候。

心悸的发病,或由惊恐恼怒,动摇心神,致心神不宁而为惊悸;或因久病体虚,劳累过度,耗伤气血,心神失养,若虚极邪盛,无惊自悸,悸动不已,则成为怔忡。

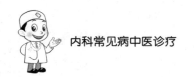

心悸的病位主要在心，由于心神失养，心神动摇，悸动不安。但其发病与脾、肾、肺、肝四脏功能失调相关。如脾不生血，心血不足，心神失养则动悸。脾失健运，痰湿内生，扰动心神，心神不安而发病。肾阴不足，不能上制心火，或肾阳亏虚，心阳失于温煦，均可发为心悸。肺气亏虚，不能助心以主治节，心脉运行不畅则心悸不安。肝气郁滞，气滞血瘀，或气郁化火，致使心脉不畅，心神受扰，都可引发心悸。

心悸的病性主要有虚实两方面。虚者为气血阴阳亏损，心神失养而致。实者多由痰火扰心，水饮凌心及瘀血阻脉而引起。虚实之间可以相互夹杂或转化。如实证日久，耗伤正气，可分别兼见气、血、阴、阳之亏损，而虚证也可因虚致实，而兼有实证表现，如临床上阴虚生内热者常兼火亢或夹痰热，阳虚不能蒸腾水湿而易夹水饮、痰湿，气血不足、气血运行滞涩而易出现气血瘀滞，瘀血与痰浊又常常互结为患。总之，本病为本虚标实证，其本为气血不足，阴阳亏损，其标是气滞、血瘀、痰浊、水饮，临床表现多为虚实夹杂之证。

（二）临床表现

心悸的基本症候特点是发作性心慌不安，心跳剧烈，不能自主，或一过性、阵发性，或持续时间较长，或一日数次发作，或数日一次发作。常兼见胸闷气短，神疲乏力，头晕喘促，甚至不能平卧，以至出现晕厥。其脉象表现或数或迟，或乍疏乍数，并以结脉、代脉、促脉、涩脉为常见。

心悸失治、误治，可以出现变证。若心悸兼见浮肿尿少，形寒肢冷，坐卧不安，动则气喘，脉疾数微，此为心悸重症心肾阳虚、水饮凌心的特点。若心悸突发，喘促，不得卧，咯吐泡沫痰，或为粉红色痰涎，或夜间阵发咳嗽，·尿少肢肿，脉数细微，此为心悸危症水饮凌心射肺之特点。若心悸突见面色苍白，大汗淋漓，四肢厥冷，喘促欲脱，神志淡漠，此为心阳欲脱之危证。若心悸脉象散乱，极疾或极迟，面色苍白，口唇发绀，突发意识丧失，肢体抽搐，短暂即恢复正常而无后遗症，或一厥不醒，为心悸危症晕厥之特点。

（三）治疗原则

心悸虚证由脏腑气血阴阳亏虚、心神失养所致者，治当补益气血，调理阴阳，以求气血调畅，阴平阳秘，并配合应用养心安神之品，促进脏腑功能的恢复。心悸实证常因于痰饮、瘀血等所致，治当化痰、涤饮、活血化瘀，并配合应用重镇安神之品，以求邪去正安，心神得宁。临床上心悸表现为虚实夹杂时，当根据虚实之多少，攻补兼施，或以攻邪为主，或以扶正为主。

七、眩晕

眩晕是由于情志、饮食内伤、体虚久病、失血劳倦及外伤、手术等病因,引起风、火、痰、瘀上扰清空或精亏血少,清窍失养为基本病机,以头晕、眼花为主要临床表现的一类病症。眩即眼花,晕是头晕,两者常同时并见,故统称为"眩晕",其轻者闭目可止,重者如坐车船,旋转不定,不能站立,或伴有恶心、呕吐、汗出、面色苍白等症状。

眩晕为临床常见病症,多见于中老年人,亦可发于青年人。本病可反复发作,妨碍正常工作及生活,严重者可发展为中风、厥证或脱证而危及生命。临床上用中医中药防治眩晕,对控制眩晕的发生、发展具有较好疗效。

眩晕病症,历代医籍记载颇多。《内经》对其涉及脏腑、病性归属方面均有记述,如《素问·至真要大论》认为:"诸风掉眩,皆属于肝",指出眩晕与肝关系密切。《灵枢,卫气》认为"上虚则眩",《灵枢·口问》说:"上气不足,脑为之不满,耳为之苦鸣,头为之苦倾,目为之眩",《灵枢·海论》认为"脑为髓海",而"髓海不足,则脑转耳鸣",认为眩晕一病以虚为主。汉代张仲景认为痰饮是眩晕发病的原因之一,为后世"无痰不作眩"的论述提供了理论基础,并且用泽泻汤及小半夏加茯苓汤治疗眩晕。宋代以后,进一步丰富了对眩晕的认识。严用和《重订严氏济生方·眩晕门》中指出:"所谓眩晕者,眼花屋转,起则眩倒是也,由此观之,六淫外感,七情内伤,皆能导致",第一次提出外感六淫和七情内伤致眩说,补前人之未备,但外感风、寒、暑、湿致眩晕,实为外感病的一个症状,而非主要症候。元代朱丹溪倡导痰火致眩学说,《丹溪心法·头眩》说:"头眩,痰挟气虚并火,治痰为主,挟补气药及降火药。无痰不作眩,痰因火动,又有湿痰者,有火痰者。"明代张景岳在《内经》"上虚则眩"的理论基础上,对下虚致眩作了详尽论述,他在《景岳全书·眩晕》中说:"头眩虽属上虚,然不能无涉于下。盖上虚者,阳中之阳虚也;下虚者,阴中之阳虚也。阳中之阳虚者,宜治其气,如四君子汤……归脾汤、补中益气汤……。阴中之阳虚者,宜补其精,如……左归饮、右归饮、四物汤之类是也。然伐下者必枯其上,滋苗者必灌其根。所以凡治上虚者,犹当以兼补气血为最,如大补元煎、十全大补汤诸补阴补阳等剂,俱当酌宜用之。"张氏从阴阳互根及人体是一有机整体的观点,认识与治疗眩晕,实是难能可贵,并认为眩晕的病因病机"虚者居其八九,而兼火兼痰者,不过十中一二耳"。详细论述了劳倦过度、饥饱失宜、呕吐伤上、泄泻伤下、大汗亡阳、晌目惊心、焦思不释、被殴被辱气夺等皆伤阳中之阳,吐血、衄血、便血、纵欲、崩淋等皆伤阴中之阳而致眩晕。秦景明在《症因脉治,眩晕总论》中认为阳气虚是本病发病的主要病理环节。徐春甫《古今医统·眩晕宜审三虚》认为:"肥人眩运,气虚有痰;瘦人眩运,血虚有火;伤寒吐下后,必是阳虚。"

龚廷贤《寿世保元·眩晕》集前贤之大成,对眩晕的病因、脉象都有详细论述,并分证论治眩晕,如半夏白术汤证(痰涎致眩)、补中益气汤证(劳役致眩)、清离滋饮汤证(虚火致眩)、十全大补汤证(气血两虚致眩)等,至今仍值得临床借鉴。至清代对本病的认识更加全面,直到形成了一套完整的理论体系。

(一)病因病机

情志内伤素体阳盛,加之恼怒过度,肝阳上亢,阳升风动,发为眩晕;或因长期忧郁恼怒,气郁化火,使肝阴暗耗,肝阳上亢,阳升风动,上扰清空,发为眩晕。

饮食不节,损伤脾胃,脾胃虚弱,气血生化无源,清窍失养而作眩晕;或嗜酒肥甘,饥饱劳倦,伤于脾胃,健运失司,以致水谷不化精微,聚湿生痰,痰湿中阻,浊阴不降,引起眩晕。

外伤、手术头部外伤或手术后,气滞血瘀,痹阻清窍,发为眩晕。

体虚、久病、失血、劳倦过度肾为先天之本,藏精生髓,若先天不足,肾精不充,或者年老肾亏,或久病伤肾,或房劳过度,导致肾精亏虚,不能生髓,而脑为髓之海,髓海不足,上下俱虚,而发生眩晕。或肾阴素亏,肝失所养,以致肝阴不足,阴不制阳,肝阳上亢,发为眩晕。大病久病或失血之后,虚而不复,或劳倦过度,气血衰少,气血两虚,气虚则清阳不展,血虚则脑失所养,皆能发生眩晕。

本病病位在清窍,由气血亏虚、肾精不足致脑髓空虚,清窍失养,或肝阳上亢、痰火上逆、瘀血阻窍而扰动清窍发生眩晕,与肝、脾、肾三脏关系密切。眩晕的病性以虚者居多,故张景岳谓"虚者居其八九",如肝肾阴虚、肝风内动,气血亏虚、清窍失养,肾精亏虚、脑髓失充。眩晕实证多由痰浊阻遏,升降失常,痰火气逆,上犯清窍,瘀血停着,痹阻清窍而成。眩晕的发病过程中,各种病因病机,可以相互影响,相互转化,形成虚实夹杂;或阴损及阳,阴阳两虚。肝风、痰火上扰清窍,进一步发展可上蒙清窍,阻滞经络,而形成中风;或突发气机逆乱,清窍暂闭或失养,而引起晕厥。

(二)临床表现

本病的临床表现特征是头晕与目眩,轻者仅眼花,头重脚轻,或摇晃浮沉感,闭目即止;重则如坐车船,视物旋转,甚则欲仆。或兼目涩耳鸣,少寐健忘,腰膝酸软;或恶心呕吐,面色苍白,汗出肢冷等。发作间歇期长短不一,可为数月发作一次,亦有一月数次。常可有情志不舒的诱因,但也可突然起病,并可逐渐加重。眩晕若兼头胀而痛,心烦易怒,肢麻震颤者。应警惕发生中风。正如清代李用粹《证治汇补·卷一·中风》所说:"平人手指麻木,不时眩晕,乃中风先兆,须预防之。"

(三)治疗原则

眩晕的治疗原则主要是补虚而泻实,调整阴阳。虚证以肾精亏虚、气血衰少居多,精虚者填精生髓,滋补肝肾;气血虚者宜益气养血,调补脾肾。实证则以潜阳、泻火、化痰、逐瘀为主要治法。

八、中风病

中风病是由于正气亏虚,饮食、情志、劳倦内伤等引起气血逆乱,产生风、火、痰、瘀,导致脑脉痹阻或血溢脑脉之外为基本病机,以突然昏仆、半身不遂、口舌歪斜、言语謇涩或不语、偏身麻木为主要临床表现的病症。根据脑髓神机受损程度的不同,有中经络、中脏腑之分,有相应的临床表现。本病多见于中老年人。四季皆可发病,但以冬春两季最为多见。

中风病严重危害着人类健康,死亡率高,致残率高。居 1994 年我国城市人口死因的首位,为发达国家人口前三位死因之一。根据 80 年代对上海市 1 个区整群抽样 36 万人的调查,每 10 万人中风病的年发病率为 230 人,年死亡率 164 人,患病率 634 人。在本病的预防、治疗和康复方面,中医药具有较为显著的疗效和优势。

《内经》虽没有明确提出中风病名,但所记述的"大厥"、"薄厥"、"仆击"、"偏枯"、"风痱"等病症,与中风病在卒中昏迷期和后遗症期的一些临床表现相似。对本病的病因病机也有一定认识,如《灵枢·刺节真邪》:"虚邪偏客于身半,其人深,内居营卫,营卫稍衰,则真气去,邪气独留,发为偏枯。"此外,还认识到本病的发生与个人的体质、饮食、精神刺激等有关,如《素问,通评虚实论》明确指出:"仆击、偏枯……肥贵人则膏粱之疾也。"

还明确指出中风的病变部位在头部,是由气血逆而不降所致。如《素问·调经论》说:"血之与气,并走于上,则为大厥,厥则暴死。"

对中风病的病因病机及其治法,历代医家论述颇多,从病因学的发展来看,大体分为两个阶段。唐宋以前多以"内虚邪中"立论,治疗上一般多采用疏风祛邪、补益正气的方药。如《金匮要略》正式把本病命名为中风。认为中风病之病因为络脉空虚,风邪人中,其创立的分证方法对中风病的诊断、治疗、判断病情轻重和估计预后很有帮助。唐宋以后,特别是金元时代,许多医家以"内风"立论,可谓中风病因学说上的一大转折。其中刘河间力主"肾水不足,心火暴甚";李东垣认为"形盛气衰,本气自病";朱丹溪主张"湿痰化热生风";元代王履从病因学角度将中风病分为"真中""类中"。明代张景岳提出"非风"之说,提出"内伤积损"是导致本病的根本原因;明代李中梓又将中风病明确分为闭、脱二证,仍为现在临床所应用。清代医家叶天士、沈金鳌、尤在泾、王清任等丰富了中风病的治法和方药,·形成了比较完整的中风病治疗法则。晚清及近代医家张伯龙、张山雷、张锡纯进一步认识到本病的发生主要是阴阳失调,气血

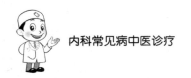

逆乱,直冲犯脑,至此对中风病因病机的认识及其治疗日臻完善。近年来对中风病的预防、诊断、治疗、康复、护理等方面逐步形成了较为统一的标准和规范,治疗方法多样化,疗效也有了较大提高。

中风病是一个独立的疾病。其临床表现与西医所称的脑血管病相似。脑血管病主要包括缺血性和出血性两大类型。不论是出血性还是缺血性脑血管病均可参考本节辩证论治。

(一)病因病机

积损正衰"年四十而阴气自半,起居衰矣"。年老体弱,或久病气血亏损,脑脉失养。气虚则运血无力,血流不畅,而致脑脉瘀滞不通;阴血亏虚则阴不制阳,内风动越,携痰浊、瘀血止扰清窍,突发本病。正如《景岳全书·非风》说:"卒倒多由昏愦,本皆内伤积损颓败而然。"

劳倦内伤烦劳过度,伤耗阴精,阴虚而火旺,或阴不制阳易使阳气鸱张,引动风阳,内风旋动,则气火俱浮,或兼挟痰浊、瘀血上壅清窍脉络。

脾失健运过食肥甘醇酒,致使脾胃受伤,脾失运化,痰浊内生,郁久化热,痰热互结,壅滞经脉,上蒙清窍;或素体肝旺,气机郁结,克伐脾土,痰浊内生;或肝郁化火,烁津成痰,痰郁互结,携风阳之邪,窜扰经脉,发为本病。此即《丹溪心法·中风》所谓"湿土生痰,痰生热,热生风也"。饮食不节,脾失健运,气血生化无源,气血精微衰少,脑脉失养,再加之情志过极、劳倦过度等诱因,使气血逆乱,脑之神明不用,而发为中风。

情志过极七情所伤,肝失条达,气机郁滞,血行不畅,瘀结脑脉;暴怒伤肝,则肝阳暴张,或心火暴盛,风火相煽,血随气逆,上冲犯脑。凡此种种,均易引起气血逆乱,上扰脑窍而发为中风。尤以暴怒引发本病者最为多见。

本病由于患者脏腑功能失调,气血素虚或痰浊、瘀血内生,加之劳倦内伤、忧思恼怒、饮酒饱食、用力过度、气候骤变等诱因,而致瘀血阻滞、痰热内蕴,或阳化风动、血随气逆,导致脑脉痹阻或血溢脉外,引起昏仆不遂,发为中风。其病位在脑,与心、肾、肝、脾密切相关。其病机有虚(阴虚、气虚)、火(肝火、心火)、风(肝风)、痰(风痰、湿痰)、气(气逆)、血(血瘀)六端,此六端多在一定条件下相互影响,相互作用。病性多为本虚标实,上盛下虚。在本为肝肾阴虚,气血衰少,在标为风火相煽,痰湿壅盛,瘀血阻滞,气血逆乱。而其基本病机为气血逆乱,上犯于脑,脑之神明失用。

(二)临床表现

脑脉痹阻或血溢脑脉之外所引起的脑髓神机受损是中风病的症候特征。其主症为神昏、半身不遂、言语謇涩或不语、口舌歪斜、偏身麻木。次症见头痛、眩晕、呕吐、二便失禁或不通、烦躁、抽搐、痰多、呃逆。舌象可表现为舌强、舌歪、舌卷,舌质暗红或红绛,舌有瘀点、瘀斑;苔薄白、白腻、黄或黄腻;脉象多弦,或弦滑、弦细,或结或代等。

神昏初起即可见。轻者神思恍惚,迷蒙,嗜睡。重者昏迷或昏愦。有的病人起病时神清,数日后渐见神昏,多数神昏病人常伴有谵妄、躁扰不宁等症状。

半身不遂轻者仅见偏身肢体力弱或活动不利,重者则完全瘫痪。有单个肢体力弱或瘫痪者,也有一侧肢体瘫痪不遂者;病人起病可仅为偏身力弱,而进行性加重,直至瘫痪不遂,或起病即见偏身瘫痪。急性期,病人半身不遂多见患肢松懈瘫软。少数为肢体强痉拘急。后遗症期,多遗有患肢强痉挛缩,尤以手指关节僵硬、屈伸不利最为严重。

口舌歪斜,多与半身不遂共见,伸舌时多歪向瘫痪侧肢体,常伴流涎。

言语謇涩或不语轻者,仅见言语迟缓不利,吐字不清,患者自觉舌体发僵;重者不语。部分患者在病发之前,常伴有一时性的言语不利,旋即恢复正常。

本病发病前常有先兆症状。如素有眩晕、头痛、耳鸣,突然出现一过性言语不利或肢体麻木,视物昏花,甚则晕厥,一日内发作数次,或几日内多次复发。若骤然内风旋动,痰火交织发病者,于急性期可出现呕血、便血、壮热、喘促、顽固性呃逆,甚至厥而不复,瞳孔或大或小,病情危笃,多难救治。

（三）治疗原则

中风病急性期标实症状突出,急则治其标,治疗当以祛邪为主,常用平肝熄风、清化痰热、化痰通腑、活血通络、醒神开窍等治疗方法。闭、脱二证当分别治以驱邪开窍醒神和扶正固脱、救阴回阳。内闭外脱则醒神开窍与扶正固本可以兼用。在恢复期及后遗症期,多为虚实夹杂,邪实未清而正虚已现,治宜扶正祛邪,常用育阴熄风、益气活血等法。

第四节　痔瘘

痔瘘是临床上常见病、多发病。痔瘘的主要症状有便血、疼痛、脱出、局部分泌物增多和排便困难等。发病的主要原因是由于人体阴阳失调,加之外感风、热、燥、湿之邪,内伤六淫七情等因素所致。按照解剖部位不同,痔可分为内痔、外痔和混合痔。

一、临床表现

流脓:肛旁有一溃口,时流脓水是肛瘘的典型症状。流脓可时多时少,外口可时封

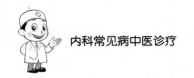

时溃。过于疲劳时,脓水增多,严重者可有粪便流出。

疼痛:肛瘘一般无明显疼痛,当外口封闭后,或脓水流出不畅时,瘘管内压力增大,可出现疼痛、坠胀感,多于脓水流出后迅速减轻或消失。也可因内口较大,粪便流入瘘管而疼痛,排便时尤其明显。

瘙痒:因脓水不断刺激肛门周围皮肤所致,严重者可出现肛周湿疹。

全身症状:高位肛瘘脓出不畅时,可有发热、发冷、食欲减退、便秘、小便黄赤或排出困难、脉滑数等表现。反复发作者可见贫血、消瘦,结核性肛瘘可有潮热、盗汗、五心烦热等表现。

（一）诊断

化脓性肛瘘的外口较小、凸起,脓水黄稠,急性期可见局部肿痛,高位肛瘘可伴全身症状。

结核性肛瘘的外口较大、凹陷,周围皮肤暗紫色,脓水稀薄,夹有败絮样组织,并可伴有结核病的全身表现。

低位肛瘘可在皮下触到硬条索状瘘管,高位或结核性肛瘘一般触及不到明显的条索状瘘管。

肛门指诊可在相应内口处触及凸起的小硬块,中央有凹陷及压痛。

肛门镜检查可在齿线处见到感染的肛窦,可有脓性分泌物溢出,于外口注入美蓝后可帮助寻找内口。

探针由外口进入可探寻到瘘管及内口,但忌用强力,以免造成假道。

病理诊断可明确瘘管的性质,有报道病史超过十年者,10%的瘘管可发生癌变。

（二）鉴别

化脓性汗腺炎:也称为大汗腺炎,多发于大汗腺的分布区,如会阴区、腹股沟、腋窝处,有多个溃口,瘘管走行于皮下,涉及范围广,不与直肠相通。

骶尾部结核:发病缓慢,破溃后流清稀脓液,溃口凹陷,经久不收,可见食欲不振、低热、盗汗、咳嗽等结核病症状。X光片可见骶尾部骨质损害和结核病灶。

二、发病机理

感染:肛周感染导致脓肿发生后,虽经切开引流或自行破溃,脓汁流出,但感染的内口仍在,粪便、细菌、脓细胞等仍可进入,导致炎症反复发作,外口不能闭合,久之脓腔壁纤维化,形成瘘管;

损伤:外伤、异物、粗暴检查等可损伤肛管直肠,伤口感染即可发病;

结核:结核病常可并发结核性肛瘘,可能为结核杆菌进入肛窦或血行感染导致;

免疫力低下:糖尿病、白血病、再生障碍性贫血等,因机体免疫力降低,可由血行感染引起肛瘘,小儿发病亦多因为免疫力低下所致;

其他:溃疡性大肠炎、克罗恩病、直肠乙状结肠憩室炎、淋巴肉芽肿、放射菌病等也伴发肛瘘。

中医认为,痔瘘的发生多因为外感风、热、燥、火、湿邪,饮食醇酒厚味、便秘、泄泻,或内伤肺脾,虚劳久嗽而发病。如《河间六书》指出"盖以风热不散,谷气流滋,传于下部,故令肛门肿满,结如梅李核,甚至乃变为瘘也",《外科大成》有"脏毒,因虚劳久嗽而得者,必肛门结肿为栗,破而成瘘"。

肛周脓肿切开引流或自行破溃后,之所以不能愈合,形成痔瘘的原因有以下两点:

（一）原发灶仍在

切开引流或自行破溃都没有解决内口即感染的肛窦,粪便、细菌、脓细胞等仍可进入并存留,导致炎症反复发生,外口不能愈合,脓腔壁纤维化形成瘘管。

（二）引流不畅

反复感染后脓腔壁纤维化,形成弯曲狭窄的管道,加之括约肌的收缩,致排脓不肠,瘘管难以愈合,或改道另行穿破皮肤,形成支道。

三、多种分类

（一）分类方法有多种,较为有意义的有以下几种

按照 1975 年全国肛肠外科会议统一标准分类法,以外括约肌深部画线为标志,瘘管经过此线以上为高位,在此线以下为低位,可分为:

1. 低位单纯性痔瘘

只有一个瘘管,并通过外括约肌深层以下,内口在肛窦部位。

2. 低位复杂性痔瘘

瘘管在外括约肌深层以下,有两个以上外口,或两条以上管道,内口在肛窦部位。

3. 高位单纯性痔瘘

仅有一条瘘管,穿过外括约肌深层以上,内口位于肛窦部位。

4. 高位复杂性痔瘘

有两个以上外口,或管道有分支窦道,其主管道通过外括约肌深层以上,有一个或两个以上内口。

（二）按照病源分类

按照病源可分为:化脓性痔瘘和结核性痔瘘。

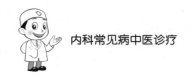

痔瘘的发展规律:将肛门两侧的坐骨结节画一条横线,当瘘管外口在横线之前距离肛缘 5cm 以内,内口在齿线处与外口位置相对,其管道多为直行;如果外口在距离肛缘 5cm 以外,或外口在横线之后,内口多在后正中齿线处,其瘘管多为弯曲走行。

四、检查与诊疗

(一)检查项目

1. 血常规

2. 大便常规

大便常规检查在肛肠病中尤为重要,有时依据大便的外观就可作出诊断。大便常规检查,包括肉眼观察外形、硬度、颜色,以及有无血液、黏液、脓液及肉眼可见的寄生虫,嗅气味。此外,还进行化学检查、显微镜检查及细菌检查。

3. 尿常规

出血性休克患者,测定每小时尿量和尿比重对指导补液是最简便实用的方法;此外,不少疾病及使用抗生素都可损害肾脏,故尿常规检查是不可缺少的检测项目。

4. 生化检查

许多检查,如肝、肾、心脏、胰腺等器官的一些生化检测,对痔瘘病具有辅助诊断作用,如肝功能、血糖、尿糖、肌酐等应列为常规检测项目。有些生化检测对及时指导治疗有很大帮助,如血电解质、血尿素氮、血气分析等。

5. 免疫学检查

细胞免疫、体液免疫以及自身免疫抗体的测定,对了解疾病的免疫功能和发病原理有很大帮助,应有选择性地检查。在痔瘘病中。与免疫学关系较密切的主要是炎症性肠病,包括克罗恩病和溃疡性结肠炎。长沙肛泰肛肠医院专家表示,癌胚抗原在大多数结肠癌血清中可发现,但无特异性,目前主要用于疑似肠癌患者的诊断,临床上现常作为结肠癌术后复发的信号。

(二)治疗措施

痔瘘的治疗以手术为主,药物为辅。

1. 药物

多用于手术前后,以增强体质、减轻症状、控制炎症发展,促进创面愈合。

(1)化脓性肛瘘

症候:脓水黄稠、味臭,时有时无,伴发热、发冷、食欲减退、便秘、尿赤,舌红,苔黄腻,脉弦滑。

治法:清热利湿,解毒消肿。

方药：二妙散、萆薢渗湿汤加减。

（2）结核性肛瘘

症候：脓水稀薄，淋漓不断，伴潮热、盗汗、五心烦热，舌淡红，苔白腻，脉细数。

治法：养阴清热，补肺健脾。

方药：青蒿鳖甲汤加减。

2. 手术

可根治肛瘘，关键在于正确处理内口、主管、支管，高位累及肛管直肠环的肛瘘要妥善处理，避免造成术后大便失禁。

（1）挂线疗法

适应证：外口距离肛门5cm以内的低位单纯性肛瘘。

禁忌证：①肛门周围有皮肤病者，②瘘管仍有酿脓现象者，③有严重的肺结核病、梅毒或极度虚弱者，④有恶性肿瘤者。

操作方法：取左侧卧位，病侧在下，常规消毒，局部浸润麻醉，在探针尾部系一根橡皮筋，探针头探入外口、瘘管，另一只手的食指伸入入肛门内，配合探针找到内口，并经肛门拉出橡皮筋，切开瘘管内外口之间的皮肤及皮下组织，拉紧橡皮筋，紧贴皮下切口用止血钳夹住，在其下方用十号丝线双重结扎，在结扎线外1.5cm处剪去多余的橡皮筋，松开止血钳，紫草油砂条或凡士林油纱条填塞伤口，纱布外固定。

注意事项：①插入探针时不要用暴力，以免造成假道，②术后保持大便通畅，每日中药汤剂或1:5000高锰酸钾溶液坐浴，换药，③橡皮筋一般7天左右可自行脱落，如10天以后不脱落，可以剪开，如橡皮筋较松，需要再紧线一次。

（2）切开疗法

适应证：低位单纯性肛瘘和低位复杂性肛瘘。对高位肛瘘切开时，必须配合挂线疗法，以免造成肛门失禁。

禁忌证：同挂线疗法。

操作方法：取截石位或侧卧位，在腰部麻醉或局部浸润麻醉下，常规消毒，铺无菌单。

先在肛门内塞入一块盐水纱布，再用钝头针头注射器从瘘管外口注入1%亚甲蓝或甲紫溶液，如纱布染有颜色，则可有助于寻找内口，也便于在手术时辨认瘘管走向。

将有槽探针从瘘管外口轻轻插入，遇阻力时停止，然后沿探针方向切开皮肤和皮下组织及瘘管外壁，使瘘管部分敞开。

再将有槽探针插入瘘管的残余部分，逐步地用同样的方法切开探针的表面组织，直至整个瘘管完全切开为止。

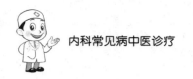

瘘管全部敞开后,用刮匙将瘘管壁上染有美兰的坏死组织和肉芽组织刮出。

修剪创口两侧的皮肤和皮下组织,形成一口宽底小的创面,使引流通畅,仔细止血,创面填塞紫草油砂条或黄连膏纱布条,外垫纱布,宽胶布压迫固定。

（三）手术时注意事项

如瘘管在肛管直肠环下方通过,可以一次性全部切开瘘管。如瘘管通过肛管直肠环的上方,必须加用挂线疗法。即先切开外括约肌皮下部,浅环及其下方的瘘管,然后用橡皮筋由剩余的管道口通入,经内口引出,缚在肛管直肠环上,这样可避免因一次切断肛管直肠环,而造成肛门失禁。如肛管直肠环已纤维化者,也可一次全部切开无须挂线。

瘘管于外括约肌深浅两层之间通过者,该处肌肉未形成纤维化时,不能同时切断两处外括约肌,在切断括约肌时要与肌纤维呈直角不能斜角切断。

高位肛瘘通过肛尾韧带,可以做纵行切开,不能做横行切断肛尾韧带,以免造成肛门向前移位。

注意事项:同切开疗法。

（1）保持肛门周围清洁,增加局部血液循环,防止感染扩散。每日温水或1:5000高锰酸钾溶液坐浴每日2~3次及便后坐浴。

（2）单纯肛瘘,复杂肛瘘需做切除手术或切开挂线治疗。手术后创口要敞开,创面以紫草油砂条或凡士林纱布填充,继续温水坐浴后换药。

第三章 内科疾病中医护理

随着医学模式的转变,中医护理逐步建立起系统化整体护理模式。这与现代医学模式中现代护理所倡导的以病人为中心进行系统、整体的全身心护理理念完全契合[1]。

在数千年的临床实践中,中医积累了丰富的经验,并形成了关于诊治疾病和护养患者的理论体系。中医护理以中医理论为指导,坚持"防重于治"的原则,强调"三分治、七分养"。经过长期的实践,中医临床护理总结出了从理论到临床辩证施护的一系列操作技术。强调人是一个有机整体,以气血、经络和脏腑为内在联系,通过望、闻、问、切获取病情、个体状况、心理、社会环境等信息。中医药护理能结合现代护理的方法和理论,实施西医操作技术,取长补短,有中药外治、刮痧疗法、推拿疗法、拔罐疗法等切实有效的治疗方法,在临床中受到关注并得到广泛应用。

中医护理是我国自古就存在的,指在中医基础理论的指导下开展的相关护理工作,是中医学的重要组成部分,有着悠久的历史和丰富的内涵,而我国本土存在的护理中,古代中医师既是治病救人的医生,同时又扮演着中医的护理工作者。中医护理,尤其是中医内科护理在数千年的实践中积累了丰富的临床经验,早在《黄帝内经》中便有较为系统的详细记载,其不仅在给药、饮食等临证护理上有一定优势,独具特色,而且十分重视生活起居、情志等方面的护理。随着国际交流的不断深入,现代医学的护理行为和护理理念初入中国,使得中医护理进入了一段时间的低迷期。但近年的各种研究数据显示,中医护理可有效提高临床疗效,较大幅度地改善患者的生活质量,这点得到了医学界学者的普遍认可。

中医内科护理以整体护理和辩证实施护理行为为基本理论和基本特色,这也是基于中医学整体观念与辩证论治基本理论之上的,体现了中医内科护理的科学性和先进性[1]。临床护理离不开各种护理技术,中医护理技术是中医内科护理的核心,包括针

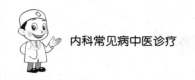

灸、拔罐、中医贴敷等等,其正逐渐得到医学界人士的广泛采用,也得到广大患者的充分肯定。

第一节　中医内科护理现状

一、人力资源缺乏

目前,医学院校以西医教育为主,每个省市仅有中医院校培养护理人员,加之西医知识的增加,导致中医内科护理人员紧缺。据统计,目前各中医医院的护理人员大部分是西医护士出身,对中医基础知识的掌握程度明显不足,对于中医内科护理技巧,如拔罐、耳穴贴治、药透等技能的掌握程度仅局限于会做、会用,对于通过中医理论判断护理技巧的适应证、禁忌证的能力基本没有。这都在很大程度上影响了临床效果。

由于护理人员短缺,中医护理人力资源配置更是不足,直接导致护理人员不能分层使用,工资、奖金等待遇不能充分体现其知识价值,更不能体现护理的地位,结果使得护理人员对自己职业的忠诚度降低,学术带头人数更少。

二、中医内科护理操作开展受限

由于现代临床工作的种种限制,尤其是护理工作的开展更加受限制。中医内科护理经过数千年的实践已形成了其独特的一整套理论与临床护理方法和独具中医特色的临床操作技术,比如拔罐、穴位按压、中药熏洗、中药贴敷等。但目前大部分医院在护理管理中沿用传统的护理管理方法和管理制度,使得新的护理思想和护理理念得不到实施,限制了护理职能的发挥和护理服务功能的拓展。临床中多数医师将护理人员当成单纯的医嘱执行者,护理工作也被看为从属于医疗工作。此外,由于条件的限制,护理人员没有自主执行护理操作的权利,既影响了专科技能的提升,又制约了护理质量的提升与中医内科护理学科的发展。

三、中医内科护理缺乏科研创新

当前,中医内科护理工作还存在临床实践多、科学研究少的问题,即使有一定的科研工作也多属盲目探索,缺乏科学的理论指导。在临床一线的护理人员多被繁重的工作拖着,无暇顾及科学研究,久而久之,使得一线工作的护理人员科研意识薄弱,科研知识缺乏,严重影响了中医内科护理学科的进一步发展。

一些专职的科研人员,由于缺乏实践经验,所研究的领域往往与临床脱离,因而对临床工作的指导意义不大。虽然部分省市级中医院相继建立了中医内科护理研究室，一些单位也筹划开展中医内科护理科研工作，但是不乏理论脱离实际的情况存在，而白白花费了巨大的科研经费，所获不丰。

第二节　中医护理的优势

一、中医护理的理论优势

中医理论认为，人是统一的整体，构成人体的各部分具有不可分割的形态结构和相互联系的物质代谢，在病理变化上互相影响、物质代谢上互相联系。人的生命活动是在内外环境的相互作用下，机体受到各种因素的相互作用不断保持动态又持续平衡的过程。人体内部环境是指脏器功能和精神心理状态；外部环境指外界社会环境和自然环境。内外环境的失调是导致人体发生功能性和器质性病变的主要原因。中医在进行治疗护理时，充分考虑人体的体质、心理和社会环境的因素等影响机体平衡的相关因素，形成一种生物—社会—心理—环境的中医护理模式。中医理论强调作为整体的人类机体正气的作用，认为"病人"是一个整体，"病"是人体在一定的内外因素作用下的失衡状态，在护理时，要进行驱邪扶正。通过调整机体的功能状态，实现治疗和护理的目的，这种思路和方法体现了中医护理的先进性和科学性。

二、中医护理的方法优势

中医护理强调辩证施护，注重个体的情志护理和择时服药护理，操作方法灵活多样。辩证施护从整体观出发，通过望、闻、问、切四种方法收集与患者疾病相关的资料，通过对疾病发生、发展等资料的整理、分析、推理、对比辩证判断病因和病症，提出诊断或护理的相关问题，并制定出相应合理的护理计划和措施。辩证施护强调人体的特殊性和差异性，注重人、病、证三者之间的关系，辩证地看待病与证之间的关系，同一种病可能有几种不同的证，不同的病也可能有相同的证，因此在中医的临床护理中，常常采取异病同护、同病异护的方法。中医情志护理建立在尊重、关心、爱护人的思想上，认为人的清志影响着疾病的发生、发展与治疗。中医信奉阴阳学说，强调人体内阴阳变化的规律，治疗护理时强调根据人体气血的盛衰变化服药，注重"热者寒之"、"寒者热之"的服药原则，将阳药用于阴时，阴药用于阳时，降药用于升时，升药用于降时，用以提高药力。中医护理包括针灸、推拿、刮痧、拔罐、熏洗、热熨等操作方法，这些技术通过对人体体表进行刺激实现整体调节，具有使用的器具简单、操作灵活方便、疗效显著

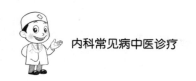

等优点,且有着较广的适用范围,目前已被世界多个国家采用。

三、中医养生保健的优势

中医以生命观和健康观为指导,经过多年的实践和积累,形成了一套独特的养生保健和延年益寿的理论,强调"天人合一""动静结合""形神统一"。中医著名的养生,在古代又称为"养性""摄生"等,指人们通过各种方法和手段达到保持身体健康和延年益寿的行为过程。中医养生的理论建立在传统理论和多年临床实践的基础上,是中医养生保健理论的重要组成部分。在历代的医学著作中,从《黄帝内经》开始有关养生的论著不胜枚举。其中有很多值得借鉴和发扬的精华,如顺四时,治未病;节房劳,保阴精;调情志,贵恬愉;宜饮食,和五味;适劳逸,勿过用;慎服药,重自调;避邪气,防传染;发机先,治未病等。根据"药食同源"的理论,中医开发出多种食疗,能够达到祛病健身、调节免疫机制、延缓衰老等功能。中医养生保健护理针对不同的人群,采用太极拳、气功、自我按摩等养生保健方式,帮助人们实现提高健康素质和生活质量的目标。

此外,中医药治疗护理的费用与西医比较要低出很多,较为符合我国居民的收入水平状况,有助于实现"以较低的费用提供优质医疗服务,满足人民群众基本医疗服务"的目标。

第三节 中医内科护理发展趋势

中医护理具有行之有效的护理方法和技术,能够为患者提供安全、优质、满意的服务,因此在临床实践中需要传承和发展,未来中医护理要面向社区、实现双向发展。

一、提高中医内科护理专业的社会地位

目前,中医护理在科研方面较为薄弱,主要表现为科研内容层次低、科研项目少,现有的研究多集中于对现有护理技术和护理方法的回顾性总结,缺乏前瞻性、深层次的大样本随机对照研究。因此,提高在职中医护理人员的专业水平,培养高级实用型中医护理人才是中医护理发展中迫切需要解决的问题。

卫生行政部门与医疗卫生机构应更新观念,制定和推出一系列科学、合理的相关政策法规,为中医内科护理事业的发展提供基础,可以培养中医内科专科护理人员,并将其职称定位纳入现行的职称系列中,以此来鼓励中医内科护理人员积极开展临床与科研工作。在现代护理模式下,中医内科护理需要发展和提高,护理人员的工作不能

仅限于简单的机械式重复操作,而应该转变为具有科技含量的高层次工作。除了制度,还需要护理人员自身的观念改变,增加自身职业的使命感和荣辱感,立志投身于中医内科护理的实践与科研工作中去。

二、提高中医内科护理人员的专业素质

护理队伍建设是推进中医内科护理事业发展的核心内容,只有注重专业化护理人才的培养,加之切实可行的科学管理体制,才能提高临床护理服务的水平,适应现代诊疗技术的不断发展和较高要求,提高人们对临床护理的满意度。

各级中医院可以根据自身单位的具体情况,对中医内科护理人员进行分阶段分层次的培训、安排进修等,尤其是对刚刚毕业走进工作岗位的中医内科护理人员,他们缺乏临床经验,需要进行各科的轮转,参加更为严格的出科考试,以保证对中医基础理论较为深入的掌握。同时,可以设定时间进行相关的考核,提高其自主学习的主观能动性。另外,相关单位可以依托医科大学,最好的中医药大学,定期对临床一线工作的中医内科护理人员进行考核、评价。

中医护理的发展需要一大批优秀的人才,进行人才的培养需要定位发展的方向,既要在临床、教学和科研方面综合发展,又要培养教研方面的精尖人才。首先应培养护理人员的中医药文化意识,使护理人员更深地了解并掌握中医护理的思维方式和行为习惯等。其次,注重中医护理技能的培养。在进行技能培训时,加入每项操作技术的发展简介、应用背景等内容,注重中医药文化的渗透。再次,应注重教育层次、教学方法和课程设置等方面的创新,将中西医护理内容进行整合,注重学生人文素养和科学思维方法的培养。最后应对人才进行专业目标定位,创设本科、硕士到博士的教育培养体系,提高护理人员的科研与创新能力,培养高端中医护理人才。

三、发展中医护理教育事业

为了适应护理学科的发展,中医教学也应进行适当的改革,中医护理教育要以学校护理专业教学为开始,以临床实习和考核为中继,真正做到理论结合实践,确保中医护理教育培养出一批批具有扎实的理论基础和精湛的实践操作能力的护理工作人员。同时,建立完善的岗前培训和毕业后教育、继续教育等在内的终身教育体系。不断地优化临床护理工作人员的自身素质,提高办学质量,形成适合中医内科护理工作开展需要的人才培养模式。

四、加强护理领域的交流与合作

随着国际交流的不断深入,我国的医疗事业,包括临床护理事业均面临着新的机

遇与挑战,而对国际化的医疗市场竞争,只有加速发展中医护理事业,才能更好地应对。因此,要不断加强护理领域与国际的交流与合作,通过学习和借鉴国际上优质的护理服务程序和理念,更好地发展中医内科护理,包括专业技术、教育管理模式、护理人员的科研能力等。

传统医学和现代医学都有着各自独特的理论体系和认识方法,各具优势特色,也各有局限和不足,但是它们都是以人体为研究对象,共同探索人类对健康问题的客观规律,参与并承担保障人民健康的任务。因此,它们之间不是相互排斥和相互取代的关系,而应在临床实践中相互学习、优势互补,共同发展和进步。中医护理的发展应坚持主体发展与开放兼顾的原则,广泛开展多学科的协作研究,实现与其他学科的优势互补,在发展中不断进行自我完善。

第四节　中医护理思想

一、整体护理及治"未病"思想

整体护理运用辩证施护的思想和方法,强调整体观念,将整体护理思想贯穿于护理全过程。根据临床病症,针对不同患者的病情,采用标本缓急、扶正祛邪、异病同护、同病异护,并根据不同情况采取预防为主的护理措施。人体是一个有机整体,各个组织、器官有着不同的功能,具有结构上不可协调、功能上相互协调与平衡,病理上互相影响的关系;人与社会和自然存在着相互统一的关系,社会和自然环境的变化也会对人体产生直接或间接的影响,使人体随外界环境发生一定的变化。当人体不能适应外界的变化,就会导致疾病的发生。如口腔溃疡的治疗,如果采用口含消炎片和补充维生素,可能效果不会特别好,但如果以中医理论指导,进行整体护理,可以在发生初期受到较好的效果。因为中医认为自通过舌窍与外界相连,"自开窍于舌,舌为心之苗",口舌生疮是小肠实热或心火上炎所致。整体护理可以采用清热解毒的药物,配以含量清火的食物,避免情志过激。

"未病"的说法来源于《内经》,含有未病先防和既病防变两种含义。从古至今,许多学者都对这种说法进行了论述。随着亚健康概念的提出,很多学者对"未病"学说进行了进一步的阐述。并提出了"未病"的健康未病态、前病未病态、潜病未病态和传病未病态四种状态。他们认为在健康与疾病之间存在必然的中间状态,这种状态是未病的核心,与"未病"学说的"欲病救萌""未病先防"思想一致。中医护理切合预防、保健、治疗、康复等方面的需要,以调养身体,提高正气抗邪能力,防止病邪的侵害,早期诊治,根据疾病传变规律,先安未受邪之地为原则,深受人们的喜爱。因此,在临床实践中推动中医的"未病"学说具有重要的意义和应用前景。

二、辩证施护

中医护理的辩证施护是将中医四诊收集的资料进行综合分析、概括判断,进行疾病的症候定性,然后根据辩证定位的结果确立相应的护理原则和方法。根据中医的整体辩证思想,采取异病同护和同病异护的方法。例如,发热有表虚、表寒、表热等不同,应采用不同的治疗和护理方法。如果因为中暑而高热,病邪侵入体内,不能用冷水擦浴或用冰水降温,更不能让患者吹风;如果外感邪热,病邪在表面,多为发热伴有恶寒、脉浮数、无汗、舌苔薄白等症状,宜服用解表清热发汗药,并采用避风、出汗、保暖等护理措施,必要时放置温水袋进行保温、不能冷敷降温。再如,同样是肾病,如果出现发热、畏寒、小便不利、浮肿等症状,应当选用宣肺发汗利尿的方法治疗和护理;如果已经消肿,仅出现畏寒、面白、腰酸、肢冷等症状,应采用温补肾阳的方法治疗和护理。

人体禀赋于先天遗传和后天环境等因素的影响,表现出不同的形态和生理机能。体质主要与人体的气血、阴阳、津液及脏腑经络等功能相关。现代中医参照重要临床的辩证实践经验,用综合性指标对人的体质进行分类。应根据人体体质的不同进行辨体施护,以中医辩证治疗指导护理工作。在临床进行辩证施护时应注意以下原则:

(1)扶正祛邪

主要指根据不同病情,采用以扶正或祛邪为主的各种护理手段,达到扶助正气、祛除病邪的目的。

(2)预防为主

护理中应采用"既病防变"和"未病先防"的原则,掌握各类疾病的转变途径,避免并防止并发症的出现,防止在病情康复期出现病情反复。

(3)标本缓急

护理中,应根据病情的主次轻重,遵循"急则护其标,缓则护其本"的护理原则,采取标本并重、标本同护的方法。

(4)正护与反护

根据临床治则,逆其症候性质采取的护理方法为正护;顺从疾病假象采取的方法为反护。

(5)同病异护和异病同护

同病异护是指同样的疾病,在病程发展的不同阶段,根据不同的症候需要采取不

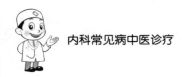

同的护理措施;而异病同护指不同的疾病在某一阶段出现相同症候时,可以采取相同的护理措施。

(6)因人、因时、因地制宜

护理措施的采用还应根据患者的不同体质、性别和年龄以及不同的气候、地理条件和时令区别对待。

三、情志护理

中医强调七情致病,认为人的精神情志活动与生理、病理的变化密切相关。喜、怒、忧、思、悲、恐、惊七种情绪,是人体精神活动对外界各种刺激因素的反应。不同的情绪变化会影响相应的内脏产生病变,突发的强烈精神刺激或者持续、反复的精神刺激,都可能导致人体气机逆乱,由于气血的阴阳失调、功能紊乱而导致疾病发生;而保持愉悦的心情,则会气机调畅、气血平和,从而有利于身体健康。"五志过极,常以其胜治之",中医临床护理可以采用激发某种情志以平息体内另一种情志过激引起的疾病。中医护理中,护理人员应多于患者进行沟通,满足他们的需求,改善他们的情绪,保持患者情志的舒畅和稳定,能够帮助他们扶助正气、祛除病邪。情志护理的这种方法,同样体现了中医整体辩证的施护措施。此外,在进行情志护理时,中医还强调用音乐的宫、商、角、微、羽入人体肝、自、脾、肺、肾五脏的方法,调节五脏的生理功能,与现代的音乐疗法具有相同的功效。

四、气象护理

随着四时气候的变化,人体的生理和病理也发生相应的变化。中医理论注重人与自然的相互统一,根据春生、夏长、秋收、冬藏的自然规律,在护理时应做好气象护理,并在此基础上加强夜间病情的观察和情志护理。并根据季节的特点,做好患者四时的生活起居护理,春天应早起缓行、披发广步,夏天无厌于日、使气得泄、使志无怒,秋天早睡早起、使肺气清、使志安宁,冬天早睡晚起、无泄皮肤、去寒就温。按照自然变化的特点,进行"春夏养阳、秋冬养阴"的护理,防止淫邪之气侵袭,预防病症发生、保证疾病康复。根据昼夜气温变化对疾病的影响,护理时应加强夜间的观察,防止邪气独居于身,从而引起病情突变。

五、饮食护理

李时珍曾说过:"饮食者,人之命脉也。"中医向来重视食疗,认为"食药同源",药补不如食补。在治疗疾病时,不可一味用药,以免人体正气损伤,强调以饮食调养正气、祛尽余邪。患者的饮食选择,应根据病症的性质,按照中药理论的指导和食物的性味归经,选择寒热相宜、五味不偏的合理食物配膳。在治疗过程中,让患者在自理上接受并重视饮食疗法,如中医辩证法认为肾病综合征属于脾肾气虚,应在治疗的同时配合黄芪鲤鱼汤进行消肿。根据季节、气候、地域和患者身体素质选适宜的饮食,同时应注意食物的适量,宜清淡为主,忌食肥甘厚腻和辛辣食物。如针对小儿脾胃特点,提倡"忍三分饥,吃七分饱"。

进行饮食护理时,还应注重饮食禁忌并注意饮食卫生。很多临床上难以治愈或者愈后复发的疾病都与饮食禁忌有关,因此应当注意食物之间以及食物与药物之间的禁忌关系。应特别注意中药对饮食的禁忌,如服补药忌食茶叶、萝卜;服发汗药忌食醋和生冷食物;热性病患者忌食油炸、辛辣食物;伤寒、温湿忌食油腻厚味;肠胃功能弱者忌食油腻、黏滑等食物;腹泻、腹痛、痰湿阻滞消化不良等忌食生冷食物;头昏失眠、性情急躁者忌食胡椒、辛辣、酒类等;肝阳、癫痫、过敏患者忌食发物;蜂蜜忌食葱、豆腐;鳖甲忌食苋菜;灵仙忌食茶叶等。此外,还应做到饮食卫生和饮食有节。中医护理,利用药物配合饮食的治疗,可以减少药物的副作用对人体的损害,促进患者更快康复,提高治疗的效果。掌握临床护理的饮食原则,在护理时根据不同的病"证",合理搭配饮食,采取"实则泻之""虚则补之""热则寒之""寒则热之"的原则进行调护。

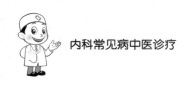

第四章　中医诊断

第一节　中医诊断学

中医诊断学是根据中医学的理论体系,研究诊察病情、判断病种、辨别症候的基础理论、基本方法和基本技能的一门学科。其课程的主要内容包括诊法、辩证、诊断综合运用和病案书写等。其内涵主要应包括以下三方面:其一,研究中医诊察疾病、判断病种、辨别症候的基本知识与方法;其二,研究中医揭示病症机理及其相关规律的基本理论与方法;其三,研究中医临床辩证论治的基本方法与技能。在中医基础学科与临床各学科之间,中医诊断学担任着重要的桥梁作用。由于中医诊断学学科所包含的知识是中医基础理论体系完整知识链中不可或缺的环节,因而成为近些年来中医现代化研究的热点之一。通过从外界吸取营养,借鉴和运用声学、光学、电学、磁学等知识和生物医学工程、计算机技术等其他研究方法来不断发展自己,在保证四诊资料客观性的同时,中医诊断学的科学内涵也不断地深化。

一、中医诊断学的原理及其原则

(一)诊断学原理

对于人体疾病的诊断过程是一个认识过程,认识的目的在于进一步指导实践。而望、闻、问、切四诊,是认证识病的主要方法。

人体疾病的病理变化,大都蕴藏于内,仅望其外部的神色,听其声音,嗅其气味,切其脉候,问其所苦,而没有直接察病变的所在,为什么能判断出其病的本质呢? 其原理就在于"从外知内"(《灵枢·论疾诊尺》),亦即"司外揣内"(《灵枢·外揣》)。

"视其外应,测知其内","有诸内者,必形诸外",这是前人认识客观事物的重要方法。我国先秦的科学家很早就发现,许多事物的表里之间都存在着相应的确定性联系。联系是普遍存在的,每一事物都与周围事物发生一定联系,如果不能直接认识某一事物,可以通过研究与之有关的其他事物,间接地把握或推知这一事物。同样,机体外部的表征与体内的生理功能必然有着相应关系。通过体外的表征,一定可以把握人体内部的变化规律。脏腑受邪发生病理变化必然会表现在外。疾病的发生和发展,是一定的、相应的外在病形,即表现于外的症状、体征、舌象和脉象。因此,可以运用望、闻、问、切等手段,把这些表现于外的症状、体征、舌象、脉象等有关资料收集起来,然后分析其脏腑病机及病邪的性质,以判断疾病的本质和征候类型,从而做出诊断。

(二)诊断学原则

对于疾病诊断的过程,是一个认识的过程,对疾病有所认识,才能对疾病进行防治。要正确地认识疾病,必须遵循三大原则。

1. 审察内外,整体察病

整体观念是中医学的一个基本特点。人是一个有机的整体,内在脏腑与外在体表、四肢、五官是统一的;而整个机体与外界环境也是统一的,人体一理发生病变,局部可以影响全身,全身病变也可反映于某一局部;外部有病可以内传入里,内脏有病也可以反映于外;精神刺激可以影响脏腑功能活动,脏腑有病也可以造成精神活动的异常。同时,疾病的发展也与气候及外在环境密切相关。因此,在诊察疾病时,首先要把患者的局病看成是患者整体的病变,既要审察其外,又要审察其内,还要把患者与自然环境结合起来加以审察,才能做出正确的诊断。所以说,审察内外、整体察病是中医诊断学的一个基本原则。

2. 辩证求因,审因论治

辩证求因,就是在审察内外、整体察病的基础上,根据患者一系列的具体表现,加以分析综合,求得疾病的本质和症结所在,从而审因论治。所谓辩证求因的"因",除了六淫、七情、饮食劳倦等通常的致病原因外,还包括疾病过程中产生的某些症结,即问题的关键,作为辩证论治的主要依据。

如病人自诉发热,我们还不能得出辩证结果,只有进一步询问有无恶寒头痛,是否疾病初起,检查是否脉浮、舌苔薄白等,才可以初步确定是外感表证发热还是内伤里证发热。若是外感表证发热,还要进一步辩证到底是外感风热,还是外感风寒。假如有舌红、口渴、脉浮数、发热重、恶寒轻,就可知其发热为外感风热证,从而为治疗指出方向。由此可知,仔细地辩证,就可对疾病有确切认识,诊断就更为正确,在治疗上就能达到审因论治的较高境界。

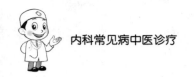
3. 四诊合参，从病辩证

诊断疾病要审察内外，整体察病。那么就要对患者做全面详细的检查和了解，必须四诊合参，即四诊并用或四诊并重。四诊并用，并不等于面面俱到。由于接触患者的时间有限，只有抓住主要矛盾，有目的、系统地重点收集临床资料，才不致浪费时间。四诊并重，是因为四诊是从不同角度来检查病情和收集临床资料的，各有其独特的意义，不能相互取代。只强调某一诊法而忽视其他诊法都是不能全面了解病情，故《医门法律》说："望闻问切，医之不可缺一"。此外，疾病是复杂多变的，征候的表现有真象，也有假象，脉症不一，故有"舍脉从症"和"舍症从脉"的诊法理论。如果四诊不全，就得不到全面详细的病情资料，辩证就欠准确，甚至发生错误。

从病辩证，是通过四诊合参，在确诊疾病的基础上进行辩证，包括病名诊断和症候辨别两个方面。例如感冒是一病名诊断，它又有风寒、风热、暑湿等症候的不同，只有辨清病名和征候，才能进行恰当的治疗。这里，要弄清病（病名）、证（症候）、症（症状）三者的概念与关系。病是对病症的表现特点与病情变化规律的概括。而证，即症候，则是对病变发展某一阶段病人所表现出一系列症状进行分析、归纳、综合，所得出的有关病因、病性、病位等各方面情况的综合概括。一个病可以有几种不同的征候；而一个症候亦可见于多种病。

症，即症状，是病人在疾病过程中出现的背离正常生理范围的异常现象。征候由一系列有密切联系的症状组成。因而可以更好地反映病变的本质。祖国医学强调辩证论治，但这不等于不要辩病，应该把辩病和辩证结合起来。才可作出更确切的判定。

二、中医诊断学的主要内容

四诊：也叫诊法，是诊察疾病的四种基本方法。望诊，是对患者全身或局部进行有目的观察以了解病情，测知脏腑病变。闻诊，是通过听声音、嗅气味以辨别患者内在的病情，问诊，是通过对患者或陪诊者的询问以了解病情及有关情况。切诊，是诊察患者的脉候和身体其他部位，以测知体内、体外一切变化的情况。根据以上四诊合参的原则，不能以一诊代四诊，同时症状、体征与病史的收集，一定要审察准确，不能草率从事。

八纲：即阴阳、表里、寒热、虚实。张景岳称为"阴阳""六变"。四诊所得的一切资料，须用八纲加以归纳分析：寒热是分别疾病的属性；表里是分辨疾病病位与病势的浅深；虚实是分别邪正的盛衰；而阴阳则是区分疾病类别的总纲。它从总的方面，亦即最根本的方面分别疾病属阴属阳，为治疗指明总的方向。

辩证：包括病因、气血津液、脏腑、经络、六经、卫气营血和三焦辩证。各种辩证既各有其特点和适应范围,又有相互联系,并且都是在八纲辩证的基础上加以深化。

诊断与病案:诊断分常见疾病诊断和征候诊断两个方面。疾病诊断简称诊病。就是对患者所患疾病以高度概括,并给以恰当的病名。征候诊断即辩证,是对所患疾病某一阶段中症候的判断。病案,古称"诊籍",又叫医案,是临床的写实。它要求把病人的详细病情、病史、治疗经过与结果等,都如实地记录下来,是临床研究中的一个重要组成部分,为病案分析统计,经验总结,医院管理等科学研究的重要资料。因此,临床各科都应有完整病历、病案记录。

第二节　中医诊断学发展史

中医诊断学,是历代医家临床诊病经验的积累,它的理论和方法起源很早。公元前五世纪著名医家扁鹊就以"切脉、望色、听声、写(犹审)形"等为人诊病。

在《黄帝内经》和《难经》中,不仅奠定了望、闻、问、切四诊的理论基础和方法,而且提出诊断疾病必须结合致病的内外因素全面考虑。《素问·疏五过论》指出:"凡欲诊病者,必问饮食居处,暴乐暴苦……"。

公元二世纪,西汉名医淳于意首创"诊籍"即病案,记录病人的姓名、居址、病状、方药、日期等,作为复诊的参考。公元三世纪初,东汉伟大的医学家张仲景所著的《伤寒杂病论》,把病、脉、证、治结合起来,作出了诊病、辩证、论治的规范。与此同时,著名医家华佗的《中藏经》也记载了丰富的诊病经验,以论脉、论病、论脏腑寒热虚实、生化顺逆之法著名。

西晋王叔和的《脉经》,是我国最早的脉学专著,既阐明脉理,又分述寸口,三部九候、二十四等脉法,对后世影响很大。

隋代巢元方的《诸病源候论》是一部论述病源与症候诊断的专著,载列各种疾病的症候 1739 论。唐代孙思邈认为,诊病要不为外部现象所迷惑,要透过现象看本质。他在《备急千金要方·大医精诚》中指出:"五脏六腑之盈虚,血脉营卫之通塞,固非耳目之所察,必先诊候以审之。"

宋、金、元时期,诊断学又有新的发展,宋代朱肱《南阳活人书》强调治伤寒切脉是辨别表里虚实的关键,陈言的《三因极一病症方论》论述了内因、外因、不内外因三因辩证。

金元之世,专攻诊断者,颇不乏人。滑伯仁的《诊家枢要》专论诊法。戴起宗的《脉诀刊误集解》对脉学极为有益。金元四大家对诊断学的论述各有特色,如刘河间辩证重视病机,张子和重视症状鉴别。李东垣重视外感内伤的征候的异同,朱丹溪重视气血痰郁的辩证。

明清时期,对四诊和辩证的研究,取得了一系列成就。四诊的研究,以脉诊和舌诊的发展尤为突出。明代伟大的医药学家李时珍著《濒湖脉学》,摘取诸家脉学精华,详分27种脉,编成歌诀,便于诵习。清代李延星《脉诀汇辨》、贺升平《脉要图注详解》等把脉学与生理、病理及症候结合起来进行研究。在舌诊方面,继元代杜清碧增补敖氏《伤寒金镜录》后,明代申斗垣的《伤寒观舌心法》,清代张登的《伤寒舌鉴》,傅松元的《舌苔统志》等对察舌辩证多有研究。清代《医宗金鉴·四诊心法要诀》以四言歌诀简要地介绍四诊理论和方法,便于实用。

明清时期对辩证的研究更为深入,尤以伤寒、温病的诊断与辩证最为突出。明代张景岳《景岳全书·传忠录》,特别是清代程钟龄《知觉心悟》,都把阴阳表里、寒热虚实作为辩证的大法。明清重《伤寒论》,致力于六经辩证研究的百余家,各有精辟见解。如明初王初道的《医经溯洄集》、清代柯韵伯《伤寒来苏集》等等。明清创温病的辩证,叶天士《外感温热篇》中卫气营血辩证,吴鞠通《温病条辨》中三焦辩证,分别开创了对温热病病变表坎特征与转变规律的研究。

近代,诊断学的发展较慢。1917年,曹炳章著《彩图辨舌指南》,把辨舌诊断与治法并提,内容翔实,多为经验之谈。中华人民共和国以来,中医诊断学受到教学、医疗和科研工作者的重视,运用现代科学技术手段进行研究,获得了新的苗头与成就。例如:运用电子仪器描记脉图研究脉学,以微型电子计算机输入常见病辩证论治系统研究辩证学等等。为中医诊病、辩证开辟了新途径。

第三节　中医诊断学发展特点

中医诊断学是根据中医学的理论体系,从整体出发,运用辩证理论与方法,以识别病症、推断病情,给防治疾病提供依据的一门学科。收集资料、整理资料是医学诊断必不可少的两个重要内容。中医学特殊的诊断学体系,以诊法收集资料,以辩证对所得到的资料进行整理和分析。在中医诊断学的发展过程中,对疾病的诊查方法、诊查内容及对诊断指标的意义说明都表现出了显著的演变特点。

一、诊查内容

由零散到全面、系统望、闻、问、切四诊在搜集病情资料时所重视的诊查内容,随着历史的发展也有所变化。

甲骨文中有疾首、疾耳、疾目、疾自（鼻）、疾言、疾育、病软（身体软弱无力）、病骨、病旋（眩晕）、疟、疥、蛊、龋等病名，《山海经》中有瘤、瘦、痔、疥、痊、痹、风、疟、狂、瘘、疵、蛊、病、厥、疫疾、月付（月付肿）、月采（大腹）、腹痛、呕、聋等病名，可见在医学发展的早期，人们对疾病的认识多为能够直接观察得到的病情变化，对疾病多按体位、疾病特征、生理功能失常、疾病症状的描述来命名，不过非常零散，缺少理论说明。而在《黄帝内经》中，望、闻、问、切四诊的诊查内容已经比较全面，如望诊对神、色、形、态及局部的观察，闻诊中的听声音、嗅气味，问诊对一般情况、生活史、起病、现在症状的询问，切诊中的脉诊和按诊。之后，历代诊法的诊查内容都在此基础上不断丰富。明清时期，在大量的综合性医书中诊断内容不但全面，而且条理清晰、形成系统。

再以舌诊为例，甲骨文中曾有"贞疾舌"的记载，说明当时已经有了对舌体病变的观察记载《内经》论及舌的生理解剖，又有舌萎、舌纵、舌本强、舌卷、舌卷短、舌转、啮舌、舌本烂、舌本痛、舌难以言、舌赤、舌焦、舌干、舌稿等10余种舌象，多是对舌部形态改变的观察。而后世的舌诊内容不断丰富，包括望舌质、舌苔、舌下络脉、问舌觉四大方面，望舌质又分望舌的神、色、形、态，望舌苔则分为望苔质、望苔色等等，逐渐形成舌诊体系。

又如问诊，从最初《周礼》《礼记》《左传》《吕氏春秋》等文献中重视发病季节、居住环境，到《内经》注重询问一般情况、生活史、起病情况等《伤寒杂病论》重视详细询问治疗经过及现在症状，问诊内容各有侧重。明代张景岳的《景岳全书》对问诊的主要内容加以概括，纲举目张谓："一问寒热二问汗，三问头身四问便，五问饮食六问胸，七聋八渴俱当辨，九因脉色察阴阳，十从气味章神见，见定虽然事不难，也须明哲毋招怨"。清代陈修园在《医学实在易·问证诗》中将其后半部分改为"…九问旧病十问因，再兼服药参机变，妇人尤必问经期，迟速闭崩皆可见，再添片语告儿科，天花麻疹全占验"。

二、诊查方法逐渐重视"见微知著"的诊查方向

从诊查法来看，中医诊断疾病逐渐重视局部服从整体的"见微知著"的诊查方"见微知著"语出《韩非子·说林上》"圣人见微以知萌，见端以知末，故见象署而怖，知天下不足也"。后世学者也反复提及，如汉代袁康《越绝书·越绝德序外传》"故圣人见微知著，睹始知终"，宋代苏洵《辨奸论》"准天下之静者乃能见微而知著"等。用于医学领域，始见于《医学心悟·医中百问歌》，意为通过身体某些局部的微小变化，可以测知整体的状况。

从甲骨文、《山海经》等早期文献对疾病的记载中可以看出,当时还没有形成整体观念,因此并不运用对身体局部变化的观察来判断整体病变,诸如疾耳、疾目、病骨、瘸、瘦、痔等等病名,都仅仅是对局部疾病的认识。

《内经》诊病运用了望神、察色、闻声、问病、切脉、诊尺肤等多种诊法"善诊者,察色按脉,先别阴阳;审清浊,而知部分;视喘息、听音声,而知所苦;观权衡规矩,而知病所主;按尺寸,观浮沉滑涩,而知病所尘"(《素问·阴阳应象大论》),包括了望、闻、问、切四诊的内容。同日水《内经》中也重视"见微知著"。比如将面部不同部位分候不同的脏腑,认为通过观察面部不同部位色泽的变化,可以诊查相应脏腑的病变《灵枢·五色》谓:"五色各有脏部……各以其色言其病。"将眼睛与人体的各部分功能相联系,如《灵枢·大惑论》谓:"精之巢为眼,骨之精为瞳子,筋之精为黑眼,血之精为络,其气之精为白眼,肌肉之精为约束。"这是后世"五轮学说"的理论基础。尺肤的部位划分及脏腑分配《素问·脉要精微论》中有"尺内两傍,则季胁也,尺外以候肾,尺里以候腹。中附上,左外以候肝,内以候,右外以候胃,内以候脾。上附上,右外以候肺,内以候胸中;左外以候心,内以候擅中。前以候前,后以候后。上竟上者,胸喉中事也;下竟下者,少腹腰股膝胫足中事也",说明了尺肤分部与脏腑肢节的对应关系《内经》中有"尺寸""尺脉"等名词,并且已经分别诊查左右手以判断病变脏腑,可见在《内经》中已经有了寸口脉不同部位分候不同脏腑的思想,只是未明确提到"寸、关、尺"三部名称而已。

《金匮要略》中也运用了这种以寸口六部分候五脏六腑、三焦病变的诊查法。如体虚之人服小青龙汤后下焦阳虚,支饮上盛的下虚上实之证,脉见"寸脉沉,尺脉微"之后,历代医家由关注表现于机体外部的几乎一切症状、体征,逐渐重视面部的脏腑划分、寸口脉的脏腑定位、尺肤诊法等以局部诊整体的方法。宋代王怀隐编辑的《太平圣惠方》最早记载了望眼部的"五轮学说"。《太平圣惠方·眼论》曰:"眼有五轮,风轮、血轮、气轮、水轮、肉轮。五轮应五脏……肝生风,眼有风轮也……与水轮相辅也……心生血,眼有血轮也。血轮与肉轮相连……脾生肉,眼有肉轮也,肉轮在外……肺生气,眼有气轮也,气轮在肉轮之下……今俗为白睛也……肾生水,眼有水轮也,水轮在四轮之内……今呼为瞳人也……肝脏病者应于风轮……心脏病者应于血轮……脾脏病者应于肉轮……肺脏病者应于气轮……肾脏病者应于水轮"。清代的江涵墩在《笔花医镜·论口舌证》中最早提出了舌的分部主病,认为"凡病俱见于舌……舌尖主心,舌中主脾胃,舌边主肝胆,舌根主肾"。由此,眼睛的五轮分部、舌面的脏腑分部也成为局部微诊方法的重要组成部分。汉末晋初,脉诊已被广泛应用,第一部脉诊专著《脉经》出现之后,脉诊著作逐渐增多,而且诊法著作中也多以脉诊内容为主,表现出了这之后在诊法中尤其重视脉诊的特点。重视脉诊法也是"见微知著"诊断思想的反映。再以诊脉方法的演变为桃《内经》中具体的诊脉法包括十二经脉诊法、三部九候诊法、寸口诊法、人迎与寸口相参、手少阴脉诊法五种诊脉方法，其中十二经脉诊法、三部九候诊法、人迎与寸口相参属于遍身诊法，而人迎寸口诊法以少数脉位诊查全身变化，与三部九候诊法比较更加简便易行，表现了从遍身诊法向独取寸口脉法的过渡"触取寸口"脉法经过《难经》《中藏经》的确立《脉经》的完善，最终成为几千年来沿用至今的诊脉方法。

人体局部之所以能够反映脏腑、机体的机能状态，就在于面部、目之五轮、尺肤、舌面、寸口等局部通过经络的内外络属作用与以五脏为中心的人的整个机体构成了相互联系的有序系统。这正是从一个方面反映了中医学的整体观念。而无论是面色望诊、尺肤诊法、五轮学说、舌面的脏腑分部等理论的出现，还是寸口脉法的确立，都充分表现了中医诊断学在搜集病情资料的方法上逐渐由遍身诊查转向"见微知著"的局部服从整体的发展倾向。

三、诊断意义从务实转向务虚

从对诊断指标的意义说明上看，虽然《内经》也将经络循行部位及虚、实、气、血等辩证内容与脏腑功能相联系，但还没有形成辩证纲领。至明清时期对诊断指标的意义则完全以辩证作为最重要的说明方法，但在这一过程中中医学理论对病情资料的意义说明也逐渐完成了从务实向务虚的思维过渡。

《内经》时期非常重视对预后的判断，如《素问·五藏生成》谓："色见青如草兹者死，黄如积实者死，黑如始者死，赤如虾血者死，白如枯骨者死，此五色之见死也。青如翠羽者生，赤如鸡冠者生，黄如蟹腹者生，白如泵膏者生，黑如乌羽者生，此五色之见生也"。《素问·玉机真藏论》谓："病热脉静，泄而脉大，脱血而脉实，病在中脉实坚，病在外脉不实坚者，皆难浪《素问·脉要精微论》谓："头者精明之府，头倾视深，精神将夺矣。背者胸中之府，背曲肩随，府将坏矣。腰者肾之府，转摇不能，肾将惫矣。膝者筋之府，屈伸不能，行则楼附，筋将惫矣。骨者髓之府，不能久立，行则振掉，骨将惫矣。得强则生，失强则死。"通过色、脉、特异性体征等对生死预后及病变部位进行实际的判断。同日水《内经》中既对人体脏腑、组织、器官等进行了实证性的形态描述，也对经络、脏腑、气、血、津、液、营、卫、三焦等等概念进行了功能性的非实证性的解说，将疾病表现与八纲、六淫、卫、营、气、血、津液功能、脏腑经络功能等非实证性概念相联系，后世医学的发展则将它这种功能性的、非实证性的一面不断进行发挥，逐渐将对疾病的认识规范为各种辩证过程，而这些最终形成的辩证方法已经不是对生死预后及病变

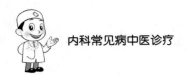

部位进行的实际判断,而是对各种功能进行非实证性的症候辨别。完全以功能变化解释病变过程,也反映了中医学对生命现象从实证性描述到非实证性解说的倾向。

再以病因辩证为例,在中医学的发展初期,人们注意到的多是外伤对机体的损伤。殷商时代的甲骨卜辞中以病因命名的疾病"蛊""龋",认识到的是疾病的实证性病因。西周日水《礼记》《周礼》《左传》中又认识到季节气候的异常变化及异常的情志变化都可以导致疾病。春秋时期,医和提出了"六气致病说"。之后,中医学中的六淫、七情等等,逐渐成为审证之后借助传统的取类比象方法反推出来的致病因素。直到最后,中医学在疾病诊断时对不内外因的忽视,完成了病因的泛化过程。

中医诊断学经过对自身不断的修改与完善,发展经历了从零散的经验积累到系统总结的过程,最终形成了独具特色的、符合中医学术体系规范的技术与理论。在诊断内容上,由零散到条理清晰,形成体系。在诊查方法上,由繁到简,出现整体观念指导下的局部诊查代替遍身诊查的技术特点。在诊断意义的说明上,却由简到繁,思维方式逐渐从务实转向务虚,最终形成了多种辩证方法来对搜集到的资料进行分析。这一过程充分表现出了中医诊断学在初期对大量零散经验进行总结形成理论框架,之后回到临床解决大量的临证问题,理论也随之不断丰富、完善,形成体系的过程。

第五章　中医内科临床

中医是我国的传统医学,现在医院里面的中医内科治疗是在传统中医的基础上,结合西医和先进技术设备的一种综合性的治疗手段。近年来随着我国经济的快速发展,关于中医内科的临床研究取得了许多很好的成果,在中医药的开发制备、中西医结合治疗疾病上有了很大的进步。中医内科在很久以前就已经运用在疾病的治疗上了,特别是古代还没有出现西医之前中医是主流的治病手段,所以中医内科的历史是非常长远的,这也为现在的系统化的中医内科奠定了坚实、丰富的基础。

关于中医内科临床研究的开展是很多的,不同的研究注重的方面有所差异,但是这些临床研究围绕的主题都是与中医内科的诊断标准、疗效的评定以及研究的方向等有关。目前来说,中医内科临床研究的诊断标准总的来说包括三方面:中医证的诊断标准,西医诊断标准以及中医疾病诊断标准。但是在具体的临床诊断中,所参照的国家及卫生部的诊断标准中有现阶段的诊断标准,有早年的诊断标准,也有自拟的诊断标准。研究的方向是较多的,有专病的研究、常见临床疾病的证治规律、客观检测的指标以及新的病因机制等的研究。对疗效评定的研究现在还不是很全面,相关的指标等许多都还需进一步的完善。

中医内科学有着丰富的经验和文化底蕴,是经过了数千年不断被过滤、被发展、被完善、被继承下来的中医文化的结晶。在医学发展的进程中,好的方法和技术设备被引进,旧的方法被淘汰是发展的必然过程,中医内科学作为我国中医学的主体,在其他学科的研究和发展上中医内科学都有值得借鉴的地方。中医内科在治病上有一套独特的方法,这不仅仅只是依照经验一直被传承,现在对其的研究更是充分的体现出了其本身的科学性,所以说中医内科具有广泛的发展空间。

从古代有中医内科的文字记录开始,中医内科的发展经历了一个漫长的过程,很多的临床经验被积累了下来。自《伤寒论》问世,辩证论治已成为我国中医内科临床的常用方法。西医也采用同样方法,只不过是把"辨别"说成"鉴别",同样分类、分型、分证。同样是辨病辩证,只不过是表述不同而已,在诊治上是完全可以沟通、融合的,治疗目的方向也是一致的,这是微观领域二宏观领域,中医药学"天人一体"观,具体到人体各个器官和诸多病理知识,就要吸取西医优秀成果,补中医之短。西医药学微观到细胞、分子、基因,在病理学方法上,则要吸取中医的、免疫、扶正、祛邪观点。

中医内科学发展到现在,中医内科学已经有了相关的院校、医疗机构以及科研机构。中医内科临床研究在新中国建立后得到了空前的发展,在引进现代高科技技术后中医内科的临床研究更是上升到了一个新的领域,在中医药的研发、与西医学结合研究等上都得到了新的发展。在已经取得的研究结果的基础上,中医内科临床研究将继续朝着这些领域进行深层次的探索,尤其是中医药的研制具有发展空间是十分广泛的,在未来中西医联合治疗将会成为临床上治疗很多疾病的选择方法,对于很多西医无法解决的癌症或是肿瘤上,中医内科学的临床治疗将发挥重要的作用。

随着科学的不断进步,中西医之间的互动会越来越频繁。中医内科临床人员要在坚持继承中医内科理论的前提下,有针对性的、有侧重的参照西医的观点,以完善中医,也就是中医和西医的结合二即取西医的长来补中医的短,以促进中医内科临床诊疗效果的提升。

第一节　肝脾相关中医理论

经典理论是中医理论的基石。肝脾相关理论作为脏腑学说中五脏相关学说中的一个子系统,其实本身就起源于中医经典。

一、肝脾相关理论的渊源

中医肝脾相关理论渊源甚古,早在《内经》《难经》中,根据五行生克乘侮的相互关系,以五脏配五行对肝脾之间的关系进行了多方面论述,方书之祖《伤寒论》也在诸多方中渗透与应用了肝脾相关理论。本文主要从《内经》《难经》和《伤寒论》三部经典著作中探求肝月卑相关理论源流。

《内经》认为,脏腑之间在生理上互相联系,在病理上则按照相克次序传变。如《素问·玉机真脏论》曰:"五脏相通,移皆有次,五脏有病,则各传其所胜"。《素问·五运行大论》云:"气有余,则制己所胜而侮己所不胜"。而对于肝脾之间的生理、病理等关系,《内经》《难经》有多处记载。

肝脾之间的生理:一是肝木畅达中州,协脾(胃)运化《素问·宝命全形论篇》曰:"土得木而达",土之宣达全赖肝木之升发疏泄。如张锡纯在《医学衷中参西录》中指出:"人之元气,根基于肾,萌芽于肝,脾土之运化水谷,全赖肝木之升发疏泄而后才能运化畅达健运,故曰:"土得木而达"。张志聪注曰:"木得金则伐,火得水则灭,金得火则缺,水得土则绝,此所胜之气而为贼害也,如土得木而达,此得所胜之气而为制化也,万物之理皆然,而不可胜竭"。脾气得肝气疏泄,则运化水谷、水湿功能正常;若肝气失和,脾主运化之功能得不到肝气之调达,则易见肠胃功能失常的症状。其次,肝脾两脏在气机调节方面关系更为密切。人体气的升降出入,关乎生列至《素问·六微旨大论》有云:"出入废则神机化灭,升降息则气立孤危",可谓振聋发聩。肝对气的运动主要表现在疏通、发散方面。其疏,可使气的运行通而不滞;其散,可使气散而不郁。脾则是全身气机的枢纽,其斡旋于五脏六腑之间,平衡升与降、出与入两对截然相反的气机运行方式。肝脾两脏密切配合,共同维持人体正常的气机运行。再次,肝脾之间的生理联系还表现在功能的互用:首先,脾主运化,为气血化生之源,脾气旺,生血充足,肝才能有所藏,藏血充足遂其调达之《素问·经脉别论》云:"食气入胃,散精于肝,浮气于筋"。脾胃运化五谷,将精微物质输送至肝,滋养筋络。如果脾胃不能发挥运化及散精功能,则会造成肝失所养而不能发挥疏泄功能,从而又会反过来影响脾胃的功能。我们常说的"养血柔肝"正好印证了这个道理。同时肝发挥其疏泄功能,助脾之运化,真正起到"气血生化之源"的作用。

　　肝脾之间的病理:肝脾之间的病理是论述最为广泛的,也是后世医家应用最多的。如《难经·第一七十七难》中言:"肝病当传之于脾,故先实其脾气",这是从防止病情传变的角度来说明肝脾之间的病理关系。《素问·至真要大论》亦曰:"厥阴之胜,耳鸣头眩,愦愦欲呕,胃如寒……胃脘当心而痛,上支两胁……甚则呕吐,膈咽不通"。这里虽言运气之理,其中却蕴含肝木乘胃土之意。张景岳在《稼乡乏经户》中注曰:"厥阴之胜,风邪盛也。耳鸣头眩,肝脉会于顶巅而风主动也。愦愦欲叶,胃膈如寒,以木邪伤胃,胃虚生于寒也。保虫不滋,土气衰也。用、肋、气并,肝邪聚也。化热而小便黄赤,邪侵小肠也。其在上则胃脘当心而痛,上支两肋、为呕吐,为膈咽不通,在下则殆泄少腹痛,注下赤白,皆肝经脉气所及,而木邪乘于肠胃也"。《素问·六元正纪大论户》亦曰:"木郁之发……故民病胃脘当心而痛,上支两肋,膈咽不通,食饮不下,甚则耳鸣眩转,口不识人,善暴僵仆",说明肝木犯胃出现的病理变化。姚绍虞在《素问经注节解·外篇·卷之四·六元正纪大论》注曰:"准匕皆风木肝邪之为病。厥阴之脉,挟胃贯膈,故胃脘当心而痛,月咽不通,食饮不下也。上支两肋、肝气自逆也。肝经循喉咙,入顽颗,连口系,上会于巅,故为耳鸣眩转,口不识人等证。风木坚强,最伤胃气,故令人善僵暴仆"。《素问·气交变大论》曰:"岁木太过,风气流行,脾土受邪。民病殆泄、食减体重、烦冤、肠鸣、腹支满,上应岁星"。陆憋修著的《内经运气病释九卷》曰:"岁木太过,风气流行,脾土受邪"。此言六工阳年太角运,木胜土,土受克,土之子金来复也。民病飧泄,食减,体重,烦冤,肠鸣,腹支满,此木郁土中,脾土受病而水谷不化也"。除风气过盛可以影响脾土外,盛怒气逆同样也可以影响脾土,因暴怒伤肝或是内脏病变引起情绪变化,致使肝气横逆乘脾胃。《素问·举痛论》云:"怒则气逆,甚则呕血及殆泄,故气上矣"。李中梓在《内经知要》中释曰:"肝木主春升之令,怒伤之,如雷奋九天,故气逆也。血属阴,主静定而润下,肝逆而上。且为血海,则阴血不得安其静定之常,故呕逆也。木旺侮脾,月卑伤则不化谷而殆泄,是以气逆而上也"。

对于肝脾之间的生理和病理《内经》《难经》已有了较细致的观察。可见《内经》《难经》已为肝脾相关理论的建立奠定了坚实的基础。

汉代医圣张仲景所著的《伤寒论》,是秉承《内经》的思想,其对肝脾相关理论有了更深入的继承和更灵活地应用,从而为后世医家应用肝脾相关理论做了一个很好的模机《伤寒论》为方书之祖,略于理论而详于治疗,故其肝脾相关理论主要体现在方证的运用上。武建设认为,调理肝脾法为仲景常用的和解法之一。肝为刚脏,属木应春,内寄相火,中见少阳,性喜条达而恶抑郁,肝气佛郁则易伐他脏,沦为五脏之贼。脾胃中土,腐熟运化,乃气机升降之枢,有赖肝胆之疏泄。五脏之中,肝(胆)与脾(胃)关系最为密切,生理上互相联系,病理上互相影响。所谓上工治未病,仲景继承了《难经》的思想,在《金匮要略·脏腑经络先后病脉证》开篇即提出关于以肝脾为代表的防治疾病传变的治疗原则:"见肝之病,知肝传脾,当先实脾"。关于调理肝脾这一具有高度创见性且能充分体现仲景医学思想核心的治法在钊《方寒论》中亦有广泛运用。因《伤寒论》中的肝脾相关理论主要体现在方证中,故以下皆从方证入手探讨肝脾相关理论在《伤寒论》中的应用。

理气之祖方。是各医家公认的调和肝脾方,也是后世应用较为广泛的经方之一。方中柴胡疏肝解郁,透达郁证,为君;芍药养血敛阴,柔肝平肝,为臣;积实理气消积,以利脾胃,为佐;炙甘草补益脾胃,调和诸药,为使。柴胡、积实相配,一升一降,增强疏肝理气之功;柴胡、芍药相伍,一散一敛,疏肝而不伤阴,且有相反相成之效;芍药、甘草相合为芍药甘草汤,酸甘化阴,柔肝缓急,四药合用,既有调理肝脾之功,又具调和气血之能。

乌梅丸吴鞠通指出,乌梅丸为"治厥阴,防少阳,护阳明之全剂"。从木土理论看待理肝剂乌梅丸,肝属木,脾属土,木能克土,而土得木而达之,木能疏脾土滞以行,肝风之病,知肝传脾,风木一动必乘脾胃。厥阴提纲之证多属肝风内扰乘克脾胃之象,即

"厥阴之为病,消渴,气上撞心,心中疼热,饥而不欲食,食则吐蛔,下之利不止。"其中,消渴,饥而不欲食乃是肝风内扰中消脾胃之证,食则吐蛔乃是肝风内扰,上逆胃口之证,下之利不止,乃是肝风内扰下煊脾土之证,提纲六症属肝风乘土之证。厥阴主方乌梅丸,有泄木安土之法,其中君药乌梅酸敛肝泻风,佐苦辛甘之黄连、干姜之类。辛开苦降相伍,可以升降胃气,调和中焦。以参归补虚安中,总体构成泄风木之有余,安中土之不足。使风木得静,中土得安,脾胃得和。则扶土抑木,达到源流并治,治已防变之效果,确有见肝之病,若肝传脾当先实脾之意。此乃泄肝安胃一大法也。

吴茱萸汤周益新总结为:吴茱萸汤证病机为厥阴肝胃虚寒,浊阴上逆。肝寒犯胃,胃失和降,其气上逆则干呕,胃阳不布,产生涎沫,随浊气上逆而吐出;肝经寒邪循经脉上冲巅顶则头痛,故用吴茱萸汤温降肝胃,泄浊通阳。吴茱萸汤驱肝肾之寒而下逆气,人参、姜、枣温胃补中,伸正气得补而寒气散,吐利烦躁即止矣。可以看出,吴茱萸汤实乃调和肝胃(脾)之方。

柴胡桂枝汤、柴胡桂枝干姜汤武建设总结如下:柴胡桂枝汤方由桂枝汤及小柴胡汤各半合方而成,仲景在"阳明病篇"论其功曰:"与柴胡桂枝汤和其营卫,以通津液后自愈",说明本方亦具调理肝脾,调和营卫之功。另外贾春华认为本方寒温并用,肝脾双调,恰合肝郁脾虚,寒热错杂之病机。畅洪异认为柴胡桂枝干姜汤具有疏泄肝胆,调理中焦的功效。

(一)《黄帝内经》中对胁痛的认识

1.病名

胁、痛病名首见于《黄帝内经》,《素问》中又叫"胁下痛""心胁痛""肤胁痛"等,《灵枢》又叫"胁中痛""季胁痛",均是指胁肋疼痛之症,为一病多名。

2.病位

《黄帝内经》中明确指出胁痛的发生主要在于肝胆经络的病变。《素问·藏气法时论》提到:"肝病者,两胁下痛引少腹,令人善怒。"《灵枢·五邪》说:"邪在肝,则两胁中捅。"《素问·缪刺论》也说:"邪客于足少阳之络,令人胁痛不得息,咳而汗出。"《灵枢·经脉》云"胆足少阳之脉……是动则病口苦,善太息,心胁痛,不能转侧。"肝脏位于右肋,延至左胁;胆附于肝,位居右肋、下:足厥阴肝经和足少阳胆经经脉循于胁肋,故胁痛一证与肝胆及其经脉的病变关系较为密切。然而一些别的脏腑的疾病也会出现胁痛症状,如《灵枢·经脉》曰:"胆足少阳之脉……是动则捅甚,善太息,心胁痛,不能转侧。"《素问·气交变大论》也说:"民病胸中捅,胁支满,两胁痛。"《素问·热论》还指出:"少阳主胆,其脉循胁络于耳,故胸胁痛而耳聋。"这是因为肝经循行所联系的脏腑较多,有肺、脾胃、'肾,胆经循行所联系的脏腑主要是,心。这些脏腑的病变,通过经络易影响肝胆的正常生理功能,从而出现肝胆病症,引发胁痛。正如《景岳全书·胁痛》所说:"胁痛之病,本属于肝胆二经,以二经之脉皆循胁肋故也。然而心、肺、脾胃、肾与膀胱亦皆有胁痛之病,此非诸经皆有此证,但以邪在诸经,气逆不解,必以次相传延及少阳厥阴,乃致胁肋疼病。"

3. 临床表现症状

肋、痛是以主症来命名的疾病,从《黄帝内经》中记载本病的原文可以总结出,本病可能会伴有的兼证有情绪改变(主要是善怒和善太息)、咳而汗出、口苦、耳聋、胁痛引少腹、手足燥、不得安卧等等。

4. 病因病机

关于胁痛的病因病机,《黄帝内经》已经认识到其病因有外感和内伤的不同。外感主要有外感寒邪、湿热之邪等方面。如《素问·举痛论》云:"寒气客于厥阴之脉,厥阴之脉者,络阴器系于肝,寒气客于脉中,则血泣脉急,故胁肋与少腹相引痛矣。"此说寒之病因病机。寒性凝滞,即寒邪易使经脉气血运行不畅,甚至凝滞不通,不通则痛。寒性收引,即寒邪可使腠理、经络、筋脉收缩而挛急作通,所以外感寒邪所致胁痛与少腹相引痛。又如《灵枢。经脉》曰:"胆足少阳之脉……是动则捅甚,善太息,心胁痛,不能转侧。"此言因湿热致病。外感湿热之邪,郁结少阳,枢机不利,肝胆经气不能疏泄,故发生胁痛。内伤主要是情志改变和癖血等方面。《灵枢·邪气脏腑病形》:"若有所大怒,气上而不下,积于胁下,则伤肝。"此即指明情志改变导致气滞之因。情志失常,肝气郁结,络脉痹阻,则发生胁痛。正如《金医翼·肋、痛统论》所说:"肝郁肋、痛者,悲哀恼怒,郁伤肝气。"《灵枢·五邪》说:"牙砰在肝,则两胁中痛……恶血在内。"此言疲血之病因。各种原因导致络脉不通,都可引起血郁成癖,疲血内停肋、下可致胁痛。

不管哪种原因引起胁痛,其最终多与肝胆脏腑有关。因为肝主疏泄,主藏血,一旦其功能失常,必然导致气血的运行异常,从而出现气滞、血疲、水停、风动等病理变化。这些异常停留在肝胆经脉循行的部位,也说明了病症与这两个脏腑相关。张登莲,认为痛症与肝有关,对于痛症常以肝论治而取得较好疗效也是基于此。

中医学将急性胰腺炎归属为"胃脘痛""胁痛""结胸"等病范畴,病位虽在胰腺,但涉及肝、胆、脾、胃等脏腑;主要证型包括肝胆湿热型、气滞血癖型、肝郁气滞型等,其中以肝胆湿热型为主。其发病常由长期肝气郁滞,疏泄不利,湿热蕴积,胆汁癖滞失畅,加上悠食辛辣肥甘或蛔虫上扰而诱发,致积滞于中焦,酿湿为热,邪热与食滞等病理因素互结,腑气不通;本病起病急、易传变,故阻断其发展是临床治疗的关键步骤,在审证求因基础上,结合卫气营血及脏腑辩证分期论治,临床治疗常以通腑泄热、清肝利胆为治则回。清肝泄热汤为本院辅助治疗急性胰腺炎的协定方,由《医方集解》古方龙胆泻肝汤加减化裁而定,功用清肝利胆、清利湿热。方中龙胆草大苦大寒,既能泻肝胆实火,又能利肝经湿热,泻火除湿,两擅其功,切中病机;黄芩、黄连、山栀子苦寒泻火、燥湿清热,加强君药泻火除湿之力;茵陈清热利湿;大黄泻热逐癖,通利大便,导癖热由大便而下;滑石清热利尿,与大黄合用使二便通利,前后分消,湿热得行;积实行气除胀、调畅气机;木香、延胡索行气止痛、调中导滞;柴胡疏畅肝胆之气,并能引诸药归于肝胆之经;甘草调和诸药,护胃安中。诸药配伍,从多个角度清泻肝火、湿热,使邪实俱去,则诸症悉。

二、脾胃病

1979 年,全国消化会议将溃疡病分为肝气犯胃型、脾虚肝郁型、脾胃虚弱型和胃阴不足型。但却忽略了临床多见的挟寒、挟热、挟湿、挟瘀证。全国高等中医院校第五版教材《中医内科学》和董建华主编《实用中医内科学》在胃脘痛的分型方面作了一些研究,但都不十分理想。

1984 年,全国中医治疗急症胃痛协作组成立,随即组织全国 13 个省市的一批脾胃病专家,协作攻关,制定了胃脘痛的诊断、辩证标准。"标准"规定病名诊断,包括主症、病史、诱因及理化检查。并确定了胃脘痛的气滞证、虚寒证、阴虚证、火郁证、寒凝症、血瘀证和食积证的症候诊断标准。此标准于 1983 年至 1986 年,经全国 20 个省市的 45 个医疗和科研单位对 3000 多例胃脘痛患者的临床观察,一致认为该标准既符合临床实际,又简便易学。

萎缩性胃炎一直被认为是很棘手的病症,国内外曾有专家认为慢性萎缩性胃炎的胃黏膜腺体萎缩不能逆转。针对这一论点,学者们进行了广泛研究。上海张镜人等根据调气活血的治则,收治 52 例慢性萎缩性胃炎,随访了 3-5 年,结果症状有效率为 88,46%,病理有效率 73,08%,胃黏膜病理对照,腺体萎缩改变 $P<0,01$,肠腺化生改变 $P<0,05$,7 例伴有不典型增生全部消失。

(一)从脾论治功能性消化不良

功能性消化不良的病机主要与肝失疏泄和脾主运化及脾升胃降的失调有关,现代研究认为,功能性消化不良主要与胃肠系统有关,临床表现有腹痛、腹胀、早饱、暖气、食欲不振等特点。本研究显示,治疗的中医方剂以半夏泻心汤、柴胡疏肝散、四逆散等为多。半夏泻心汤出自张仲景《伤寒论·卷第四。辨太阳病脉证并治下第七》,为和解剂,方中半夏散结消痞,黄连、黄芩苦寒泄热,干姜温中散邪,'甘草、大枣、人参甘温益气,补脾和中,全方有调理肝脾,寒热平调,消痞散结的功效。主要治疗因中气虚弱,寒热错杂,升降失常导致的肝脾不和之症状。此方剂是治疗功能性消化不良应用最多的方剂,主要用于治疗肝脾不和、寒热错杂等证。柴胡疏肝散出自于张介宾《景岳全书,卷之五十六宇集古方八阵·散阵》,"治肋胁疼痛,寒热往来。"柴胡疏肝解郁,香附疏肝理气止痛,川芎行血活血止痛,二药共助柴胡解肝经之瘀滞,陈皮、积壳理气行滞,芍药、甘草柔肝养阴,缓急止痛,主要用于治疗肝气郁结、脾虚气滞、肝郁脾虚等证。四逆散同样出自张仲景《伤寒论·卷第六,辨少阴病脉证并治第十一》,有甘草、积实、柴胡、芍药组成,柴胡入肝胆经,疏肝解郁,透邪外出,积实行气导滞,与柴胡一升一降,疏理肝脾,白芍柔肝止痛,防柴胡升散耗伤阴血之弊,甘草调和诸药,益脾和中,具有透邪解郁,疏肝理脾的功效,治疗阳郁厥逆证。现代多用于调理肝脾,在研究文献中多用于肝郁脾虚等证的治疗。香砂六君子汤出自《太平惠民和剂局方》,由党参、白术、获等、木香、砂仁、炙甘草、陈皮、半夏组成,方中以四君子汤益气健脾,陈皮理气运脾,木香温通行气,砂仁、半夏醒脾和胃、化湿行气,全方既疏肝理气,行气化痰又健运脾胃,使脾胃气机升降功能协调。现代药理研究证明抑制胃勃膜水肿、癖血等病理现象,可改善胃肠道环境,还可以抑制胃酸、胃蛋白酶分泌,从而保护胃豁膜。四君子汤也出自《太平惠民和剂局方·卷之三·治一切气》,有药物人参、白术、获荃、甘草,原方治疗"荣卫气虚,脏腑怯弱,心腹胀满,全不思食,肠鸣泄泻,呕哕吐逆",方中人参为君,甘温益气健脾,白术为臣,健脾燥湿,助人参益气之力,获等甘淡,健脾渗湿,与白术相配,则健脾祛湿之功益著,甘草为使,益气和中,调和诸药。四药配伍,共奏益气健脾之功。现代为治疗一切脾胃虚弱的基础方。研究中常与其他方剂联合运用治疗脾胃受损引起的病症。

功能性消化不良中医属于"痞满""胃脘痛""嘈杂"等范畴,主要涉及肝、脾、胃脏腑,病变主要在胃。疾病初起为实证,但亦可见虚证,日久则为虚实夹杂。结果显示,中医证型经规范后共 17 种,频次在 10 以上的分别有肝胃不和证、脾胃虚弱证、肝郁脾虚证、肝气郁结证、脾胃湿热证、寒热错杂证、脾虚气滞证、脾虚痰湿证、脾胃虚寒证、胃阴不足证、饮食积滞证,累积百分比达 95.2%,基本上反映本病的病机及证型特点,并与诸多学者的研究结果相符。

在功能性消化不良辩证分型中,肝胃不和证居于首位,为实证,多由情志不遂所致,《黄帝内经素问,卷第十一,举痛论》曰:"……怒则气逆,甚则呕血及飧泄,故气上矣。"《景岳全书·卷之二十三·痞满》又云:"若怒气暴伤,肝气未平而痞者。"《临证指南医案·卷三·木乘土》曰:"肝为起病之源,胃为传病之所。"肝主疏泄,脾主运化,两者相互调节,脾胃之升降赖于肝气之条达,肝之正常疏泄赖于脾胃运化之水谷精微。若是情志不畅,影响肝气疏泄,导致肝气郁结,横逆侵犯脾胃,使之功能失调。《类证治裁．痞满》中亦有："暴怒伤肝,气逆而痞。"中医对情志致病的认识历史悠久,在《内经》中即有了对情志导致消化疾病的描述,在后世的发展中,逐步有了完备的中医辩证体系。

脾胃虚弱证为第二位,饮食过度或偏嗜,或损伤中阳,或中焦瘀滞,或情志失调,思虑过度,致脾胃运化水谷、水湿及化生气血功能减退,从而导致脾气虚衰引发消化不良。正如王纶之《明医杂著·卷之一积术丸论》曰:"人惟饮食不节,起居不时,损伤脾胃。胃损则不能纳,脾损则不能化,脾胃俱损,纳化皆难,元气斯弱,百邪易侵,而饱闷、痞积、关格、吐逆、腹痛、泻痢等症作矣。"又曰:"况人与饮食,岂能一一节调,一或有伤,脾胃便损,饮食减常,元气渐惫矣。"如此反复损伤中阳之气,病症缠绵。《杂病源流犀烛·卷五·肿胀源流》亦曰:"痞满,脾病也,本由脾气虚及气郁不能运行,心下痞塞填满⋯⋯"虚证多由饮食不节、感受寒邪所致,《素问·藏气法时论》曰:"脾胃⋯⋯虚则腹满肠鸣,飧泄,食不化。"《素问·异法方宜论》中曰:"脏寒生满病"。李东垣《兰室秘藏·卷上·中满腹胀门》亦曰:"或多食寒凉,及脾胃久虚之人,胃中寒则胀满,或脏寒生满病。"正如《内经·卷之十二·痹论》言:"饮食自倍,肠胃乃伤。"《类证治裁·痞满》也有:"中气久虚,精微不化者""脾虚失运,食少虚痞",皆可致痞,《景岳全书·痞满》曰:"脾气不知,中央痞塞,皆土邪之所为也。"又曰:"⋯中气虚弱,不能运化精微而为痞者。"

第二节　其他内科疾病

一、心脏病

冠心病属于中医学"胸痹""心痛""厥心痛"范畴,由于正气亏虚,饮食不节、情志失调等引起的以痰浊、瘀血、气滞等阻滞中焦,痹阻心脉,升降失调,从而引起胸闷、胸痛、心悸、气短、神疲乏力、食欲不振、口腻、体胖痰多、身体困重等一系列症状。

从脾论治冠心病最为常用方剂为归脾汤(12 次,14.5%),归脾汤出自薛己《正体类要·下卷·方药》,原方载于严用和《济生方》,方中人参、黄芪、白术、甘草甘温补脾益气生血,桂圆、获苓、酸枣仁补血养心,宁心安神,木香理气醒脾,与健脾补血药共用,是补而不滞,姜、枣调和脾胃,薛己在原方上加当归、远志二味,加强其养血安神之功。现代研究说明归脾汤可提高超氧化物歧化酶和过氧化氢酶这两种酶的活性,也可通过调节中枢神经系统使胃的分泌、运动等趋于正常,并且其中大枣可增强心肌收缩力,改善心肌营养,对冠心病有良好的防治功效。其后依次为血府逐瘀汤(6次,7.2%)、瓜蒌薤白半夏汤(4次,4.8%)、化痰祛瘀汤(4次,4.8%)、调脾护心颗粒(3次,3.6%)。血府逐瘀汤出自《医林改错·上卷·方叙》,"…立血府逐瘀汤,治胸中血府血瘀之症……"药物有桃仁、红花、当归、生地黄、牛膝、川芎、桔梗、赤芍、枳壳、甘草、柴胡,整方行气药与活血药配伍,即活血化瘀,又理气行滞,并在祛瘀的同时用当归养血,枳壳、桔梗一升一降,宽胸行气,调畅气血,主要作用活血化瘀,行气止痛。研究证明,血府逐瘀汤对血脂代谢及血管内皮素等都有明显的调节作用。瓜蒌薤白半夏汤出自《金匮要略·胸痹心痛短气病脉证治第九》,用于治疗"胸痹不得卧,心痛彻背者",以瓜蒌祛痰散结宽胸,薤白通阳行气导滞,半夏燥湿化痰,消痞散结,白酒味清阳善行,可通阳宣痹,活血化瘀,现代研究用于治疗冠心病,可降低血脂,减轻动脉粥样硬化病变等,并具有一定效果。化痰祛瘀汤和调脾护心颗粒均为研究冠心病的常用自拟方剂,化痰祛瘀汤由党参、黄芪、绞股蓝、丹参、获苓、半夏、菖蒲、川芎、赤芍、郁金组成,研究表明可抑制血管内皮细胞 BCL-2,BAX,caspase-3 等的表达,从而降低冠心病的发生概率。对调脾护心颗粒的研究证明此方剂对冠心病患者有一定的改善血管内皮功能,并能减轻炎性反应作用。

20世纪50年代以来,虽然做了一些工作,但成绩不令人满意。20世纪70年代末以来,针对心衰的虚、瘀、饮等病理特点,治疗多采用益气、温阳、活血、利尿。

根据我国冠心病流行率调查表明,五十年代末以来,我国冠心病的发病率呈明显上升趋势。1957年城市居民心脑血管病死亡占总死亡的12.07%,1985年上升为44.4%。病理解剖研究表明,我国冠状动脉粥样硬化病变发生率年龄较中华人民共和国成立前提早了5~10年。

近十五年来,中医药在冠心病的诊治方面,出现了可喜的势头在20世纪50—60年代大量临床实践的基础上,根据其病机本虚标实的特点,1980年讨论制定了心绞痛的中医辩证诊断标准,并在全国广泛试用。1985年以后又两次进行修订,1990年正式拟定心绞痛的中医辩证标准,使中医治疗心绞痛的研究上升到一个新水平。运用益气活血、养阴益气、益气补肾、活血化瘀、宣痹通阳、芳香温通等方法控制心绞痛的报道异常丰富。此外,尚有冠心苏合丸、宽胸丸、心痛气雾剂等多种制剂治疗心绞痛的报道。

急性心肌梗死是临床常见病症,其死亡率较高。多数学者认为,气虚血瘀是该病的主要原因。大致表现为:痰浊瘀阻型约占40%,脾虚痰浊型约占20%,心肾阳虚及心阳虚脱型约占20%,肾阴虚型约占10%,心气不足型约占10%。因此治疗常以益气活血、通腑化浊、养阴生津、回阳救逆等治则立方。为使中药更好发挥作用,全国各地先后研制成速效救心丸、抗心梗合剂、生脉针、参附针、枳实针等多种新剂型、疗效确切,已被临床所证实。

二、高血压病

随着人民生活水平的逐步提高,人口老龄化程度的日益增加,高血压的发病率迅速升高。据中国高血压防治指南(2010年修订版)统计显示,我国>18岁的成年人高血压的患病率为18.8%,控制率仅为6.1%。现代医学研究表明,高血压病的发病与环境、遗传、生活习惯、自主神经中枢长期处于过度紧张、动脉管壁的弹性与血液的黏稠性、脏器血液供应减少等多种因素有关,使全身各部细小动脉痉挛,引起周围阻力增加而导致血压升高。如果不及时治疗,将导致脑出血、动脉硬化、心肌梗死、肾衰和失明等。西药降压作用较强,但副作用相对较大,贝那普利是第二类ACEI制剂,为最常用的一线降压药物之一。

中医认为原发性高血压属"眩晕""头痛"范畴,根据眩晕病的相关症候,认为其形成是一个长期的病理生理过程,且是由素体、精神、饮食、劳欲等多种因素交互作用所致。素体阴阳的偏盛偏衰,享赋不足,脏腑亏损等为发病的内因;过度精神紧张或强烈精神刺激是发病的常见诱因,病机为本虚、标实。本虚以肝肾不足或气血亏虚为主,标实以肝风、痰火、湿浊、血瘀,肝肾阴虚,导致肾精亏耗,不能生髓,髓海不足,上下俱虚,发生眩晕。肝肾阴虚是高血压的常见证型。临床上,此类证型常见于中、晚期高血压患者,宜采用滋补肝肾或滋肾养肝等治则。《景岳全书·眩晕》中说:"头眩虽属上虚,然不能无涉于下。盖上虚者,阳中之阳虚也;下虚者,阴中之阳虚也……阴中之阳虚者,宜补其精,如左归饮、右归饮、四物汤之类是也"。熟地黄、山英肉、山药、桑寄生、五味子滋补肝肾,养阴填精;龟板、杜仲滋肝补肾,滋阴潜阳;牛膝有引药下行;泽泻利水渗湿;牡丹皮、野菊花清肝火,以制约肝阳。诸药合用,眩晕自然得到控制。

现代药理研究,菊花有降压、镇静、降血脂的作用;枸杞子能增强毛细血管张力,防止胆固醇在血管内沉积;山英肉、泽泻有显著的利尿作用;牡丹皮有明显的降压、镇静作用。

鉴于我国高血压发率较高,20世纪50年代以来,对本病进行了广泛研究,取得了初步成绩。

1985年上海市成立了高血压研究所,对高血压的防治提出了"降压、纠正机体平衡失调、巩固疗效"三者兼顾方针。

随着中医药对高血压病临床研究不断深入,不少学者希望通过基础研究,在高血压不同中医分型中寻找一些客观的实验室检查指标,为辩证分型客观化、规范化提供科学依据。

三、中风病

"中风"之词有两种含意,一为外感风邪,在宋·陈无择《三因极一病症方论》首立"伤风"一门,将"伤风"作为一种外感病论述,俗称"伤风";二为脑血管病。"中风病"三字以专有名词解释应为今日西医学所论之脑血管病,有脑出血及脑梗死两种发病方式。"中风病"的表现有多种,以卒然昏仆、半身不遂、口舌歪斜、言语眷涩或不语、周身麻木为主要临床表现症状,中藏经更细述其"或痛或痒,或淋,或急,或缓而不能收持,或拳而不能舒张,或行立艰难,或言语,或半身不遂,或四肢蜷缩,或口眼偏邪,或手足敧侧,或能行步而不能言语,或能言语而不能行步,或左偏枯,或右奎滞,或上不通于下,或下不通于上,或脏腑闭塞,或左右手疼痛,或得疾而即死,或感邪而未亡,或喘满而不寐,或昏昧而不醒"。唐代孙思邈引述《内经》条文曰:"中风大法有四:一曰偏枯,二曰风痱,三曰风郭,四曰风痹"。偏枯为半身偏废,神智正常;风痱为四肢弛瘫,神志不清;风郭为卒然晕倒,无法言语,喉中痰鸣;风痹为肢体麻木之症状。中风病的发生年龄逐渐降低,近年多有年轻患者的病例报告。中风病的后遗症之于家庭及患者自身为沉重负担,而其中医病因及证治发展至今,仍无一完整定论。自《内经》正虚受邪的外因学说起,乃至金元四大家提出的内因学说,仍存持续争论。

20 世纪 50—60 年代,中风病的临床研究,仅仅是零星的个案报道。20 世纪 80 年代以后逐渐由个案病例转向大案病例,由个人转向个人牵头的群体研究。诚然,群体研究方式有助于加速科学的更好发展。

20 世纪 80 年代以后,中医界对中风病开展了广泛、深入的研究。这种大规模协同攻关,是前无古人的。1983 年全国中医内科学会中风病组提出。定中风为病名,别称卒中。经过多次全国性中风专题学术会议广泛深入的讨论,已逐步为中医学术界所公认,目前已趋于统一。

随着对中风病研究的深入,辩证论治和系统化方药也日益丰富。从 1983—1986 的 3 年时间里,经全国 30 多个医疗、科研单位对 2200 多例中风病患进行临床观察,提出病类与证名诊断方案(将中风病按有无神志昏蒙分为中经络与中脏腑两大病类),于 1986 年由中华全国中医学会内科学会主持,在山东泰安召开的《中风病中医诊断、疗效评定标准》总结评议鉴定会上,通过了专家鉴定。

自 20 世纪 80 年代以来,中医药对中风病的治疗取得了可喜成就,疗效在逐年提高。在预防、康复治疗方面显示其一定优势。新制剂清开灵不但有较好的清热解毒、活血化瘀、醒脑开窍的作用,而且由于给药途径的改进,使疗效显著提高,已被列为中医医院急诊科必备急症中成药。

四、厥脱

20 世纪 50 年代以来,对厥脱的认识较前人有所提高,从临床报道资料看,大多数学者认为厥虽属危急重症,但并未致脱证。故厥为脱之轻证,脱为厥之变证,两者相互转化,难以截然分开。治疗常以厥脱并论。

1983 年以来,成立了全国厥脱证协作组,经全国 15 个省市 200 多所医院调查研究,复习文献,临床验证,反复讨论,统一了认识,制订了厥脱证诊治规范,认为:厥脱证非单纯之厥证或脱证,是指邪毒内陷或内伤脏气或亡津失血所致的气血逆乱,正气耗脱的一类病症。相当于各种原因引起的休克。有学者对这一新的命名提出商榷。

20 世纪 70 年代以后,经全国上在百家科研单位与医院的共同努力,利用新科技、新工艺对益气养阴、固脱救逆、清热开窍、活血化瘀、通里改下的方药进行了剂型改革,取得了突破性成就,研制出初具系列化的可供临床抢救厥脱证之用的高效、速效制剂应用于临床。

目前较成功且为临床多用的有参附青注射液和参附注射液,用于治疗正气大虚、阳气暴脱的厥脱证,经临床疗效观察,其效果与西药抗休克药效相仿,且无任何毒副作用。同时发现该针剂在血压回升及肢冷改善等方面明显优于西药组。1987 年分获国家中医药管理局重大科技进步甲乙级奖。其中参附注射液还被列为中医医院急诊室必备急症中成药。用于气阴两脱的生脉注射液或参麦注射液,其稳压效果较西药满意。对心悸、真心痛所致的厥脱证疗效更佳。还有理气救逆的枳实注射液、青皮注射液、升压灵注射液以及清热开窍的青开灵针、牛黄醒脑静针等临床报道颇多,疗效较好。除了药物治疗外,针灸疗法已成为抢救厥脱证的常用急救手段之一。针刺"人中"穴治疗厥脱屡见临床报道,大多有良效。

五、肾与膀胱病

肾作为人体津液系统的总阀门,是泌尿系统的一部分,具有平衡电解质、体液和调节血压、内分泌的功能,可以将人体血液中的杂质过滤掉,维持各器官功能,保证人体机能的正常运行反之,各器官如果出现功能障碍也会影响肾功能人的生长、发育、衰老和生殖与肾脏的关系极为密切,小肠、肺、脾、肝等器官和肾共同发挥作用才能保证人体水液代谢的平衡由于研究方法不同,对肾病的认知也有很大的差异,西医将肾功能概括为调节机体平衡,促进新陈代谢,这与中医理论有较大的偏差,导致肾病学的理论体系也独具的特色。传统理论基于解剖学概念,将肾定义为五脏中的肾脏,具有很大的局限性,学科的知识分化不明确随着医学技术的发展,人们对肾病有了深层次的认识,但对中医内科肾病学的内涵定义还有待加强。

中医古籍中大量记载了有关肾脏疾病的症候和症状,但是没有明确具体的疾病名称,黄帝内经中详细论述了肾的解剖部位和生理功能,对相关肾病的病因、病理、预防和治疗提出了独特的见解随着研究的深入,伤寒杂病论也对肾病的诊治进行了进一步的描述,书中大量的药方和药理都为中医辩证治疗理论的形成奠定了基础,对中医肾病学有着非常重要的意义。此后,众多专家学者都对肾病学进行研究,补充和完善中医肾病方面的知识,促进中医内科肾病学理论的形成和疗法的创新。作为我国中医肾病学的创始人,邹云翔教授在建立江苏省中医院后组建了国内首个中医肾病研究小组,并在 1955 年出版了中医肾病专著《中医肾病疗法》,为我国肾病学的形成奠定了坚实的基础,彻底淘汰了凭借个人经验研究中医肾病的方式,标志着现代中医内科肾病学进入了一个新的时代中医肾脏病学科以西医肾脏疾病为纲,研究更加系统和专业化,中医药物也受到广泛关注,在临床肾病的应用范围越来越广中医内科肾病学将中医精髓同现代先进医学诊疗理念进行了有机融合,充分发挥中医治疗肾病的优势。

急性肾小球肾炎,20 世纪 50 年代基本以传统的辩证治疗,以发汗、利尿为治疗大法。20 世纪 60 年代开始,辩证一般分风寒、风热及湿热三型,治疗风寒、风热型以宣肺利水为主;湿热、湿毒型以清热利湿为主。

慢性肾小球肾炎中西药治疗,疗效不甚满意。1986 年全国第二次中医肾病学术会,讨论制订了慢性原发性肾小球疾病中医辩证分型试行方案,即本证与肺肾气虚、脾肾阳虚、肝肾阳虚、气阴两虚;标证为外感、水湿、湿热、血瘀、湿浊。统一了全国对慢性肾炎的辩证分型。尤其在 20 世纪 80 年代,利用血清免疫球蛋白、补体 C3 的测定以及尿中肌酐、尿毒、钾、磷、镁排泄量的测定来探讨与中医分型的关系,进行了初步尝试,取得了一些新进展。

肾功能衰竭的中医治疗,在 20 世纪 50 年代末南京中医学院报道用大黄泄浊法,以清解血分热毒、降低血氮收到较好的效果。20 世纪 60 年代上海中医学院开始用大黄牡蛎煎剂灌肠,效果亦佳。20 世纪 80 年代以来,对肾衰的治疗更为活跃。大黄对肾功能衰竭的治疗效果,已被大量临床实践所证实。麻庸等用尿毒灵灌肠液保留灌肠,同时口服金匮肾气丸、六味地黄丸,共治疗 309 例,总有效率 95.5%,并进一步分析发现,该疗法对降低尿素氮效果最佳(90.3%),二氧化碳结合力有效率 77.8%。

近几年来,丹参对本病的治疗,也引起了学者们的注意。泌尿系结石的治疗,20 世纪 60 年代初,岳美中曾系统总结了有关文献及治验。20 世纪 70 年代初,遵义医学院急腹症研究小组提出尿石的总攻疗法,收到很好效果。此法仍为目前尿路结合的常用综合疗法。20 世纪 80 年代,不少学者采用清热利湿、活血软坚、温肾利水等治疗法则,疗效显著。20 世纪 90 年代,随着对本病病因病机认识的不断深入,多数学者认为,该病的发生是由气化乏力,导致尿中滓质不能及时排出,以致湿热砂石损伤血络,血液外溢,停留成瘀。故提倡以行气化瘀活络为主的治疗原则,临床屡屡获效。

六、血液病

20世纪60年代,吴翰香等用健脾温肾方药配红参粉、鹿茸粉治疗再障25例,有效率68%。后在临床反复验证,疗效分别在62%~79%。20世纪70年代,上海曙光医院血液组用益气健脾补肾治疗再障100例,有效率87%。20世纪80年代以补肾为主的大宗病例报告,进一步观察到补肾阴药仅能改善症状,而温补肾阳药却能刺激骨髓造血。储榆林等根据国内学者一致认为肾虚是导致再障的主要发病机制,故对肾虚分型研究,分肾阳虚、肾阴阳两虚和肾阴虚三型。实践证明此三型与现代医学对再障分急、慢性之间存在一定内在联系,具有实际应用价值。

20世纪90年代,治疗再障继续以补肾法为主,调理脾肾,侧重温肾,同时重视活血化瘀法及其方药的研究。

慢性粒细胞白血病的治疗,20世纪70年代中期,中国医学科学院等单位,根据泻肝经实火的治疗原则,采用当归龙荟丸治疗慢性粒细胞性白血病,取得了良好开端。随之对该丸剂进行药物分析,结果发现该丸剂中若不含青黛、芦荟,治疗慢粒无效,反之则疗效显著。进一步对青黛进行分析与研究,药理研究发现,青黛对小鼠白血病L7212有抑制作用。其后,从青黛中分离出靛玉红,用半合成、全合成靛玉红治疗取得成功。该项研究获国家科委1981年三等发明奖。随着对这一研究的不断向纵深发展,有学者利用全合成靛玉红的类似物—异靛甲(Meisoindigo)治疗134例慢粒,有效率达94.03%。该药是目前治疗慢粒的一种新的有效药物。

七、热症

20世纪50年代初期至1966年的17年中,热症的研究主要着重于对古典原著的整理研究,以及热病医案的分析。随后大量的热症临床研究论文问世,而此期的热症研究主要集中在痢疾、疟疾、流感、麻疹、乙脑等疾病。

乙脑的中医药治疗在20世纪50年代,取得了成功经验,震动了当时医学界,石家庄郭可明按中学"暑温"辩证,提出清热、解毒、养阴三治则治疗乙脑,被作为"石家庄经验"在全国推广。蒲辅周对乙脑提出的"暑湿并重"观点以及论"八法",对临床具有指导性意义。在17年中,有关乙脑病例报告日渐增多,专方专药以及新方药、新制剂的研究与运用异常活跃。

这一时期,热病临床病例报道成批出现,用常山及青蒿治疗疟疾;紫苏、荆芥、贯众、连翘防治感冒;用大蒜、鸦胆子治疗痢疾,尤其当西药耐药性的出现,中医药治疗倍受重视,临床实践表明,中药不仅对急性痢疾有较好的效果,对慢性痢疾亦有良效。

1966—1976 年,是中医热病临床研究走向低谷的十年,学术气氛异常沉闷,难以读到热病临床研究论文,所读到的都是一些零散的经验介绍。

20 世纪 70 年代末期至 20 世纪 90 年代初期,是热病临床研究飞速发展时期,不仅研究范围广,而且有一定深度。尤其是热症(南方北方组)协作组的成立,标志着中医对热症治疗走上规范化、系统化的发展阶段。

随着中医对热症研究的不断深入,热症的治疗和方药的研究也在不断创新,适应热症需要的多样化剂型在陆续投放市场,清热解毒 4 号针静滴治疗流行性出血热,以其效果好,既可阻止 DIC 的形成,又增强细胞免疫功能,且无毒副作用,倍受欢迎。该项成果获 1981 年部级乙等奖。还有正柴胡饮冲剂,获卫生部 1985 年度医药卫生科技成果甲级奖,被列为中医医院急诊室必备之中成药。

八、内分泌及代谢病

1991 年刘冰就糖尿病中医药研究现状进行评估,目前大多数学者对糖尿病分型较为公认的有:燥热阴虚型、气阴两虚型、瘀血内阻型、阴阳两虚型。而糖尿病从瘀论治的观点已得到普遍承认。

1949 年后,应用针刺及中药治疗甲状腺功能亢进,取得了宝贵的经验。尤其是针刺治疗不仅能使血中 T3、T4 下降,而且血中 cAMP 的含量亦下降,近期远期均有疗效。对服用抗甲状腺功能亢进药物有不良反应者,针刺治疗亦能取效。

含碘的药物一直被作为治甲亢的理想药。九十年代以来,多数学者主张对甲亢患者不宜使用传统的海藻、海带、昆布等含碘药物。李常度等对这一学术问题作了利弊分析,根据临床报道,凡应用含碘丰富的中药及其方剂几乎都有较好疗效。但其弊病有:

①数周后出现甲亢症状复发、反跳,病情加重,远期疗效差。

②再次使用抗甲状腺药物,则需加大剂量,延长疗程,症状缓解率明显降低。

③一旦发生甲亢危象再用碘化物抑制甲状腺素的释放则无效。因此强调指出,临床用含碘丰富的中药作常规治疗应持慎重态度。

高脂血症属中医"痰湿""浊阻""肥胖"等范畴。

20 世纪 90 年代以来,对高脂血症的研究有了新进展。刘一志等认为高脂血症是一种"微观血浊",其产生与水、湿、痰、瘀、食、虚等病理因素有关,其中肾虚最为密切,并测得肾虚患者雌二醇水平偏高,高密度脂蛋白—胆固醇(HDL-ch)与之呈负相关,说明肾虚导致 HDL-ch 下降。基于这一理论依据,取冬虫夏草、黄芪、葛根、绞股蓝贰制成益肾降脂片以培补肾气,治疗 30 例慢性肾衰合并高脂症患者,总有效率93.3%。

第三节　中医内科急诊

急诊医学是一门新兴的医学学科,而内科急诊是急诊医学中最重要的组成部分,而对危重病人医生必须及时做出诊断和治疗,这直接关系养病人的生死存亡而在抢救过程中大部分的医生都采用了西医的方法,对于内科急诊的诊断是否运用中医,经过研究发现我国早在古代就有用中医来诊断及治疗内科急症的例子。

中医内科急症主要是指由于气血逆乱、脏腑阴阳失调等因素引起的急重病症,例如昏迷、厥证、高热、抽搐、大出血、急性呕泻、剧痛、脱证、痕闭、严重咳喘、中风、便结、急黄等,患者死亡率较高。

一、古代中医内科急诊的发展历史

据现有文献资料记载,古代最早论述中医内科急诊是春秋战国时期的《黄帝内经》。在《黄帝内经·灵枢》中高到"真心痛,手足清至节,心痛甚,日发夕死,夕发旦死""厥心痛,痛如以锥刺其心"这样的症状与现代的心绞痛、心肌梗死是十分相近的。

将中医内科急诊的辩证论治大大推进一步的是东汉张仲景,张仲景所著《伤寒杂病论》此书可以说是治疗急性热病的专著。他所创的六经辩证提纲对急性出血、急黄、高热、昏迷、暴叫_、暴喘等急症,为后世内科治疗急症的急救处理作出了杰出的贡献。至东晋葛洪著《肘后备急方》此书汇编了可供急救医疗、实用有效的单验方及简要炙法。含内、外、妇、儿、五官科,对急症的诊断、临床症状及治疗有详尽的记录。隋朝巢无方的《诸病源候论》全书分,载列症候论 1739 条。内含 300 条以上的急症的症候。

到唐代中医急诊发展迅速,孙思遂在《备急千金要方》和《千金翼方》中记载了很多治疗急病的经验。共有备急方 27 首。如救治卒死,首先外用"仓公散"开窍,急救时"取药如大豆,内竹管内吹鼻得嚏,则气通便活";内服"还魂散",若口不开,去齿下汤即活,同时又针间使、百会、炙人中。在他的《千金要方·胞囊论》中还详尽解释了导尿术,"凡尿不在胞中,为胞屈僻,津液不通,以葱叶除尖头,内阴茎孔中,深三寸,微用口吹之,胞胀,津液大通,便愈。"可见在 1 千多年前,我国已经得知了导尿解救的方法。

明朝吴又可著《温疫论》。吴氏认为瘟疫之因,为无形之"庆气",从口鼻侵入人体。庆气有多种,各有"特适"性和"偏中"性,即不同庆气具有侵犯一定脏器的特异性,人或动物对某种庆气也具有不同感受性。提出"能知以物制气,一病只有一药之到病已"的原则。把庆气侵入途径分为"自天受"(空气传染)和"传染受"(接触传染),既可形成流行之疫,也可出现散发之疫。对于瘟疫的治疗,主张急症急攻,"数日之法,一日行之"的治疗原则。这是我国医学史上又一部具有划时代意义的有关外感病的论著,它第一次认识到瘟疫感染于庆气、具有传染性,开温病学说之先河。后世许多温病论皆受此书的影响和启发。

清代叶天士、薛生白、吴鞠通、工孟英等温病学家在此基础上继续发展,创立了卫气营血和三焦辩证,对治疗急性热病做出重大贡献。清代赵学敏在他所著的《串雅外编》中对溺水、卒暴死、误死等急症都详细记载了临床表现及治疗方法。中医内科急诊经过一代一代的努力研究探索发展到清代已经在内、外科方而取得了很大的成绩,是我们人类医学史上的宝藏。

二、近现代中医内科急诊的发展

发展中医内科急诊的必要性和紧迫性:自清朝末年,中国受西方列强侵略,国运衰弱。同时现代医学(西医)大量涌入,严重冲击了中医发展。中国出现许多人士主张医学现代化,中医学受到巨大的挑战。人们开始使用西方医学体系的思维模式加以检视,中医学陷入存与废的争论之中。中华人民共和国成立后,在我党的领导、政府的扶持下,中医事业得到了发展,中医进入了医院,也开设了专门的中医院,培养了一批专门从事中医的年轻医生,为中医发展注入了新的血液。但是随养科技的发展,人们生活水平的提高,中医内科急诊的地位下降。能够所接受的范围也越来越局限。人们受传统观念影响认为中医向来是治慢性内科疾病的,不仅老百姓这么认为,就连有的医院管理者也这么认为。大部分的急诊病人经由西医治疗,靠大型的精密的电子仪器和抗生素来抢救。如此发展下去中医内科急诊必会被淘汰掉,发展中医急诊已势在必行。在此情况下很多中医学者提出了现代中医内科急诊的观点。来不断的发展和壮大中医内科急诊。

现代中医内科急诊的发展:1983 年,在重庆召开的全国急诊工作座谈会上,有专家提出了加强中医急症工作的几点意见,开始把中医急症工作提高到战略高度、学科水平标志的高度。1985 年,在上海召开的全国急症工作会议上,专家们止式确定成立高热、厥脱、中风、心痛、胃痛、血证等急症协作组和剂型改革组。1987 年,在长春召开的第一次全国中医急诊学术及工作会议,会议同时举办中医急症学习班,为现代中医急诊医学的形成奠定了基础。1992 年,第一次全国中医急诊学术会议在广州举行,明确提出而对危重病人,由于病情复杂,中医治疗抢救有相当难度,故而对中医急症工作的要求应木养先中后西、能中不西、中西医结合的原则。1996年,在成都召开的全国急诊会议上,专家们修改了中医急症诊疗规范。1999年,在广州召开了中华中医药学会急诊分会成立后的第一次学术会议及急症协作组组长会议,与会专家一致认为,中医急症工作只能加强不能削弱,中医急症工作是中医学术发展的需要,是中医学科水平的标志,是中医医疗体系中的重要组成部分。2007年,国家中医药管理局医政司在成都召开了中医、中西医结合急诊临床基地会议。在这次会议上,明确指出中医急诊是衡量中医学科水平的一个标志。2008年,由北京中医医院及中国中医科学院广安门医院、望京医院、北京中医药大学东直门医院共同组建的北京中医急诊临床基地协作网络在京举行启动仪式。

在国家的扶持,各中医学者的不懈努力下中医内科急诊已得到了长足的发展,表现在教育方而,我国已经把中医急诊统编教材作为一门学科列入高校教程;在理论上也明确了现代中医内科急诊的定义:所谓现代中医急诊内科学是现代急诊医学的重要组成部分,它既不同于现代医学急诊内科学,也不同于传统中医的急症治学,而是以中医急证治医学为主体,以"古为今用""洋为中用"为原则,吸取现代急诊内科学之所长,用先中后西、能中不西、中西医结合的诊治顺序处理内科急症的一门新型急诊内科学一在实践方而,现今很多中医院设有急诊科,新的中药剂被开发使用并取得了良好的疗效。以清开灵注射液为例众所周知,清开灵注射液以往在脑出血治疗上取得了丰硕的成绩,研究中发现其在急性出血性中风的治疗上,具有阻断脑出血后脑缺血级连反应的优势,能够抑制脂质过氧化损伤,并减轻脑水肿、保护神经元,从而显著降低死亡率和致残率,止可弥补目前西药的不足。中药大输入针用于内科多种急性病、热性病及休克、昏迷等危重患者的抢救。成都的中医院用中药直肠透析治疗急性肾功能衰竭;上海中医院用表皮注射液治疗休克等,更多的中医中药被用来抢救急危病人并取得了良好的效果。

三、中医内科急症治疗原则

(一)急则治标、缓则治本

以肺痈患者为例,其主要以咳嗽、咳痰、痰中带血为标,以阴虚火旺、阴阳失调为本,通常情况下,治疗时可直接滋阴降火润燥,以治其本,但是患者一旦发生大咯血,救治时应先行止血,待患者病情稳定后治本。再以外感热症为例,由于外感热症容易传变,如果治疗时外邪不解,可伤及内气,因此应先行辛凉清热,再治其本。

(二)祛邪为先

邪正相搏是中医内科急症的主要病机,精气夺则虚,邪气胜则实,正胜于邪则病

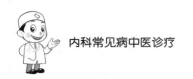

退,邪胜于正则病进,因此在治疗中医内科急症时应注重扶正祛邪,果断采取泻下、发表、利水、利胆、渗湿、消导、清热解毒、破血等治疗方法,尽早解除病邪,防比损伤正气。

（三）活血化瘀

中医内科急症患者普遍具有瘀滞表现,尤其是感染性热症患者,因此在治疗中医内科急症时要注重活血化瘀,同时加以清热解毒,可促进患者的康复效果。

（四）重视扶正

邪正相搏是中医内科急症的主要病机之一,因此在治疗时应注重扶正祛邪,邪毒过盛可引发休克等高危病症,治疗中医内科急症时应积极采取养血、益气、助阳、滋阴等措施,例如升脉散、参附汤、参汤等药物,均具有养阴、益气、回阳救逆之功效。扶正的关键在于分辨患者是以邪实为主,还是以正虚为主,或者是正虚邪实兼有,之后再根据患者的实际情况,采取合理的治疗方法,做到祛邪不伤正,扶正不留邪。

（五）清热解毒

对于感染性内科急症患者,应注重清热解毒,进而起到菌毒并治之功效,治疗中医内科急症的清热解毒药主要有:普济消毒饮、五味消毒饮、黄连解毒汤、清瘟败毒饮等。

脾胃是气血生化之源,无胃气则死,有胃气则生,因此在治疗中医内科急症时应该注重保护患者的胃肠道,具体可采用增液承气汤、大柴胡汤、大小承气汤、凉隔散等药剂,也可适当加用砂仁、青皮、炒莱藻子、焦三仙等药物。

四、中医内科急诊治疗特点

要想从根系强大的西医中争取到一定地位就必须重新认识中医自身医疗价值和治疗特点,尤其对中医内科急症治疗而言,它是我国数千年医疗知识和实践结果的结晶,具有一定科学价值。中医内科急症治疗方法主要特点:

第一,辩证治疗。中医急症治疗方法基础原则是先分明标本,治疗过程中同时治标与治本,并根据实际急症治疗需要有重点、缓急有序地进行也就是说中医内科急症治疗方法具有宏观调控性,针对不仅仅是发病区域和发病诱因,而是在治疗过程中对身体各项功能进行调和,治疗结果是理想、彻底的。

第二,宏观监控。宏观性一直是中医优势所在,在内科急症治疗中也充分体现,从精、气、神三个方面进行治疗,同时也从这三个方面观察治疗结果,比如脉象、舌象等方面,治疗过程是对患者整体状态进行宏观调控。

第三,复方治疗。中医内科急症的治疗方法一般是采用复方整体性治疗,标本兼治,效果明显,持续时间长久,没有并发症。